Neurologische Differentialdiagnostik

3. Auflage

Dem Arzt, der sucht,
auch dem, der suchend irrt

Neurologische Differentialdiagnostik

Syndrome und Leitsymptome

Von Marco Mumenthaler

3., überarbeitete Auflage
59 Abbildungen, 22 Tabellen

1988
Georg Thieme Verlag Stuttgart · New York

MUMENTHALER, MARCO, Prof. Dr. med.,
Direktor der Neurologischen Universitätsklinik,
Inselspital, CH-3010 Bern

Zeichnungen von PETER R. SCHNEIDER,
Universitätszeichner,
Abteilung für Unterrichtsmedien,
Inselspital, CH-3010 Bern

1. Auflage 1980
2. Auflage 1983
1. spanische Auflage 1984
1. englische Auflage 1985
1. japanische Auflage 1986
1. polnische Auflage 1986

CIP-Kurztitelaufnahme der Deutschen Bibliothek

Mumenthaler, Marco:
Neurologische Differentialdiagnostik : Syndrome u. Leitsymptome / von Marco Mumenthaler. [Zeichn. von Peter R. Schneider]. – 3., überarb. Aufl. – Stuttgart ; New York : Thieme, 1988

© 1980, 1988 Georg Thieme Verlag, Rüdigerstraße 14, D-7000 Stuttgart 30
Printed in Germany
Satz: Druckhaus Dörr, Inhaber Adam Götz, 7140 Ludwigsburg (Linotype System 5 [202])
Druck: Gutmann & Co., 7100 Heilbronn

ISBN 3-13-592403-5   1 2 3 4 5 6

Vorwort zur 3. Auflage

Die 2. Auflage war gegenüber der ersten nur wenig verändert. Vier Jahre nach der zweiten kann nun diese 3. Auflage erscheinen. Hier bot sich nunmehr Gelegenheit, das pathogenetische und ätiologische differentialdiagnostische Spektrum der einzelnen Erkrankungen ganz wesentlich zu erweitern. Zusätzlich konnten zum Teil seltene Ursachen neurologischer Syndrome und Symptome berücksichtigt werden. Das Grundkonzept und der systematische Aufbau des Buches „vom Symptom zur Diagnose" wurde belassen. Auf Literaturangaben zu den einzelnen Kapiteln wurde verzichtet, die Zahl der Tabellen und der Abbildungen wurde gleichbelassen.

Möge das Buch auch in dieser erweiterten Form dem Kliniker eine Hilfe beim Lösen der täglichen Aufgaben am Krankenbett und im Sprechzimmer sein.

Auch diesmal muß der Autor zahlreichen Kollegen für kritische Hinweise und für Ergänzungsvorschläge danken. Wiederum hat Fräulein Elisabeth Stutz mit Sorgfalt die Sekretariatsarbeiten besorgt. Ihr und den Mitarbeitern des Thieme-Verlages sei an dieser Stelle herzlich gedankt.

Grindelwald, Herbst 1987
MARCO MUMENTHALER

Vorwort zur 1. Auflage

Der weite Weg von der Begegnung des Arztes mit dem Kranken bis zur richtigen Beurteilung von dessen Leiden – und der daraus abzuleitenden Therapie – umfaßt sehr zahlreiche Zwischenstufen. Nach der sorgfältigen Erhebung der Anamnese und der Untersuchungsbefunde wird das daraus sich ergebende *Patientenbild* verglichen mit den einzelnen *Krankheitsbildern*, die der Arzt aus Lehrbüchern, Ausbildung und Erfahrung kennt. Daraus wird die *Diagnose* gefolgert.

Vielfach wird aber die *Übereinstimmung zwischen Patientenbild und einem bestimmten Krankheitsbild nicht jenes Ausmaß erreichen, das genügt,* um die Richtigkeit der diagnostischen Annahme zu sichern. In anderen Fällen wird man zu Unrecht eine Übereinstimmung annehmen, wo übersehene oder nicht berücksichtigte Befunde bzw. nicht erinnerte oder gekannte obligate Besonderheiten des Krankheitsbildes *auf die Nicht-Kongruenz hinweisen müssen.* In diesen beiden Fällen muß der Arzt *nach einer passenden Diagnose auf einem anderen Wege suchen oder die vermutete Diagnose kritisch überprüfen.*

Für diese beiden Vorgänge soll ihm das vorliegende Buch eine Hilfe sein: Es soll

– ihn in übersichtlicher Weise noch einmal über die Charakteristika der wichtigsten neurologischen Syndrome – gestützt auf Neuroanatomie und Neurophysiologie – orientieren und damit bei der topischen Diagnostik helfen

– und die differentialdiagnostischen Wertigkeiten der wichtigsten Leitsymptome darlegen, somit ihn vom Symptom zur Diagnose führen.

Das Buch verzichtet auf eine Systematik der einzelnen Krankheitsbilder. Es beschränkt sich auch in den differentialdiagnostischen Hinweisen auf die klinischen Aspekte, wie sie der Arzt in der Sprechstunde und der ambulanten Praxis feststellen kann, unter Verzicht auf die Ergebnisse komplexer Untersuchungen. Das Buch hat also ein anderes Anliegen als ein Lehrbuch, das es höchstens ergänzt, aber nicht ersetzt. Möge es dem Arzt in der Praxis und im Krankenhaus durch die Hinweise auf die Differentialdiagnose eine Hilfe bei der exakten Beurteilung neurologischer Krankheitsbilder sein. Dies aber ist nicht Selbstzweck und intellektuelle Spielerei, sondern Voraussetzung für den Fortschritt der Erkenntnis und der klinischen Forschung, vor allem aber Voraussetzung für eine angemessene Therapie des einzelnen Falles.

Das Buch konnte nur dank der Mithilfe und der Anregung vieler Kollegen entstehen. Ihnen allen gebührt mein Dank. Besonders aber sei Fräulein Elisabeth Stutz für die nimmermüde Sekretariatsarbeit und Herrn Universitätszeichner Peter R. Schneider für die einfühlende Gestaltung der Abbildungen gedankt. Herr Dr. med. h. c. G. Hauff und seine Mitarbeiter vom Georg Thieme Verlag haben auch dieses Werk mit kundiger Sorgfalt fertiggestellt, wofür ihnen auch an dieser Stelle die Anerkennung ausgesprochen sei.

Vor allem aber gilt die Dankbarkeit des Autors seinen Patienten. Sie haben ihn gelehrt zu sehen und zu unterscheiden.

Cadempino, den 15. März 1979
MARCO MUMENTHALER

Inhaltsverzeichnis

Zielsetzung und Hinweise für den Benutzer

Es wird vorausgesetzt, daß der Leser die Grundlagen der Neurologie beherrscht, daß er korrekt eine Anamnese zu interpretieren weiß, daß er exakt neurologisch untersuchen kann, daß er die Bedeutung der wichtigsten pathologischen Befunde kennt und daß er über die neurologischen Krankheiten Bescheid weiß. Dies alles genügt meistens für eine Diagnose.

Aus Elementen der Anamnese und einzelnen Befunden wird der diszipliniert vorgehende Arzt zunächst in einem ersten Schritt auf das
WO
der Läsion, also auf die *topische Lokalisation* des pathologischen Prozesses, schließen. Erst dann wird daraus und aus anderen Elementen die ätiologische Diagnose synthetisiert. Manchmal allerdings treten Zweifel auf, oder man gerät in eine diagnostische Sackgasse. Das vorliegende Buch soll dem Arzt eine Hilfe bei der Überprüfung seiner Vermutungsdiagnose oder bei seinen differentialdiagnostischen Überlegungen sein. Es ist deshalb in zwei Teile unterteilt:

— Im *ersten Teil* wird davon ausgegangen, daß der Arzt eine topische Diagnose stellt, d.h. daß er aufgrund der ihm vorliegenden Elemente einen Prozeß lokalisiert. Im ersten Abschnitt über
„Syndrome, Topik und Symptomatik"
wird dargelegt, welches die Charakteristika der Syndrome gemäß ihrer bestimmten Lokalisation sind, welche neuroanatomischen und neurophysiologischen Gegebenheiten für die Symptomatik verantwortlich sind und welche Ätiologien für derart lokalisierte Prozesse in Frage kommen. Dies dient zur Überprüfung der Richtigkeit der eigenen topischen Diagnose und soll bei der ätiologischen Deutung helfen.

— Im *zweiten Teil* wird davon ausgegangen, daß dem Arzt aufgrund einzelner erhobener Befunde nicht eine Lokalisation des Prozesses gelingt. Er wird somit bei der Deutung der lokalisatorischen Bedeutung der hauptsächlichsten Befunde bzw. der Beschwerden Hilfe benötigen. Im zweiten Abschnitt über
„Leitsymptome"
wird versucht, beim Gang vom neurologischen Symptom zur Diagnose zu helfen. Ausgehend von einem bestimmten, im Vordergrund stehenden Symptom wird dessen Analyse im einzelnen angestrebt. Die Systematik der Analyse des einzelnen Symptoms kann je nachdem nach der Entstehungsweise desselben, nach betroffenem Körperteil oder anderen Besonderheiten geschehen. Dadurch wird die Zuordnung eines Symptoms zu einer bestimmten topischen Lokalisation der Läsion angestrebt und damit in einer weiteren Stufe die Zuordnung zu einer bestimmten ätiologischen Ursache erleichtert. Bei längeren Abschnitten wird in einem „Spiegel" der Aufbau der differentialdiagnostischen Analyse des betreffenden Leitsymptomes vorangestellt.

— Einen integrierenden *dritten Teil* bildet das **Sachregister:**

Es ist so sorgfältig und ausführlich wie möglich gestaltet worden, um dem Leser zu erleichtern, seine Diagnose anhand der verschiedenen Aspekte des Krankheitsbildes gegenüber anderen ätiologischen Diagnosen abzugrenzen und zu sichern.

Der Autor hat Wissen und Anregungen aus zahlreichen Publikationen, Zeitschriftenartikeln und Monographien, Lehrbüchern und anatomischen Atlanten empfangen. Besonders wertvoll waren ihm folgende Werke: Robert Bing: Kompendium der topischen Gehirn- und Rückenmarksdiagnostik, Schwabe, Basel 1945; Fritz Broser: Topische und klinische Diagnostik neurologischer Krankheiten, Urban & Schwarzenberg, München 1975; Joseph G. Chusid: Correlative Neuroanatomy and Funtional Neurology, Lange, Los Altos, 16. Auflage 1976; Elizabeth C. Crosby, Tryphena Humphrey, Edward W. Laner: Correlative Anatomy of the Nervous System, Macmillan, New York 1962; A. Delmas: Voies et centres nerveux, Masson, Paris 1970; Peter Duus: Neurologisch-topische Diagnostik, Thieme, Stuttgart 1976; Edgar A. Kahn, Robert C. Bassett, Richard C. Schneider, Elizabeth C. Crosby: Correlative Neurosurgery, Thomas,

Springfield (Ill.) 1955; John Patten: Neurological Differential Diagnosis, Springer, New York 1977; Talmage L. Peele: The Neuroanatomic Basis for Clinical Neurology, McGraw-Hill, New York, 2. Auflage 1961; William D. Willis jun., Robert G. Grossman: Medical Neurobiology, Mosby, St. Louis, 2. Auflage 1977.

Einige Monographien oder ausführliche Übersichtsarbeiten, welche wichtige Kapitel der Neurologie behandeln, sind am Schluß dieses Buches in einem Literaturverzeichnis aufgeführt. Zeitschriftenartikel zu einzelnen Teilaspekten der Neurologie kann der Leser auch dem mit mehr als 1200 Literaturhinweisen versehenen Lehrbuch des Autors entnehmen (M. M.: Neurologie, Thieme, Stuttgart, 8. Auflage 1986).

Das Buch spiegelt den gegenwärtigen Wissens- und Erfahrungsstand des Autors wider. Es weist zweifellos zahlreiche Lücken, Unvollkommenheiten oder gar Fehler auf. Jedem Leser ist der Autor für Hinweise, Mitteilungen eigener Erfahrungen und für aufbauende Kritik dankbar.

1. Die Syndrome. Topik und Symptomatik

Aufgrund der neuroanatomischen Gegebenheiten und der Gesetzmäßigkeiten neurophysiologischer Zusammenhänge verursachen Läsionen umschriebener Bezirke des Nervensystemes bzw. des neuromuskulären Apparates eine bestimmte Gruppe von Symptomen. Nachfolgend soll – gegliedert nach ihrer topischen Zuordnung – eine Schilderung solcher Syndrome wie folgt vorgenommen werden:
– Ort der Läsion,
– neuroanatomische und neurophysiologische Grundlagen,
– zugehöriges Syndrom,
– Hinweise auf Ätiologien.

1.1. Zerebrale Syndrome

Ein zerebral lokalisierter Prozeß oder eine Krankheit mit Auswirkungen auf die Funktionen des Gehirns ist *sicher* vorhanden, wenn die in Tab. 1a aufgeführten klinischen Symptome und Befunde vorliegen. Keiner derselben ist jedoch obligat. Die in Tab. 1b aufgeführten klinischen Symptome und Befunde sind mit der genannten Lokalisation vereinbar, aber dafür nicht beweisend. Zur lokalisatorischen Differentialdiagnose der letzteren siehe zweiter Teil des Buches.

1.1.1. Syndrome der motorischen oder/und sensorischen Bahnen einer Großhirnhemisphäre

Ein zerebral lokalisierter Befall dieser Bahnen führt zu einem Hemisyndrom. Wir verstehen darunter eine Symptomatologie, die durch objektive Untersuchungsbefunde bestätigt wird, die ausnahmslos auf der gleichen Körperseite lokalisiert sind. Das Pendant dazu ist die gekreuzte Symptomatologie (1.1.3.3. und Abb. 5), bei welcher einzelne Ausfälle anderer Systeme auch auf der entgegengesetzten Körperseite nachweisbar sind.
Der Nachweis eines Hemisyndroms spricht nur bedingt für eine zerebrale Lokalisation: Ist nur ein System, z.B. das motorische, befallen (Abb. 1), so ist die zerebrale Lokalisation nur dann sicher, wenn eine eindeutige Beteiligung des Gesichtes vorliegt. Dies wiederum, also ein *rein motorisches zerebrales Hemisyndrom*, ist eine große Rarität: Dort, wo die motorischen Fasern für Gesicht, Arm und Bein dicht genug zusammengedrängt sind, um

---

Tabelle 1 Klinische Symptome und Befunde bei einem zerebralen lokalisierten Prozeß bzw. bei einer Krankheit mit Auswirkung auf die Funktion des Gehirnes

a: Für zerebralen Befall **beweisend**	**b:** Mit zerebralem Befall **vereinbar**
Epileptischer Anfall	Kopfweh
Bewußtseinsstörung	Nystagmus
Psychoorganische Symptome	Hemisymptomatologie
Neuropsychologische Störungen	Ataktische Bewegungsabläufe
Echte homonyme Gesichtsfelddefekte	Tonusanomalien
(Organische) Blickparesen	
(Organische) dystone und andere unwillkürliche Bewegungen	
(Hirndruckzeichen)	

durch einen einzigen Prozeß insgesamt lädiert zu werden (Capsula interna, Pes pedunculi und Pons), sind sie auch eng mit sensiblen Bahnen und anderen nervösen Strukturen benachbart, die in der Regel vom gleichen Prozeß mittangiert werden. Dort, wo die motorischen Bahnen isoliert ein topographisch

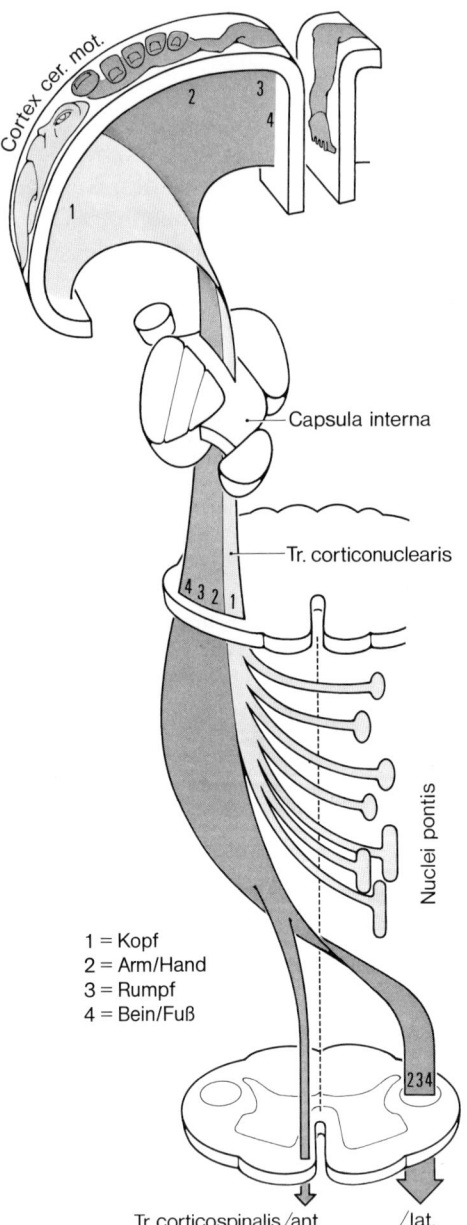

Capsula interna

Tr. corticonuclearis

Nuclei pontis

1 = Kopf
2 = Arm/Hand
3 = Rumpf
4 = Bein/Fuß

Tr. corticospinalis/ant.   /lat.

Abb. 1 Motorische Bahnen von der vorderen Zentralwindung über die Capsula interna, den Hirnstamm bis in das Rückenmark.

ausgedehntes Gebiet einnehmen, im Centrum semiovale und in der Hirnrinde, muß zur Erzeugung eines Hemisyndroms ein großer Bezirk vom Prozeß betroffen sein, was wiederum das Auftreten von Zusatzsymptomen erwarten läßt.

Eben wegen der neuroanatomisch begründeten großen Seltenheit eines rein motorischen zerebralen Hemisyndroms soll bei unsicherem Gesichtsbefall intensiv nach Besonderheiten der motorischen Ausfälle bzw. nach anderen, die zerebrale Lokalisation bestätigenden und eventuell die Topographie präzisierenden Symptomen und Befunden gesucht werden. Diese sind in der Tab. 2 zusammengefaßt.

1.1.2.   Syndrome einzelner Hirnrinden-   bezirke

Bei Läsionen bestimmter Areale der Großhirnrinde finden sich einerseits allen gemeinsam die Zeichen eines hirnlokalen und eventuell eines allgemeinen Psychosyndroms, wie sie in 2.1. dargelegt werden. Dann aber weisen gewisse Symptome spezifisch auf einen ganz bestimmten Rindenbezirk hin. Diese „Lappensyndrome" sind in Tab. 3 (mit Abb. 2) und in Tab. 12 (mit Abb. 18) zusammengefaßt und sollen im folgenden beschrieben werden.

1.1.2.1. Stirnhirn

Das recht ausgedehnte, frontal vom Sulcus centralis gelegene Stirnhirn umfaßt einige je mit besonderen Funktionen versehenen Bezirke, deren Läsion zu bestimmten Syndromen führt.

Bei Prozessen in der *Präzentralregion* werden jeweils Anteile der Pyramidenzellagen und damit der motorischen Repräsentation des Körpers tangiert (s. Abb. 20).

– Es entstehen dadurch partielle, lokalisierte *Lähmungen.* Diese sind um so umschriebener, je oberflächlicher der Herd ist, und es kann beispielsweise zu einer Monoplegia facialis oder Monoplegia cruralis kommen. Es können dadurch derart begrenzte Lähmungen entstehen, daß beispielsweise eine zentrale Großzehenparese ernstlich gegenüber einer Peronäuslähmung abgegrenzt werden muß. Dies um so mehr, als bei isolierter Schädigung der Area keine spastische Tonuserhöhung, also eine „schlaffe" Lähmung vorliegt.

– Bei Läsionen des frontalen kortikalen Blickzentrums am Fuße der zweiten Stirnhirnwindung weicht der *Blick* anfangs auf die Herdseite hin ab (s. 2.8.1.).

– Es treten aber unter Umständen auch *Reizerscheinungen* in Form partieller motorischer epi-

Tabelle 2 Besonderheiten und Begleitsymptome, die bei einem motorischen Hemisyndrom die Lokalisation des Prozesses in eine Großhirnhemisphäre sichern

Besonderheit bzw. Begleitsymptom	Bemerkungen
Arm-(Gesichts-)betonte Hemiparese	Kortikale Repräsentation von Arm und Gesicht sowie Zahl der daraus stammenden Fasern ist am größten. Diese sind im Hemisphärenbereich weit gefächert, später aber eng mit den anderen (Bein) Fasern gebündelt.
Sichere sensible homolaterale Ausfälle beim *Fehlen* kontralateraler Störungen des Temperatur- und Schmerzsinnes an den Extremitäten sowie kontralateraler Hirnvenenausfälle	Die aufsteigenden Hinterstrangbahnen kreuzen nach Umschaltung im Nucleus cuneatus und Nucleus gracilis, also erst in der kaudalen Oblongata, auf die Gegenseite. Sie steigen im Lemniscus medialis auf und nähern sich bis zum Eintritt in den Thalamus immer mehr dem schon im Rückenmark kontralateral aufsteigenden Tractus spinothalamicus lateralis (für Schmerz und Temperatursinn). Vgl. auch Abb. 52.
Sicherer kontralateral zur Hirnläsion lokalisierter motorischer Befall des Gesichtes	Die Fasern für die Gesichtsmuskulatur kreuzen erst von der Mitte der Brücke an zum Fazialiskern hinüber (s. Abb. 1).
Sichere sensible kontralateral zur Hirnläsion lokalisierte Ausfälle im Gesicht	Der Lemniscus trigeminalis verläuft erst von der Brückenmitte an insgesamt neben dem Lemniscus medialis für die Sensibilität aus der entsprechenden Körperhälfte.
Psychoorganische und neuropsychologische Störungen, epileptische Anfälle	Beweisen eine Mitbeteiligung der Großhirnrinde.
Homonyme Gesichtsfeldstörungen im kontralateralen Gesichtsfeld	Die Sehbahnen verlaufen hinter dem Chiasma ausschließlich supratentoriell.

leptischer Anfälle auf (Details s. 2.3.1.1. und Abb. 20).

Ist die *frontale Konvexität des Stirnhirnes* betroffen, dann tritt eine Reihe von *Besonderheiten im motorischen Verhalten* auf. Diese *zerebralen Enthemmungsphänomene* sind allerdings lokalisatorisch nicht spezifisch, sondern kommen ganz allgemein bei zerebralen Störungen vor, die mit Vigilanzverminderung und Bewußtseinstrübung einhergehen:

– *Greifautomatismen* von Mund und Hand treten früh in Erscheinung. Lippen und Kiefer werden bei Berührung reflektorisch geschlossen oder beim Berühren oder auch nur Nähern eines Gegenstandes an den Mund demselben zugewendet. Ein in die Hand gelegter Gegenstand wird zwanghaft betastet, die Hand folgt ihm im Sinne einer Magnetreaktion, oder der Gegenstand wird im Sinne eines reflektorischen Fingerschlusses umklammert. Diese Erscheinungen sind meist beiderseits, aber auf der Herdseite ausgeprägter vorhanden.

– Wenn die frontopontozerebellären Bahnen unterbrochen werden, dann kommt es besonders am Bein zu einer deutlichen *Ataxie*. Die Koordination der Bewegungsabläufe der Gegenseite, besonders beim Gehakt, ist beeinträchtigt, mit Überkreuzen der Beine, übertriebener Abduktion oder Adduktionstendenz bis zur Abasie.

– Gegenüber passiven Stellungsänderungen ihrer Gliedmaßen leisten die Patienten eine Art passiven Widerstand, ein „*Gegenhalten*", ähnlich wie bei Katatonien. Einmal gegebene Haltungen werden abnorm lange beibehalten (*Haltungsverharren*), und passiv mehrfach durchgeführte Bewegungsabläufe werden dann aktiv vom Patienten fortgesetzt („*Kralsches Phänomen*"). Auch gesehene Handlungen werden nachgemacht (*Echopraxie*) oder gehörte Worte und Sätze werden nachgesprochen (*Echolalie*). Letzteres ist schon Teil der *psychopathologischen Besonderheiten* dieser Krankheit:

– Ein allgemeiner *Verlust an Antrieb, Spontaneität und Aktivität* führt zu gleichgültig-passivem,

Tabelle 3   Synopsis der einzelnen Großhirnlappen-Syndrome

Stirnhirnsyndrom		
Neurologisch	**Reizsymptome**	**Psychopathologie und Neuropsychologie**
Motorische Parese (oft begrenzt und lokalisiert), z. T. schlaff Blickparese Greifautomatismen Ataxie	Fokale motorische epileptische Anfälle Adversivanfälle	Antriebsverlust Abstumpfung Witzelsucht Motorische Aphasie
Parietallappensyndrom		
Sensibles Hemisyndrom Homonyme Quadrantenanopsie nach unten Unaufmerksamkeitshemianopsie Verminderter optokinetischer Nystagmus	Sensible Jackson-Anfälle	Raumorientierungsstörung Taktile Agnosie Konstruktive Apraxie Amnestische Aphasie (dominante Hemisphäre) Lesestörungen (dominante Hemisphäre)
Temporallappensyndrom		
Homonyme Gesichtsfeldstörungen, insbesondere obere Quadrantenanopsie gestörte Bewegungskoordination	Psychomotorische Anfälle Unzinatusanfälle	Verstimmbarkeit Enthemmung Merkfähigkeitsstörungen
Okzipitallappensyndrom		
Gesichtsfelddefekte Optomotorische Störungen z. B. Blickparese Dyslexie	Optische Sensationen bis Halluzinationen	Farbenagnosie Störung visueller räumlicher Orientierung Optische Agnosie Alexie

wurstigem, unaufmerksamem und uninteressiertem Verhalten. Die Zuwendung zur Umwelt, das Entwickeln einer eigenen Initiative, ja selbst die angemessene Reaktion auf den Appell durch die Umwelt fallen weg. Dafür treten oft triebhafte Verhaltensweisen auf.
– Ist die Pars opercularis am Fuße der dritten Stirnhirnwindung, die Area 44, mitbetroffen, dann führt die Schädigung des Broca-Sprachzentrums zu einer *motorischen Aphasie* (s. 2.1.).

Bei Läsion der basalen Stirnhirnanteile, des *Orbitalhirnes*, steht besonders bei Beidseitigkeit derselben eine Beeinträchtigung der Affektivität und der differenzierteren, zu sozialem Verhalten führenden Regungen im Vordergrund. Dies führt zu progressiver Abstumpfung und Freisetzung primitiver, triebhafter Verhaltensweisen, sittlichem Zerfall, zur Witzelsucht (Moria) bis hin zur affektiven Demenz.

Unter den **ätiologischen Ursachen** von Stirnhirnprozessen figurieren vor allem:
– *Tumoren* (Meningeome mit langsam fortschreitenden, lokalen Symptomen, wie fokalen epileptischen Anfällen; psychopathologischen Erscheinungen, lange mehr oder weniger konstant bleibenden motorischen Ausfällen; rasch fortschreitende Gliome, die gerne beiderseits als Schmetterlingsgliome durch den Balken hindurch sich ausdehnen).
– *Traumata*, im besonderen frontale Gewalteinwirkungen mit frontobasalen Frakturen (Anamnese, Anosmie, eventuell Liquorfistel).

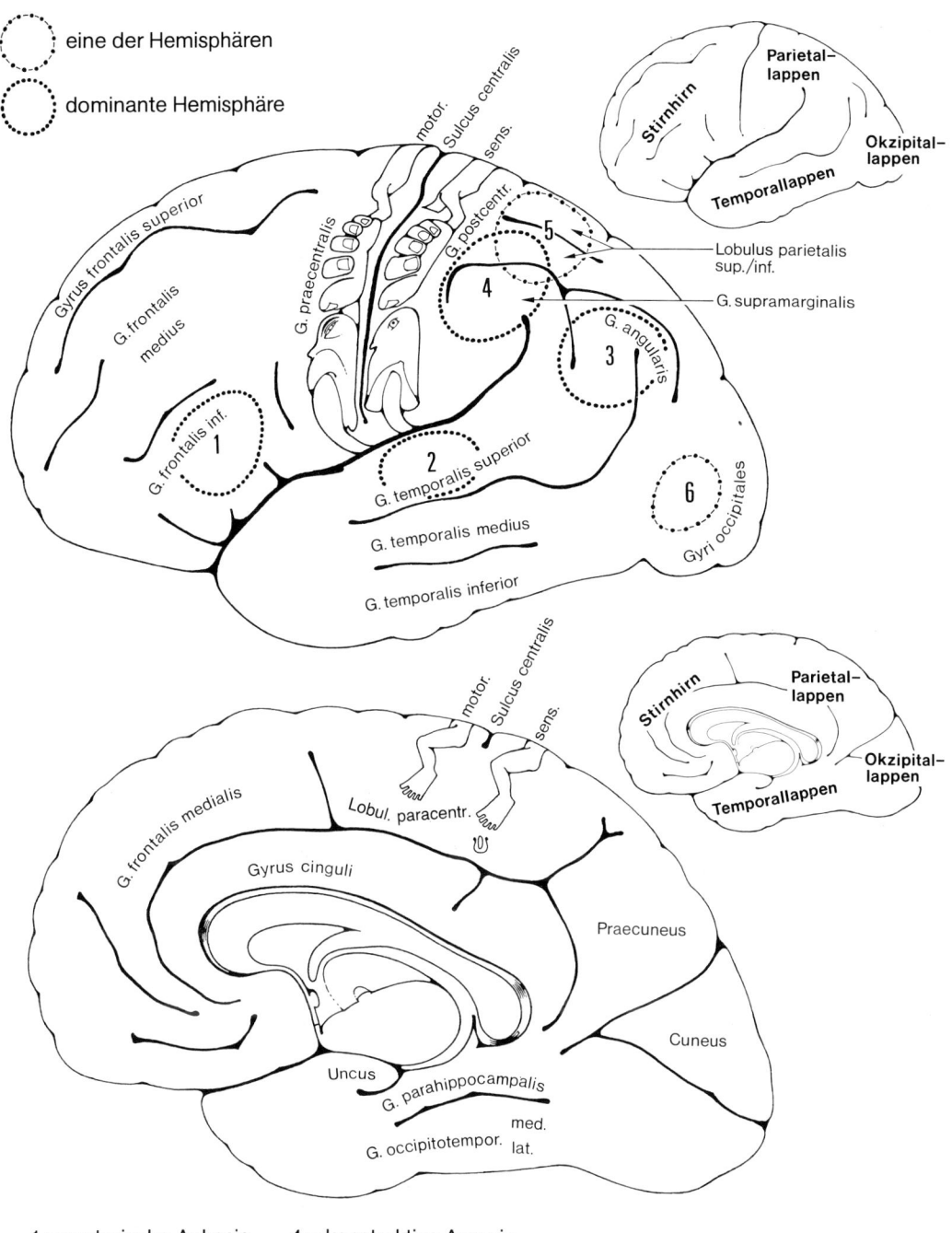

eine der Hemisphären

dominante Hemisphäre

1 = motorische Aphasie
2 = sensorische Aphasie
3 = Alexie, Agraphie
4 = konstruktive Apraxie
5 = taktile Agnosie
6 = optische Agnosie

Abb. 2   Großhirnrinde mit den vier Lappen. Repräsentationen wichtiger neuropsychologischer Funktionen.

– *Hirnatrophische Prozesse* (besonders Pick-Krankheit) und progressive Paralyse.

1.1.2.2. Parietallappen

Der Scheitellappen, der nach hinten gegenüber dem Schläfenlappen und dem Okzipitallappen nicht durch eine markante Linie abgegrenzt wird (s. Abb. 2) umfaßt vor allem die hintere Zentralwindung mit den sensiblen Repräsentationen, den für die Praxis wichtigen Gyrus circumflexus oder supramarginalis und den für die gnostischen Funktionen wichtigen Gyrus angularis.

Bei Läsionen des Scheitellappens, wenn diese die Postzentralregion und den oberen Parietallappen betreffen, finden sich

– *neurologisch*
  • eine sensible bzw. sensomotorische Hemisymptomatologie,
  • homonyme Quadrantenanopsie nach unten,
  • Unaufmerksamkeitshemianopsie (optischer neglect) auf die Gegenseite,
  • und Abschwächung des optokinetischen Nystagmus für Reize, die aus der gegenseitigen Gesichtsfeldhälfte eintreffen.

– *Anfälle,* bei Parietallappenläsionen als sensible Jackson-Anfälle beginnend. Sie können von motorischen Halbseitenkrämpfen mit Déviation conjuguée von Augen und Kopf sowie Rumpf auf die Gegenseite gefolgt werden. Ein Herd in dem an der Medianfläche gelegenen Lobulus paracentralis bewirkt Parästhesien in der Anogenitalregion mit Stuhl- und Harndrang.

– *Neuropsychologisch* kann eine
  • Störung der räumlichen Orientierung und Rechts-Links-Differenzierungsstörung,
  • eine taktile Agnosie,
  • eine konstruktive Apraxie bei Läsion der dominanten Hemisphäre,
  • eine amnestische Aphasie und Dyslexie auftreten.

Unter den **ätiologischen Ursachen** von Scheitellappenläsionen figurieren vor allem

– *Tumoren.* Sie manifestieren sich besonders oft initial durch epileptische Anfälle, bald auch durch Hirndruckzeichen.
– *Traumata,* besonders bei seitlicher Gewalteinwirkung.
– *Hirnatrophische Prozesse.* Hier sind die neuropsychologischen Ausfälle oft im Vordergrund.
– *Vaskuläre Störungen* im Ausbreitungsgebiete der hinteren Äste der A. cerebri media.

1.1.2.3. Temporallappen

Im Temporallappen sind an der Konvexität vor allem Rindenbezirke mit Funktionen in Zusammenhang mit dem Sprachverständnis (Wernicke-Region im Gyrus temporalis superior), mit der Endigung der zentralen Hörbahn und der zentralen Riechbahn vorhanden. Der basale Bereich gehört dem limbischen System an. Hier endigen Assoziationsfasern aus sensorischen Rindenbezirken und enterozeptiv-vegetativen Afferenzen. Im Mark verläuft basal die Sehbahn mit den aus der basalen Retinahälfte stammenden Fasern.

Bei Läsionen des Schläfenlappens finden sich

– *neurologisch* homonyme Gesichtsfeldausfälle, insbesondere eine obere Quadrantenanopsie. Zentrale Beeinträchtigungen des Geruchssinnes oder des Gehörs kommen (bei einseitiger Läsion) nicht vor. Bei Prozessen, die in der Tiefe bis zum Globus pallidus reichen, finden sich Störungen der Bewegungskoordination und unwillkürliche, athetoid-choreatische Bewegungen.

– *Epileptische Anfälle* haben oft den Charakter der psychomotorischen Anfälle (s. 2.3.3.), eventuell mit sekundärer Generalisation. Es kommen auch anfallsartige Gehörssensationen (Heschl-Querwindung) vor, ebenso anfallsartige Geschmacks- und Geruchssensationen (Unzinatusanfälle).

– *Psychopathologische und neuropsychologische Störungen* finden sich im Sinne von Merkfähigkeitsstörungen bei Prozessen des mediobasalen Schläfenlappens (Hippokampus), wobei besonders das verbale Gedächtnis beeinträchtigt sein kann. Im weiteren finden sich Störungen der Stimmung mit Verstimmbarkeit und Reizbarkeit, gelegentlich auch Enthemmung und amnestisch-aphasische Störungen. Es werden auch Beeinträchtigungen musischer Fertigkeiten und des Zeitgefühles beschrieben.

Unter den **ätiologischen Ursachen** von Schläfenlappensyndromen stehen im Vordergrund:

– *Tumoren,* vor allem Glioblastome und seltener Meningeome, zum Beispiel laterale Keilbeinflügelmeningeome.
– *Schädel-Hirn-Traumata,* insbesondere Kontusionen aus frontaler und okzipitaler Richtung.
– *Zirkulationsstörungen,* wobei Anoxie, auch unter der Geburt, den besonders empfindlichen Gyrus parahippocampalis betreffen und mit jahrelanger Latenz zu Schläfenlappenattacken (psychomotorische Anfälle) (s. 2.3.3.) führen kann.

– *Hirnabszesse* können sich nach Felsenbeinfrakturen im Schläfenlappen entwickeln.

– Unter den *hirnatrophischen Prozessen* befällt der Morbus Pick mit Vorliebe anfänglich auch mehr oder weniger isoliert die Schläfenrinde.

1.1.2.4. Okzipitallappen

Von der Oberfläche des Hinterhauptslappens nimmt nur ein kleinerer Teil den hintersten Pol der Konvexität, ein größerer die mediale Fläche der hinteren Hemisphärenanteile ein. Hier endet das vierte Neuron der Sehbahn, die Sehstrahlung in der Area striata im Bereich der Fissura calcarina. Hier befinden sich aber auch in der Area 18 und 19 Felder, die für die Verarbeitung eintreffender optischer Reize zuständig sind.

Bei Läsionen des Okzipitallappens treten auf:

– *neurologisch* Sehstörungen, die in 2.5.2. näher dargelegt sind, sowie optomotorische Störungen. Läsionen der Area 18 und 19 führen zu einer vorübergehenden konjugierten Blickwendung zur Herdseite und Blickparese zur Gegenseite. Folgebewegungen der Bulbi bleiben auch später beeinträchtigt (während vom frontalen Blickfeld ausgehende Kommandobewegungen noch funktionieren). Dies führt vor allem zu Störungen beim Lesen (Dyslexie);

– als *Reizsymptom* anfallsartige optische Sensationen, die von der Area 17 aus elementaren Charakter (Blitze, Funken) haben, von der Area 18 aus zu gegenständlichen Wahrnehmungen, von der Area 19 sogar zu komplexen szenischen Halluzinationen führen können. Dies ist eventuell kombiniert mit konjugierter Blick- und Kopfwendung zur Gegenseite. Sekundäre Generalisierung ist möglich;

– *neuropsychologisch* finden sich Störungen der visuell-räumlichen Orientierung, Farbenagnosie oder optische Agnosie (Seelenblindheit), insbesondere auch eine Alexie.

Unter den **ätiologischen Ursachen** von Okzipitallappensyndromen stehen im Vordergrund:

– *Traumata*, besonders aus okzipitaler oder frontaler Richtung,

– *Tumoren* sind relativ selten. Nebst den primären Hirngeschwülsten und häufigen Metastasen finden sich von der hinteren Falx und vom Sinus sagittalis superior ausgehende Meningeome,

– *vaskuläre Störungen* im Ausbreitungsgebiet der A. cerebri posterior oder der A. basilaris, nicht selten mit beidseitiger Symptomatik.

Die Syndrome der einzelnen Großhirnlappen sind in Tab. 3 sowie in Abb. 2 zusammengefaßt.

1.1.3. Hirnstammsyndrome

Zum Hirnstamm gehören:

– das Dienzephalon (Zwischenhirn), vor allem mit Thalamus und Hypothalamus,

– das Mittelhirn (Mesenzephalon), zu dem der Globus pallidus, die Substantia nigra und der Nucleus ruber gezählt werden, sowie

– die Brücke (Pons) und das

– verlängerte Mark (Medulla oblongata).

Im vorliegenden Rahmen sollen lediglich drei häufigere bzw. lokalisatorisch charakteristische Syndrome ihrem Wesen nach besprochen werden, wobei die verschiedenen anatomischen Bezirken zugezählten Kerngebiete der Stammganglien mit ihren Beziehungen zum extrapyramidalen System funktionell als Einheit betrachtet werden.

1.1.3.1. Syndrome der Stammganglien (extrapyramidale Syndrome)

Zum extrapyramidalen System gehören *anatomisch* jene Bahnen und Zentren, die nicht dem kortikospinalen bzw. kortikobulbären System zugezählt werden, jedoch auf den Ablauf der Motorik sich auswirken. Dazu gehören Fasersysteme, die

– von der präzentralen, aber auch der temporalen und parietalen Hirnregion zu Brücke und Kleinhirn führen (kortikopontozerebelläre Bahn), ferner jene, die

– von der Hirnrinde zu den Stammganglien (Corpus striatum, aus Nucleus caudatus und Putamen bestehend, Nucleus ruber, Substantia nigra und Formatio reticularis im Hirnstamm) gelangen und schließlich

– Bahnen, die von Neuronen der letztgenannten Kerngebiete über Zwischenneurone zum Rükkenmark ziehen (tectospinale, rubrospinale, vestibulospinale und reticulospinale Bahnen) (Abb. 3).

– Nicht unbedingt in anatomischer, wohl aber in funktioneller Hinsicht gehört auch eine Reihe von Faserverbindungen der Stammganglien untereinander und mit der Hirnrinde dazu, in welche auch der Thalamus und das Kleinhirn eingeschaltet sind und die Teil eines komplexen Systems von Regelkreisen sind.

Dieses System erfüllt eine Reihe von wichtigen *Funktionen* im Bewegungsablauf:

– Es bestimmt den Tonus der Muskulatur mit,

– es sorgt für den automatischen Ablauf vieler eingeschliffener Bewegungen,

– es gewährleistet einen harmonischen, ökonomischen Bewegungsablauf, bei dem alle Einzelkomponenten optimal aufeinander abgestimmt

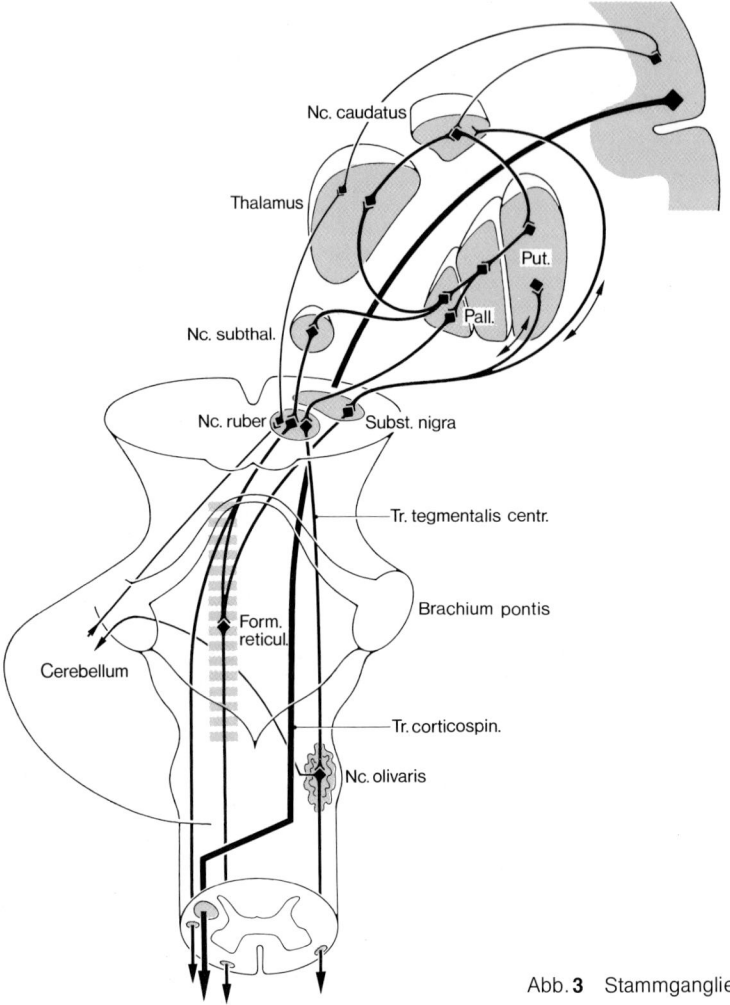

Abb. **3**   Stammganglien und ihre Verbindungen.

sind. Hierbei spielen auch zwei Überträgersubstanzen eine Rolle, die je an gewissen Anteilen des Systems wirksam werden: das Dopamin und das Acetylcholin.

Ein *Syndrom bei Befall der Stammganglien* im Sinne eines *extrapyramidalen Syndroms* kann folgende allgemeine Charakteristika aufweisen (für Details s. 2.12.1.2. und 2.14.1.8.):

— Der *Muskeltonus* wird durch die Neurone des Globus pallidus und der Substantia nigra gehemmt, ist aber bei Läsion dieser Strukturen im Sinne eines Rigors erhöht. Bei Befall des Nucleus caudatus, des Putamens oder des Nucleus subthalamicus Luysi (und des Zerebellums) ist der Tonus herabgesetzt.

— Die *Motorik* kann in zwei Richtungen verändert sein:

  ● eine Hypokinesie und ein Wegfall primärer Bewegungsautomatismen mit verminderten Mitbewegungen findet sich bei Wegfall der fördernden Einflüsse von Pallidum oder Substantia nigra auf die Motorik (hypokinetisch-hypertones Syndrom),

  ● unwillkürliche Hyperkinesien verschiedener Prägung, meist mit Hypotonie verbunden, treten bei Schädigung des Neostriatums (Putamen und Kaudatum) auf. Bei früh gesetzten Läsionen (prä- bis früh postnatal) dominieren Athetosen, bei späteren Schäden choreoathetotische Bewegungen. Ballismen finden sich bei Herden im Nucleus subthalamicus und dem äußeren Pallidumglied. Dystone Syndrome bis zur Torsionsdystonie treten vor allem bei Läsionen des Putamens bzw. der Verbindungen vom Zentralkern des Thalamus zu diesem auf.

– *Psychische Symptome* können – oft in Abhängigkeit vom ätiologischen Grundleiden – manche der Stammganglienaffektionen begleiten: Verstimmungen, Depressionen und dranghafte Zustände bis zum Zwangsdenken beim Parkinson-Syndrom, Reizbarkeit und emotioneller Labilität bei Chorea minor, Demenz bei Chorea Huntington.

Unter den sehr mannigfaltigen **ätiologischen Ursachen** seien erwähnt:

– *Degenerative Erkrankungen,* zum Teil als Erbleiden (z.B. Parkinson, Chorea Huntington), als häufigste Ätiologie,
– *Stoffwechselleiden,* wie zum Beispiel die hepatolentikuläre Degeneration (Morbus Wilson),
– genetisch bedingte *Enzymdefekte,* wie z.B. Systemdegenerationen wie bei olivopontozerebellärer Atrophie mit Parkinson-Symptomen im Rahmen eines Glutamatdehydrogenasemangels,
– *endokrine Störungen,* wie z.B. ein reversibles Parkinson-Syndrom bei Hypoparathyreoidismus,
– *entzündliche Erkrankungen,* wie die Chorea minor rheumatica (Chorea Sydenham),
– *toxische Ursachen,* beispielsweise Parkinson-Symptome bei Manganintoxikation oder Einnahme von Chlorpromazinderivaten,
– *anoxische* (vaskuläre) *Schäden,* wie Torsionsdystonie nach Geburtstrauma,
– gelegentlich ein *Tumor* oder eine andere Raumforderung mit Sitz im Nucleus subthalamicus Luysi, die einen Hemiballismus verursachen kann.

1.1.3.2. Zwischenhirnsyndrome

Zum Dienzephalon gehören *anatomisch* nebst dem
– Thalamus
– der Epithalamus (mit den Nuclei habenulae und ihren Kommissuren, der Commissura posterior und der Epiphyse)
– der Hypothalamus und
– der Nucleus subthalamicus Luysi.

Die *Funktion* ist sehr komplex:
– Der Thalamus empfängt als vorletzte Station die proprio- und exterozeptiven sensiblen bzw. sensorischen Impulse. Er empfängt im weiteren Impulse aus Hirnstamm, Zerebellum und Hypothalamus. All diese Afferenzen werden integriert, umgeschaltet und vor allem an die Hirnrinde (das Bewußtsein) weitergeleitet. Da der Thalamus in das komplexe Gefüge des extrapyramidalen Systems miteinbezogen ist, wirken

sich durch seine Vermittlung sowohl sensible und sensorische Reize wie auch die Bewegungsimpulse aus der Großhirnrinde auf die motorischen Abläufe mitbestimmend aus.
– Der Epithalamus spielt bei der Weiterleitung olfaktorischer Impulse und beim Lichtreflex eine Rolle.
– Der Hypothalamus, dessen Kerne in der Wandung des III. Ventrikels liegen und zu dem funktionell auch die Neurohypophyse und die Corpora mamillaria gehören, enthält die Zentren für die vegetativen Funktionen des Körpers. So produzieren zum Beispiel die Nuclei supraoptici und paraventriculares das Antidiuretin (ADH) und Oxytocin, die durch den Tractus supraopticohypophysealis zur Neurohypophyse geleitet werden (Neurosekretion) und hier durch Kapillaren in das Gefäßsystem gelangen. Im Nucleus supraopticus gelegene Osmorezeptoren regulieren die ADH-Sekretion und damit den Wasserhaushalt. Auch die übrigen Kerngebiete des Hypothalamus sind durch sehr zahlreiche Afferenzen und Efferenzen in der Lage, in die vegetativen Funktionen des Organismus steuernd einzugreifen, so beispielsweise in olfaktoviszerale Funktionen, in Triebregungen, Sexualverhalten, Schweißsekretion, Wärmeregulation, in vegetative Reaktionen und affektives Gesamtverhalten in bezug auf mannigfaltige exogene und endogene Vorgänge.
– Der Subthalamus enthält den Nucleus subthalamicus, der funktionell zum extrapyramidalen System gehört (s. 1.1.3.1. und 2.14.1.9.).

Die *Syndrome bei Läsion des Zwischenhirnes* werden in solche bei Thalamusläsion und solche bei Hypothalamusläsion unterteilt, die naturgemäß sich aber überschneiden können.

– Bei *Thalamusläsion* steht eine kontralaterale Verminderung der Sensibilität, vor allem der Tiefensensibilität, im Vordergrund. Des weiteren werden Berührungsreize in ihrem zeitlichen Ablauf und in ihrer Lokalisation unscharf empfunden. Es treten bei Berührung, aber auch spontan meist brennende Schmerzsensationen auf (Hyperpathie). Motorisch nehmen die Finger eine abnorme Haltung mit Flexion in den Grundgelenken und Hyperextension in den Interphalangealgelenken ein (Thalamushand). Es treten auch meist diskrete, unwillkürliche choreoathetotische Bewegungen in Erscheinung und eine Unsicherheit bei Zielbewegungen. Je nach Ausdehnung des Herdes kann eine Hemianopsie und eine meist vorübergehende, hypotone motorische Hemiparese hinzukommen.

– Klinisch kommt es bei *Läsionen des Hypothalamus* zu tiefgreifenden Störungen der vegetativen Funktionen und des Triebverhaltens:
  • Störungen der Temperaturregulierung bis zur Poikilothermie,
  • Störungen des Wasserhaltes bis zum Diabetes insipidus,
  • Störungen der Schlaf-Wach-Regulierung bis zur Schlafumkehr oder zur Hypersomnie oder Schlaflosigkeit,

• Störungen des Eßverhaltens mit Freßsucht bis zu der mit Hypogenitalismus kombinierten Dystrophia adiposogenitalis Fröhlich oder umgekehrt Appetitlosigkeit bis zur Magersucht (Russell-Syndrom)
• Zerstörungen des Hypothalamus – zum Teil wegen seiner Verbindungen zum limbischen System – können auch zu abnormem Sexualverhalten und zu Aggressivität führen, und umgekehrt führen zum Beispiel Zerstörungen

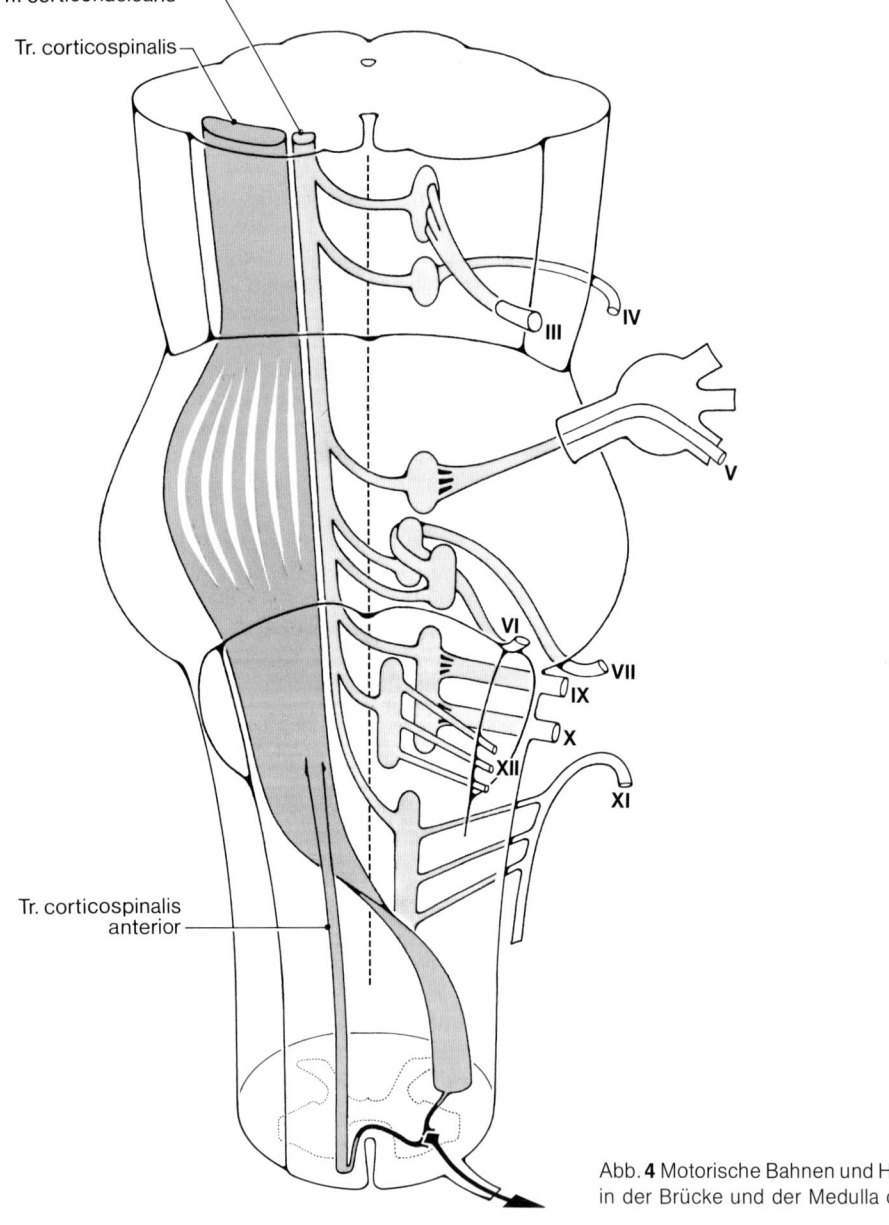

Abb. **4** Motorische Bahnen und Hirnnervenkerne in der Brücke und der Medulla oblongata.

kaudal im Hypothalamus zur Passivität und Akinesie.

Unter den **ätiologischen Ursachen** seien erwähnt:
- *Tumoren* der suprasellären Region (Gesichtsfeld beachten!), insbesondere chromophobe Hypophysenadenome, Kraniopharyngeome, Meningeome des Tuberculum sellae, Dermoide und Teratome, Pinealome, Gliome des Optikus oder des Hypothalamus selber,
- *Granulomatosen*, z.B. Boeck-Sarkoidose,
- *Schädel-Hirn-Trauma.*

1.1.3.3. Syndrome der Brücke und Oblongata

Anatomisch enthalten Brücke und Oblongata vier Hauptgruppen von Strukturen:
- die Kerngebiete der Hirnnerven III bis XII,
- Ganglienzellen, die zum Teil diffus als Formatio reticularis auch im Mesenzephalon liegen, und Zellgruppen, die in der Olive, dann aber auch im mesenzephalen Nucleus ruber zusammengefaßt sind,
- die Verbindungen dieser Kerngebiete untereinander bzw. zum und vom Kleinhirn sowie Rückenmark und Gehirn,
- die ohne Umschaltung durchziehenden efferenten und afferenten Verbindungen zwischen Großhirn bzw. Stammganglien und Rückenmark.

Diese Strukturen von Brücke und Oblongata werden von den Aa. vertebrales und der A. basilaris oder von deren Ästen versorgt. Die Grundzüge der Anatomie sind in Abb. 4 dargestellt.

Die *Syndrome bei Läsionen von Brücke oder Oblongata* werden folgende *allgemeine Charakteristika* aufweisen:
- Die *motorischen Ausfälle* können, sofern Kerngebiete der Hirnnerven lädiert sind, den Charakter einer peripheren Parese haben (schlaff, mit Atrophie, eventuell mit Faszikulationen, mit Denervationszeichen im EMG). Wenn sie auf Läsion der durchziehenden Pyramidenbahnen beruhen, liegt eine zentrale spastische Parese vor. Die enge Nachbarschaft dieser Strukturen hat zur Folge, daß oft beidseitige Pyramidenbahnzeichen vorliegen, oder aber, daß bei halbseitiger Läsion eine gekreuzte Symptomatologie besteht: (periphere, d. h. nukleäre) Hirnnervenlähmung auf der einen und (zentrale) Hemiparese der Extremitäten auf der anderen Seite (Abb. 5).
- *Störungen der Augenmotilität und Nystagmus* sind häufig. Meistens ist die Motilitätsstörung der Bulbi dissoziiert und geht mit Doppelbildern

einher (Läsion der Augenmuskelkerne oder des Fasciculus longitudinalis medialis). Seltener ist eine Blickparese auf die Herdseite hin bei Läsion des Nucleus paraabducens, dem pontinen Blickzentrum auf Höhe des Abduzenskernes in der kaudalen Brücke. Ein Nystagmus kann sowohl bei Läsion des Nucleus vestibularis als auch des Fasciculus longitudinalis medialis auftreten, dann aber auch als blickparetischer Nystagmus.
- Eine *Störung der harmonischen Bewegungsabläufe* oder *unwillkürliche Bewegungen* sind nicht selten: Homolaterale Ataxie, z.B. bei Läsion des Tractus spinocerebralis ventralis oder des Pedunculus cerebellaris superior, kontralateraler Intentionstremor bei Läsion des Nucleus dentatus bzw. seiner Efferenzen oder bei Ruber-Läsionen, kontralaterale Hemiataxie oder Hemiasynergie bei Ruber-Läsion, Gaumensegelnystagmus bei Läsion der zentralen Haubenbahn (oder des Dentatus).
- *Drehschwindel* weist auf eine Hirnstammläsion oder eine peripher-vestibuläre Läsion hin.
- *Sensibilitätsstörungen* bei Läsion in der Oblongata haben die Charakteristika einer dissoziierten Sensibilitätsstörung wegen des noch getrennten Verlaufs der Schmerz- und Temperaturbahnen im Tractus spinothalamicus lateralis und der anderen sensiblen Bahnen im Lemniscus medialis.
- *Störungen des Bewußtseins* bei Schädigung der Substantia reticularis, besonders deren rostraler Portion, z.B. als Coma vigile.
- *Anfallsartige Störungen* als sogenannte tonische Hirnstammanfälle oder paroxysmale Dysarthrie.

Unter den **ätiologischen Ursachen** sind die häufigsten:
- *Durchblutungsstörungen* im Vertebrobasilargebiet,
- *Demyelinisationsherde* im Rahmen einer multiplen Sklerose,
- *Tumoren,* insbesondere Gliome des Hirnstammes,
- *Anoxie- und Hirndruckfolgen* verschiedenen Ursprungs,
- *Systemerkrankungen.*

1.1.4. Zerebelläre Syndrome

Anatomisch ist das Kleinhirn im Nebenschluß auf den Hirnstamm aufgesetzt und steht durch seine drei Schenkel mit demselben in Verbindung.
- Es enthält in seiner Rinde und seinen Kernen Ganglienzellen, die der Verarbeitung von In-

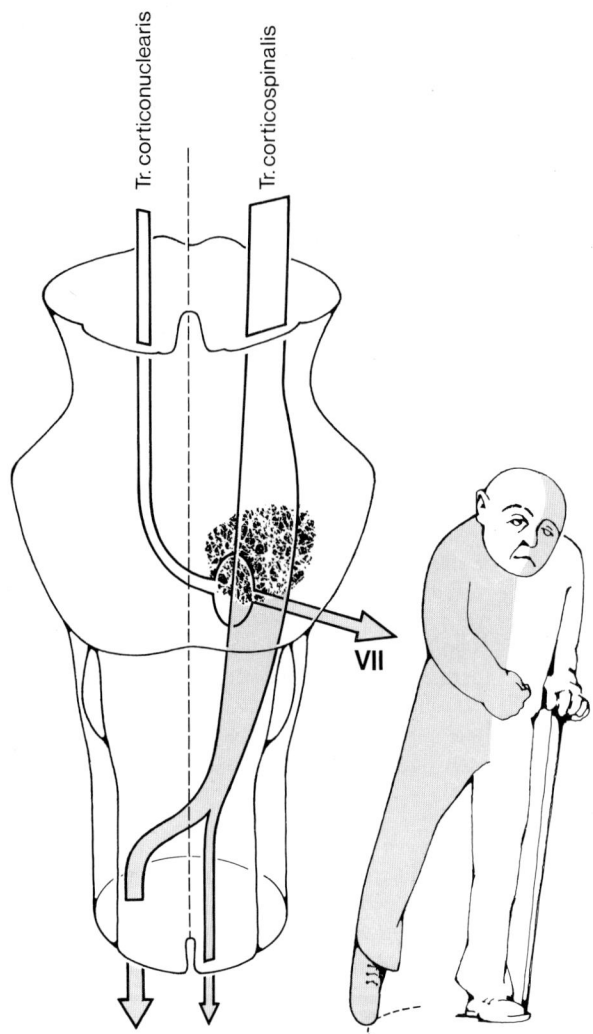

Tr. corticonuclearis

Tr. corticospinalis

VII

Abb. 5 Beispiel einer gekreuzten Lähmung bei Prozeß in der kaudalen Brücke. Millard-Gubler-Syndrom mit homolateraler (peripherer) Fazialisparese und kontralateraler spastischer (zentraler) Extremitätenlähmung.

formationen und dem Aussenden von Impulsen dienen.

– Es empfängt solche Informationen über Stellung der Gliedmaßen und Aktivität der Muskeln durch die spinozerebellären Bahnen über den Pedunculus cerebellaris inferior (Corpus restiforme) und zum Teil über den Pedunculus cerebellaris superior (Brachium conjunctivum).

– Vestibuläre Impulse mit Meldungen über die Stellung des Kopfes im Raum und Bewegungen desselben erreichen das Kleinhirn über den Pedunculus cerebellaris inferior.

– In den Nuclei pontis umgeschaltete Impulse aus dem Großhirn gelangen durch den Pedunculus cerebellaris medius (Brachium pontis) zum Kleinhirn.

– Von der Kleinhirnrinde verarbeitete Informationen gelangen über die Kleinhirnkerne (und die Olive) als Impulse über den Pedunculus cerebellaris superior zum Nucleus ruber und zum Nucleus lateroventralis thalami der Gegenseite. Im Thalamus und Ruber umgeschaltet, gelangen somit Erregungen auch in die Großhirnrinde bzw. durch den Tractus rubrospinalis zu den Vorderhornganglienzellen der Körpermuskulatur. Damit ist das Kleinhirn in die Regelkreise eingeschaltet, die eine Harmonisierung und Koordination der Bewegungsabläufe gewährleisten.

Diese Strukturen sind in Abb. 6 dargestellt. Sie gewährleisten den laufenden Eingang von Informationen über motorische Impulse einerseits und über

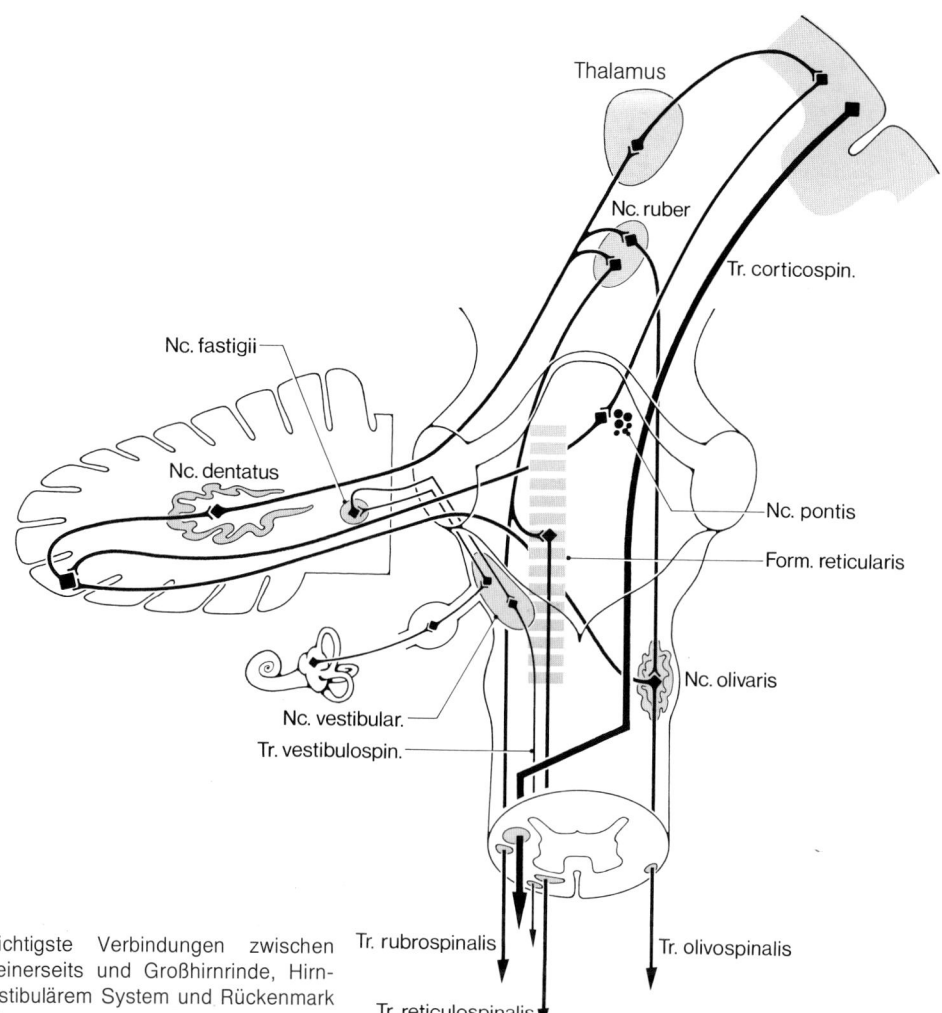

Thalamus

Nc. ruber

Tr. corticospin.

Nc. fastigii

Nc. dentatus

Nc. pontis

Form. reticularis

Nc. olivaris

Nc. vestibular.

Tr. vestibulospin.

Tr. rubrospinalis

Tr. olivospinalis

Tr. reticulospinalis

Abb. 6 Wichtigste Verbindungen zwischen Kleinhirn einerseits und Großhirnrinde, Hirnstamm, vestibulärem System und Rückenmark andererseits.

den Stand des Bewegungsapparates andererseits und ermöglichen es dem Kleinhirn, die Bewegungsintention mit dem Bewegungsablauf dauernd zu vergleichen und durch Feedback-Mechanismen korrigierend einzugreifen. Die einzelnen Körperteile sind übrigens in der Kleinhirnrinde topisch repräsentiert. Das gesamte Kleinhirn wird von Ästen der A. vertebralis und A. basilaris versorgt (A. cerebelli inferior posterior, A. cerebelli inferior anterior und A. cerebelli superior).

Die *Syndrome bei Läsionen des Kleinhirnes* werden einige *allgemeine Charakteristika* aufweisen, nämlich

– eine Reduktion des Muskeltonus,
– ein Abweichen der willkürlichen Bewegungen von der harmonischen Ideallinie

– und eine Alteration automatischer Bewegungsabläufe.

Die *Symptome im einzelnen* können sein:
– *Dyssynergie* (fehlende Koordination der verschiedenen, an einer Bewegung beteiligten Muskeln und Muskelgruppen),
– *Dysmetrie* (fehlendes Maß für die notwendige Ausgiebigkeit und das Tempo einer geplanten Bewegung),
– *Ataxie* (die Muskeln arbeiten nicht mehr harmonisch aufeinander abgestimmt auf die Erreichung eines motorischen Zieles hin, so daß die Bewegung in Tempo und Bahn vom harmonischen Ideal abweicht),
– *Intentionstremor* (zunehmendes Abweichen von der idealen Verbindungslinie bei Annäherung einer Bewegung an ein Ziel),

— *pathologisches Rebound-Phänomen* (die Antagonisten werden nicht rechtzeitig zur Bremsung einer überschießenden Bewegung eingesetzt, wenn plötzlich der Widerstand gegen eine angespannte Muskelgruppe wegfällt),

— *Dysdiadochokinese* (das rasch alternierende Innervieren von Agonisten und Antagonisten spielt nicht mehr rasch und flüssig genug),

— *Hypotonie* (bei passiven Bewegungen, zum Beispiel Schütteln einer Extremität),

— ein *Absinken im Positionsversuch* und Vorbeizeigen im Bárány-Zeigeversuch auf der einer Läsion entsprechenden Seite,

— ein *unsicherer Stand* im Romberg-Test,

— *Rumpfataxie* beim Sitzen,

— *unsicherer breitbasiger Gang*,

— *Nystagmus* (besonders Einstellnystagmus auf die Seite eines Herdes hin),

— *Sprachstörung* im Sinne einer abgehackten, explosiven Sprache.

Die häufigsten **ätiologischen Ursachen** von Kleinhirnsyndromen sind:

— *degenerative Erkrankungen* im Sinne systematischer Atrophien (zerebelläre Heredoataxie Nonne-Marie, Holmes-Erkrankung, Menzel-Erkrankung, Atrophie cérébelleuse tardive à prédominance corticale von Marie-Foix-Alajouanine, olivopontozerebelläre Atrophie);

— *genetisch bedingte Stoffwechselstörungen* (zum Beispiel die Ataxia teleangiectatica Louis-Bar, die Hartnup-Krankheit, paroxysmale hereditäre Ataxie, die Abetalipoproteinämie oder Bassen-Kornzweig-Krankheit, eine GM_2-Gangliosidose bei einem Beta-Hexosaminidase-A-Mangel);

— *Infektionskrankheiten*, zum Beispiel bei Mononucleosis infectiosa, einer Form der akuten zerebellären Ataxie des Kindesalters, das Kuru (Slow-virus-Infektion);

— *akute Intoxikationen* mit vorübergehenden zerebellären Symptomen, wie z.B. durch Diphenylhydantoin;

— *erworbene Stoffwechselstörungen*, wie z.B. Hyperkalzämie oder Cholestase bzw. Dünndarmresektion (mit Vitamin-E-Mangel);

— *symptomatische Kleinhirn(rinden)atrophien bei toxischer Schädigung* (z.B. Alkohol, Diphenylhydantoin, organische Quecksilbersalze), *bei Malabsorption*, z.B. im Rahmen einer Sprue, bei *Paraproteinämie* oder bei *Malignomen* (insbesondere Bronchuskarzinom);

— *multiple Sklerose* (Herde im Kleinhirnmark und seinen Efferenzen);

— selten *Durchblutungsstörungen* und *Massenblutungen* des Kleinhirns;

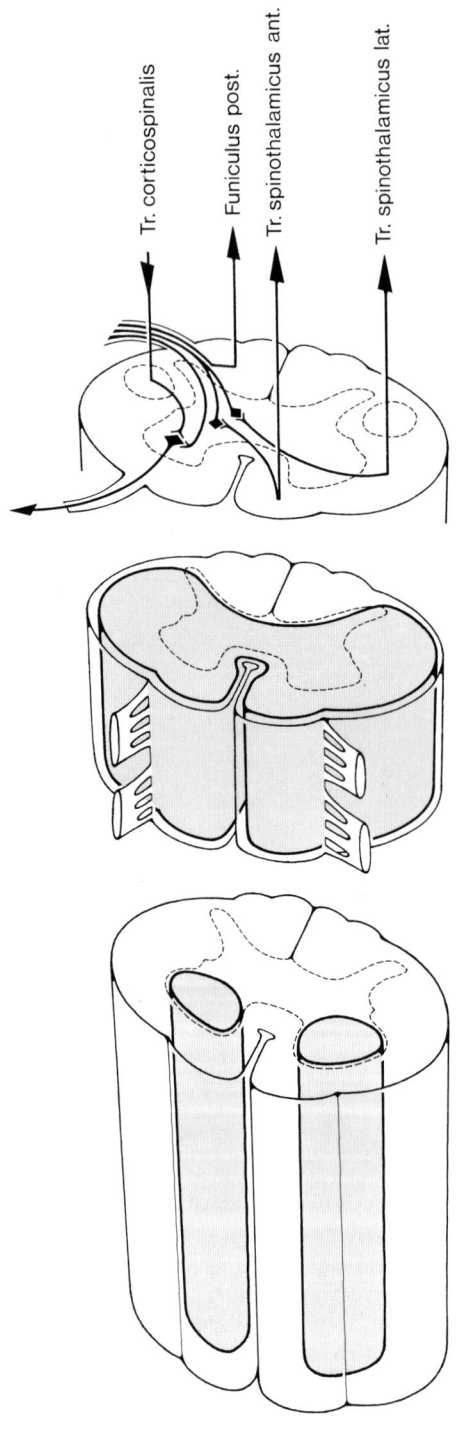

Abb. 7   Rückenmark mit wichtigen aszendierenden und deszendierenden Bahnen. Lokalisation einer Läsion bei Arteria-spinalis-anterior-Syndrom (Mitte) und beidseitiger Vorderhornläsion (unten). Vgl. auch Tab. 4.

– plötzlich auftretend und mit Hemiparese kombiniert bei *Erweichungen* am Übergang vom oberen zum mittleren Drittel des Brückenfußes;
– *Tumoren* (Medulloblastom und Spongioblastome (Kleinhirnastrozytome) beim Jugendlichen, Gliome, Kleinhirnbrückenwinkeltumoren);
– *Abszesse.*
– Auch *intermittierend auftretende Formen* werden beschrieben, isolierte Fälle bei multipler Sklerose und gehäufte im Rahmen einer familiären episodischen Ataxie.

1.2.   Rückenmarkssyndrome

Anatomisch gehören zum Rückenmark
– einerseits ein *ganglionärer Eigenapparat* im Rückenmarksgrau, welcher
  • die motorischen Vorderhornganglienzellen für die quergestreifte Muskulatur der Extremitäten und des Rumpfes
  • sowie das zweite Neuron der vegetativen Innervation im Seitenhorn
  • und die Schaltneurone
  enthält,
– andererseits in der weißen Substanz *Leitungsbahnen,* die Impulse
  • aus Großhirnrinde, Hirnstamm und Kleinhirn
  • und zum Hirnstamm und Kleinhirn leiten.

Die anatomische Struktur des Rückenmarks, seine Beziehungen zur Umgebung und die Blutversorgung im einzelnen werden als bekannt vorausgesetzt. Sie sind in den Abb. 7 und 8 noch einmal zusammenfassend dargestellt.

Die *Syndrome bei Läsionen des Rückenmarks* weisen, je nach Ort und Ausdehnung der Schädigung, eine Kombination von charakteristischen *Symptomen* auf, die in Tab. 4 zusammengefaßt und nachfolgend im Detail aufgeführt sind.

1.2.1.   Läsionen des Rückenmarksquerschnittes

Wir verstehen darunter eine Läsion, die, in der Höhe auf ein oder wenige Segmente begrenzt, einen mehr oder weniger großen Teil des Rückenmarksquerschnittes betrifft. Immer sind hierbei afferente und efferente lange Rückenmarksbahnen unterbrochen. Die etwaige Beeinträchtigung des Binnenapparates und der Wurzeln ist höchstens auf ein Segment oder wenige Segmente begrenzt und steht im Hintergrund.

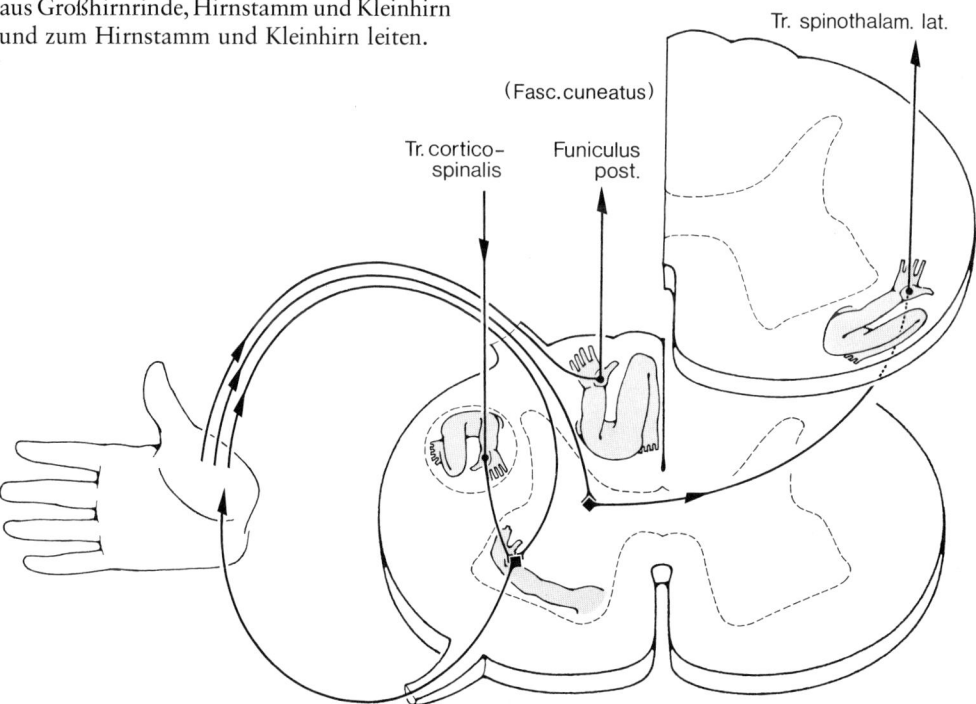

Tr. spinothalam. lat.

(Fasc. cuneatus)

Tr. cortico-
spinalis

Funiculus
post.

Abb. 8   Rückenmarksquerschnitt mit Somatotopik der kortikospinalen Bahn, des Funiculus posterior, des Tractus spinothalamicus lateralis sowie der Motoneurone im Vorderhorn. Unteres Halsmark.

Tabelle 4 **Synopsis der Symptome bei Rückenmarksläsion, bezogen auf deren Lokalisation. Vergl. auch Abb. 7 und 8**

Legende: no: normal; +: betroffen; ↑: gesteigert; ↓: vermindert; =: homolateral; x: kontralateral; ∅: fehlend

Lokalisation	Tonus	Motorik	Sensibilität			Sphinktere	Vasomotorik	Muskeleigenreflexe	Pyramidenzeichen	Trophik Muskeln	Bemerkungen
			Berührg.	Tiefensensib.	Therm.						
Vollständiges Querschnittssyndrom	↑	bds. +	+	+	+	+	+	↑	+	segmental→	
Brown-Séquard	=→	= +	x →	= +	x +	no	= +	= ↑	=	segmental→	
Konussyndrom	no	no	Reithosenanästhesie			no	no	no	∅	no	
Symmetr. zentromedullär	↑	bds. +	no	no	+	+	+	↑	+	segmental→	
Zentromedullär Stift	→	+	no	no	+	+	+	∅	∅	→	
Commissura anterior	no	no	segment. leicht ↓	no	segment.↓	no	no	no	∅	no	
Strangläsion Hinterstränge	no	no	no	+	no	no	no	no	∅	no	Ataxie
Strangläsion kortikospinal	↑	+	no	no	no	no	no	↑	+	no	
Vorderhörner	↓	+	no	no	no	no	no	↓bis ∅	∅	↓↓	Faszikulationen

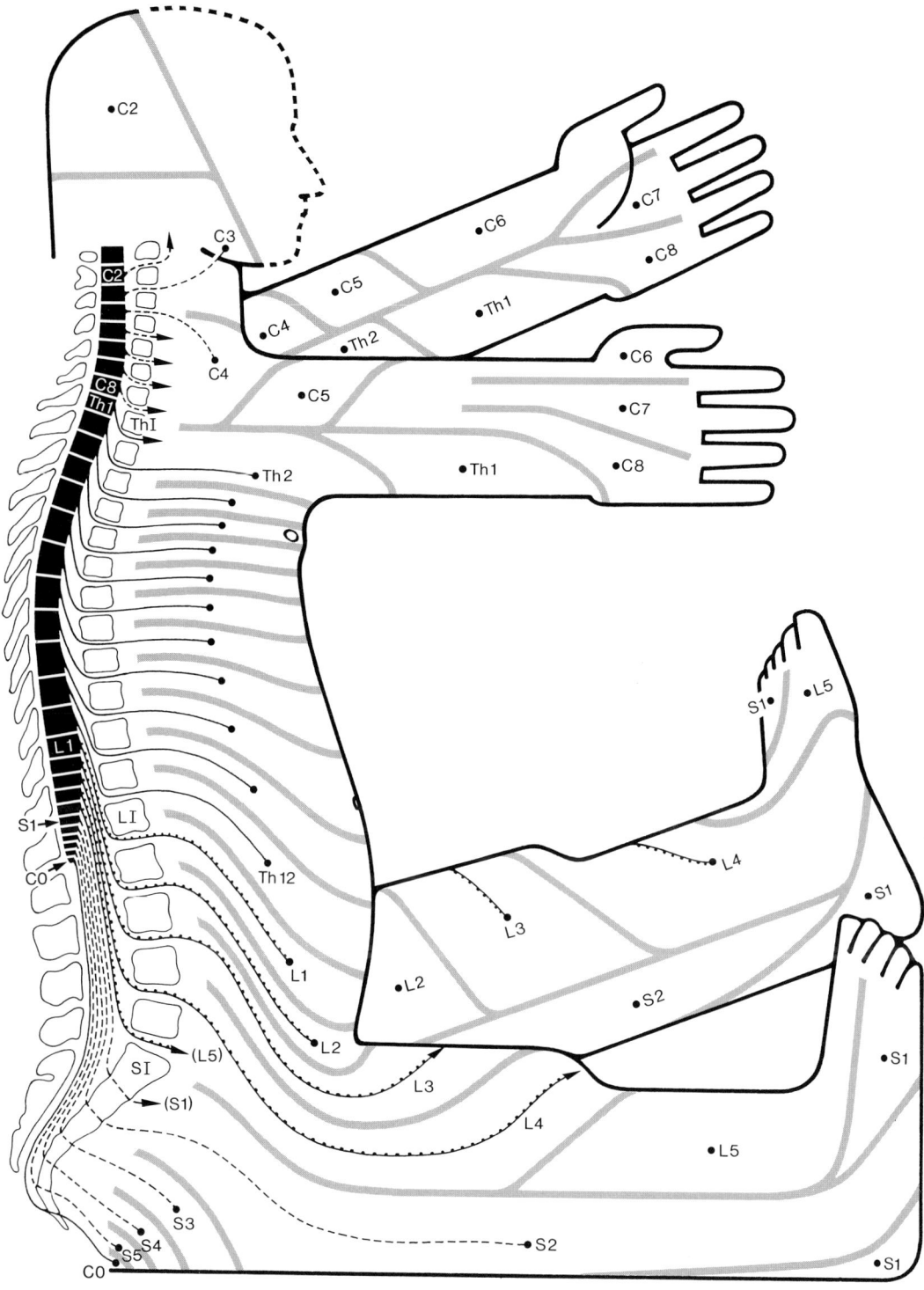

Abb. 9 Beziehung der Wirbel zu den Rückenmarkssegmenten, den Nervenwurzeln und den Dermatomen.

1.2.1.1. Die vollständige Querschnitts-läsion

Ist das Rückenmark in seinem *ganzen Querschnitt* im Zervikal- bzw. Thorakalmark lädiert, dann finden sich

– eine vollständige, (schließlich) spastische *motorische Lähmung* aller vier Extremitäten (Tetraparese) oder nur der Beine (Paraparese), die bei kompletter Läsion schließlich in Beugestellung verharren,
– ein vollständiger Ausfall aller *sensibler Qualitäten* von einem bestimmten sensiblen Niveau an abwärts. Die Beziehung von Rückenmarkssegmenten zur Wirbelsäule einerseits und zur Sensibilität an der Körperoberfläche andererseits ist in Abb. **9** dargestellt. Eine hyperalgetische Zone grenzt manchmal die Sensibilitätsstörung nach oben ab (s. 1.2.1.2.),
– die Unterbrechung der in den Seitensträngen gelegenen, ventral der kortikospinalen Bahn anliegenden *zentralen Sympathikusbahn* (s. Abb. 58) hat eine Vasomotorenlähmung, eine Störung der (emotionalen) Schweißsekretion und der Hauttrophik (Dekubitus!) zur Folge,
– *Mastdarm und Blase* sind gelähmt (s. 2.18.), und es besteht beim Manne Impotenz (s. 2.19.),
– die Zerstörung (auf einem oder wenigen Segmenten) der *Vorderhörner und Nervenwurzeln* verursacht eine segmentale „schlaffe" Parese mit Muskelatrophie,
– Besonderheiten weisen die Querschnittsläsionen in Höhe der untersten Rückenmarksabschnitte auf.

Das *Epikonussyndrom* (L 4 bis S 2) zeigt
– erhaltene Hüftbeugung und Kniestreckung,
– mehr oder weniger weitgehend ausgefallenes Strecken und Außenrotieren der Hüfte sowie Kniebeugung, Fuß- und Zehenbewegungen,
– erhaltene PSR,
– fehlende ASR,
– Sensibilitätsstörung vom Dermatom L 4 an abwärts,
– Blasen- und Mastdarmstörung (Reflexblase) (s. 2.18.).

Abb. **10** zeigt einige Beispiele einer Querschnittsläsion mit dem dazugehörigen motorischen Lähmungsbild, dem Reflexverhalten und dem sensiblen Niveau.

Das *Konussyndrom* (S 3–C) ist oft (bei Trauma, Tumor, Diskushernie) von einer Läsion der auf Lähmungshöhe vorbeiziehenden Kaudawurzeln (L 3 und folgende) begleitet (s. 1.3.1.). Bei isolierter Konusläsion finden sich:

– eine Reithosenanästhesie (s. Abb. 10 und 53),
– schlaffe Lähmung der Blase (Überlaufblase) und Lähmung des Analsphinkters (Stuhlinkontinenz),
– fehlender Anal- und Bulbokavernosus-Reflex bei normalen Muskeleigenreflexen und Fehlen von Pyramidenzeichen,
– keine motorische Beinlähmung.

1.2.1.2. Halbseitige Querschnittsläsion (Brown-Séquard-Syndrom)

Das Besondere ergibt sich aus dem *anatomischen Verhalten* der spinothalamischen Bahn. Diese leitet auf der lädierten Rückenmarkshälfte Fasern für die Schmerz- und Temperaturempfindungen, aber auch die Fasern für grobe Berührungsempfindungen aus der entgegengesetzten Körperseite hirnwärts.

Die *klinischen Besonderheiten* des Brown-Séquard-Syndroms sind zusammen mit der Anatomie in Abb. **11** zusammengefaßt. Sie sind charakterisiert durch folgende, vom Läsionsniveau abwärts nachweisbare Symptome:

– homolateral eine (schließlich) spastische Parese mit Hyperreflexie und Pyramidenzeichen (Läsion des Tractus corticospinalis lateralis),
– homolateral Aufhebung des Vibrationssinnes, der Lageempfindung und der taktilen Diskriminierung (Läsion des Fasciculus posterior). Der Sinn für die Berührung an sich und den Druck ist erhalten (intakter kontralateraler Tractus spinothalamicus anterior),
– kontralateral eine Aufhebung des Schmerz- und Temperatursinnes, die gekreuzt im Tractus spinothalamicus lateralis aufsteigen,
– kontralateral eine geringfügige Verminderung der Berührungsempfindung (Läsion der gekreuzt im Tractus spinothalamicus anterior aufsteigenden Bahnen),
– homolateral anfangs oft eine Hyperästhesie („Überlastung" des einzig noch aus der homolateralen Körperseite Berührungsreize leitenden kontralateralen Tractus spinothalamicus anterior?),
– homolateral anfangs Gefäßdilatation mit Überwärmung und Rötung, später Kälte und Zyanose der Haut (Läsion der im Seitenstrang absteigenden zentralen Sympathikusbahn),
– homolateral Wegfall des emotionellen Schwitzens (gleicher Grund wie oben),
– homolateral segmental auf Läsionsniveau Aufhebung aller sensibler Qualitäten und „periphere" schlaffe motorische Parese mit Muskelatrophien (Läsion der ein- und austretenden Spinal-

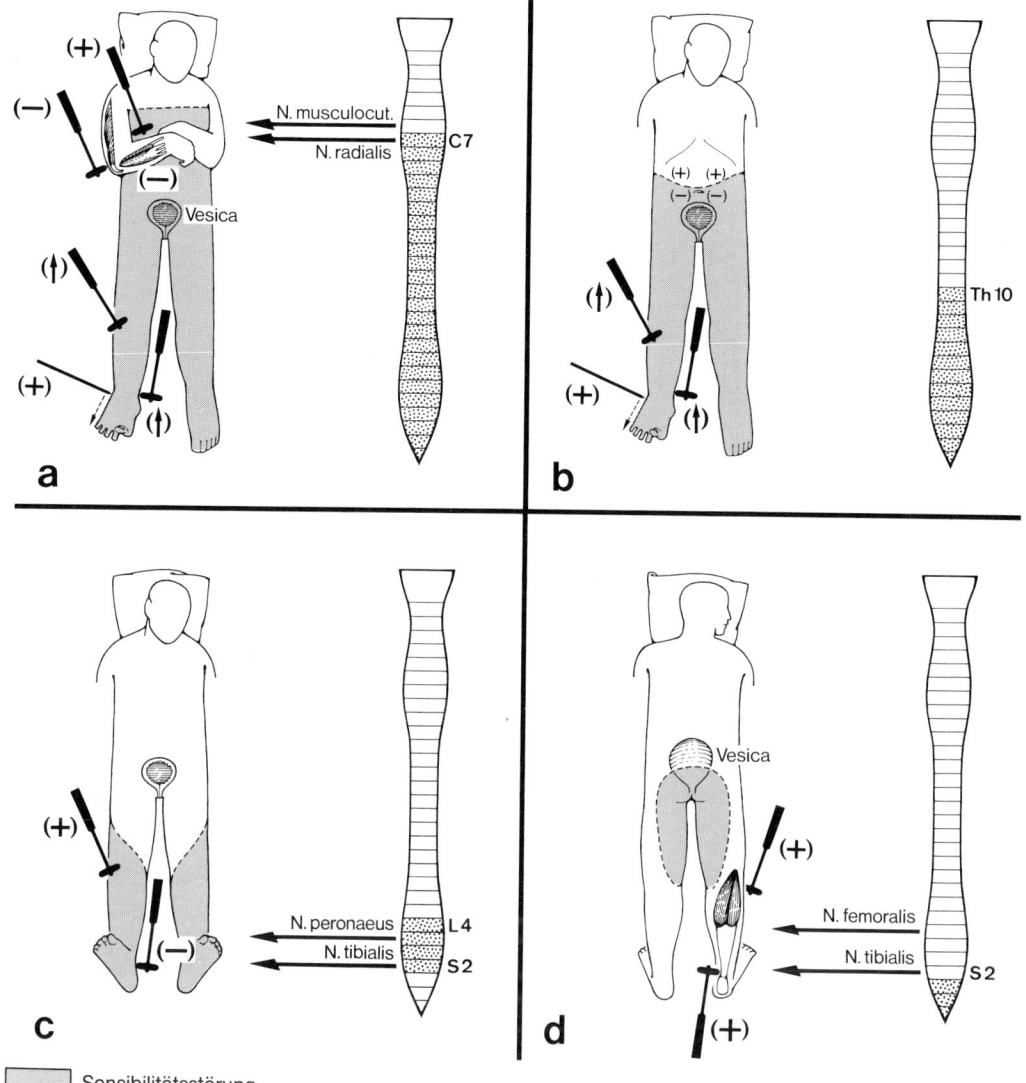

Sensibilitätsstörung

Abb. **10 a–d** Schematische Darstellung gewisser Lähmungstypen bei Querschnittsläsion. **a** C 7-Syndrom, **b** Th 10-Läsion, **c** Epikonussyndrom, **d** Konussyndrom.

nervenwurzeln sowie der Vorderhörner im betreffenden Segment).

Ein reines Brown-Séquard-Syndrom ist praktisch sehr selten (z.B. Stichverletzung des Rückenmarks), so daß meist unvollständige Formen mit unterschiedlicher Ausprägung der oben genannten Symptome und mit Zeichen einer Mitbeteiligung der anderen Rückenmarkshälfte angetroffen werden.

Die **häufigsten Ursachen** *vollständiger und halbseitiger Läsionen* des Rückenmarksquerschnittes sind:

– *Traumata* mit Contusio spinalis, mit oder ohne radiologisch sichtbaren Wirbelverletzungen und auch *direkte Verletzungen* des Rückenmarks durch Stich oder Schnitt,

– *Tumoren*, sei es vom Knochen oder von den Weichteilen ausgehend (z.B. Metastasen, Sarkome), sei es Tumoren des Nervengewebes und seiner Hüllen selber (Gliome, Ependymome, Meningeome, Neurinome),

– nichttumorale *Kompressionen* (epidurale Hämatome oder Abszesse),

– vaskuläre Prozesse (spinale Angiome, intrame-

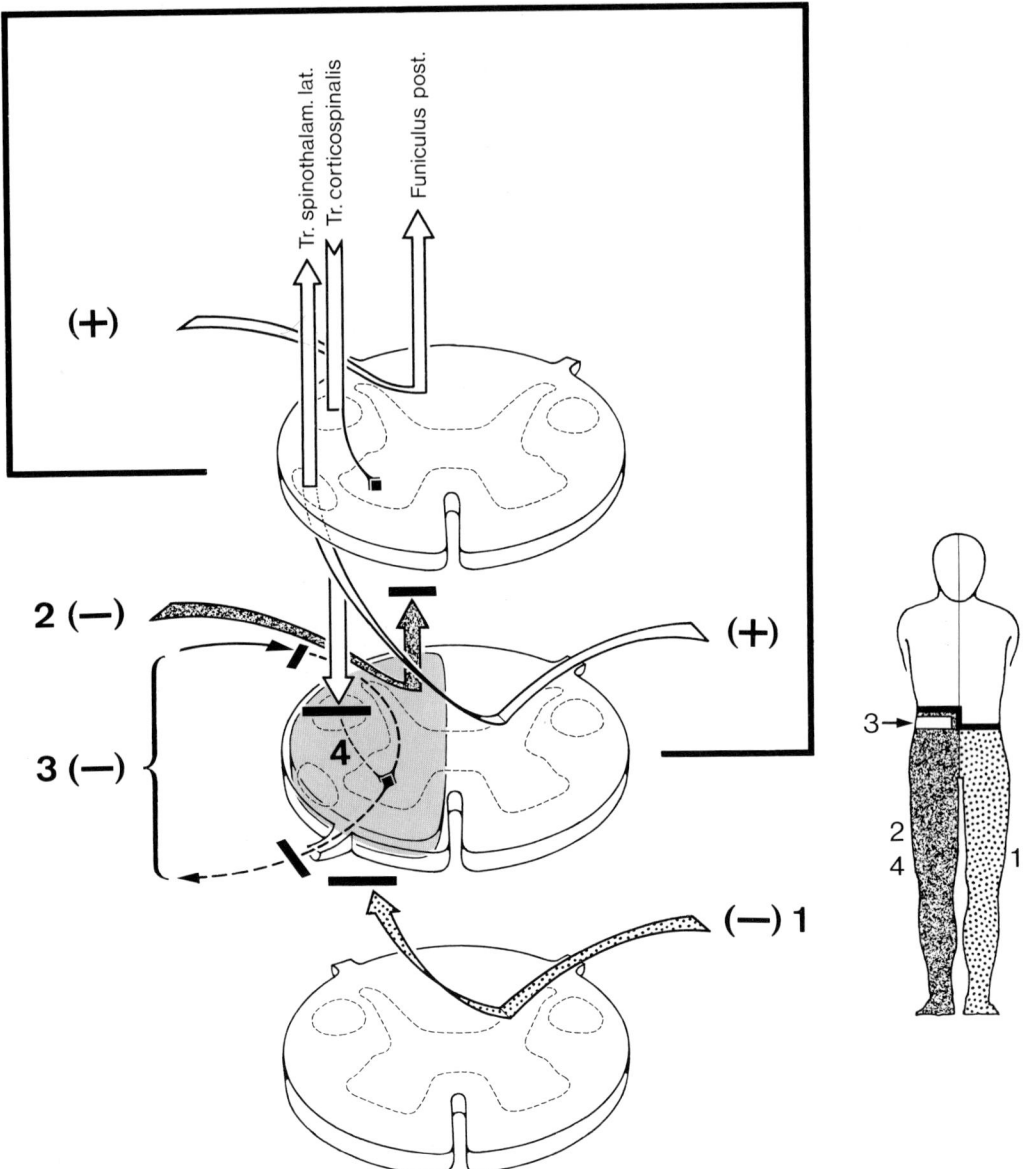

Abb. 11   Das Brown-Séquard-Syndrom. Lädierte Strukturen am Rückenmark und Symptome am Patienten. **1** Kontralaterale dissoziierte Sensibilitätsstörung für Schmerz- und Temperaturempfindung. **2** Homolaterale Störung von Tiefensensibilität, Lagesinn und Berührungsempfindung. **3** Segmentale Störung aller sensiblen Qualitäten sowie segmentale (schlaffe) motorische Parese. **4** Homolaterale spastische Lähmung.

dulläre spontane oder traumatische Hämatome, Ischämien) (s. 1.2.1.3.),

— *Myelitiden* im Rahmen viraler oder parainfektiöser Prozesse, bei Heroinsüchtigen sowie nach Schutzimpfungen, zum Teil als
  • *demyelinisierende Erkrankungen* (vor allem multiple Sklerose),
— *Strahlenmyelopathie* nach Röntgentherapie.

1.2.1.3. Zentromedulläre und andere partielle Läsionen des Rückenmarksquerschnittes

Neben der soeben beschriebenen Schädigung des ganzen und des halben Rückenmarksquerschnittes kann eine Läsion auch in anderer Verteilung einen Teil des Rückenmarks treffen. Im besonderen kann

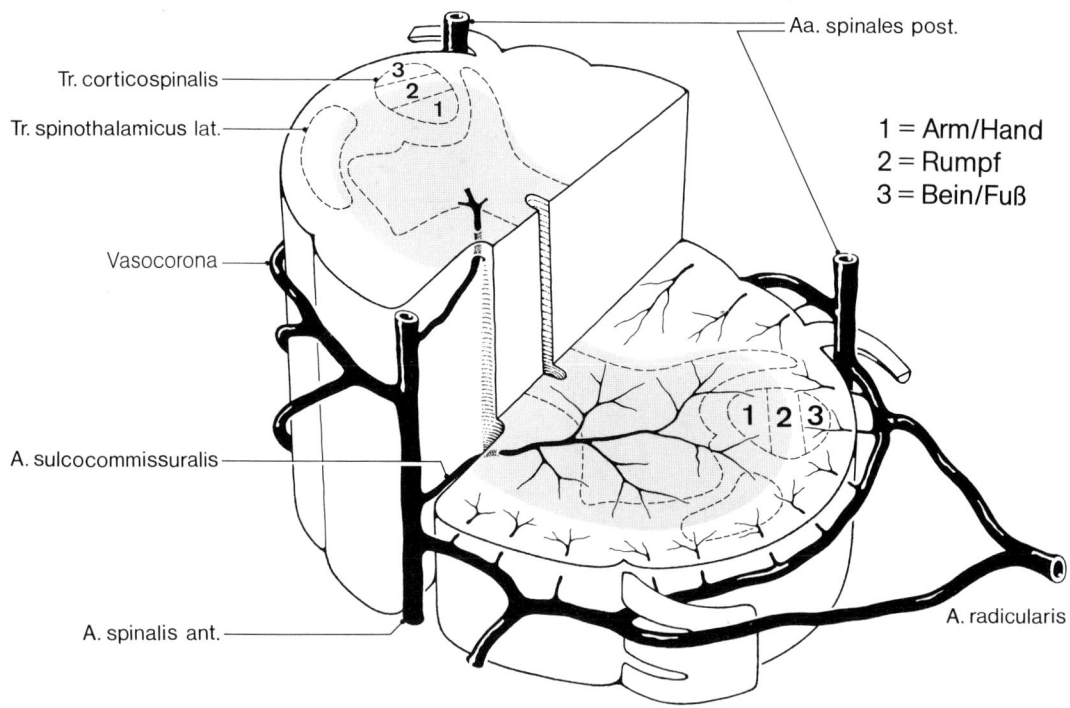

Tr. corticospinalis

Tr. spinothalamicus lat.

Aa. spinales post.

1 = Arm/Hand
2 = Rumpf
3 = Bein/Fuß

Vasocorona

A. sulcocommissuralis

A. spinalis ant.

A. radicularis

Abb. **12** Das Arteria-spinalis-anterior-Syndrom. Gefäßversorgung des Rückenmarks, ventrolaterale Erweichung.

aus *anatomischen Gründen* der zentrale Anteil des Rückenmarks betroffen werden: Letzterer empfängt das Blut durch die A. spinalis anterior und ihre in das Rückenmarksparenchym eindringenden Äste (Aa. sulcocommissurales). Die Randpartien des Rückenmarks und insbesondere auch die Hinterstränge werden von den Ästen, die aus der Vasokorona der Rückenmarksoberfläche entstehen und durch die Aa. spinales posteriores versorgt Abb. **12**). Aber auch nichtvaskuläre Prozesse (siehe unten) können sehr wohl die zentralen Partien oder andere begrenzte Anteile des Rückenmarksquerschnittes lädieren.

Folgende *klinische Besonderheiten* zeichnen zentromedulläre Läsionen des Rückenmarksquerschnittes aus (sofern diese, wie es die Regel ist, beiderseits auch den Tractus spinothalamicus lateralis und die kortikospinalen Bahnen betreffen):

– beiderseits unterhalb des Läsionsniveaus eine spastische Paraparese mit Reflexsteigerung und Pyramidenzeichen an den Beinen, eventuell distal weniger ausgeprägt (Läsion des Tractus corticospinalis, dessen periphere Anteile die Fasern zu den distalen unteren Extremitäten enthalten, wobei diese letzteren oft weniger in Mitleidenschaft gezogen werden),

– beiderseits unter Läsionsniveau eine dissoziierte Störung des Schmerz- und Temperatursinnes bei

völlig intakter Berührungsempfindung und Tiefensensibilität (Läsion des Tractus spinothalamicus lateralis bei intaktem, in der Rückenmarksperipherie verlaufendem Tractus spinothalamicus anterior und intakten Hintersträngen),

– Blasen- und Mastdarmlähmung (Reflexblase) sowie Impotenz (Läsion der im Seitenstrang verlaufenden zentralen Sympathikusbahn),

– beiderseits unter Lähmungsniveau Vasomotorenlähmung mit anfänglicher Hitze und Rötung, später Kältegefühl und Zyanose (Läsion der zentralen Sympathikusbahn im Seitenstrang des Rückenmarks).

Eine vaskulär bedingte Erweichung kann in verschiedener Ausdehnung das Rückenmark lädieren. Diese Möglichkeiten sind in Abb. **13** dargestellt. Sofern die Erweichung den *ganzen Rückenmarksquerschnitt* betrifft, wird ein akutes (vaskuläres) Querschnittsyndrom entstehen (s. 1.2.1.1.). Wenn *nur der zentromedulläre Anteil auf einer begrenzten Höhe* lädiert ist, entsteht das soeben beschriebene Symptomenbild. Bei Spinalis-anterior-Ischämie kann aber auch *auf einer weiten Strecke* bis hinunter ins Lumbalmark die ganze zentrale Partie des Rückenmarks *stiftförmig erweicht* sein. Dies modifiziert dann die oben genannte Symptomatologie wie folgt: Unterhalb des (durch die Stö-

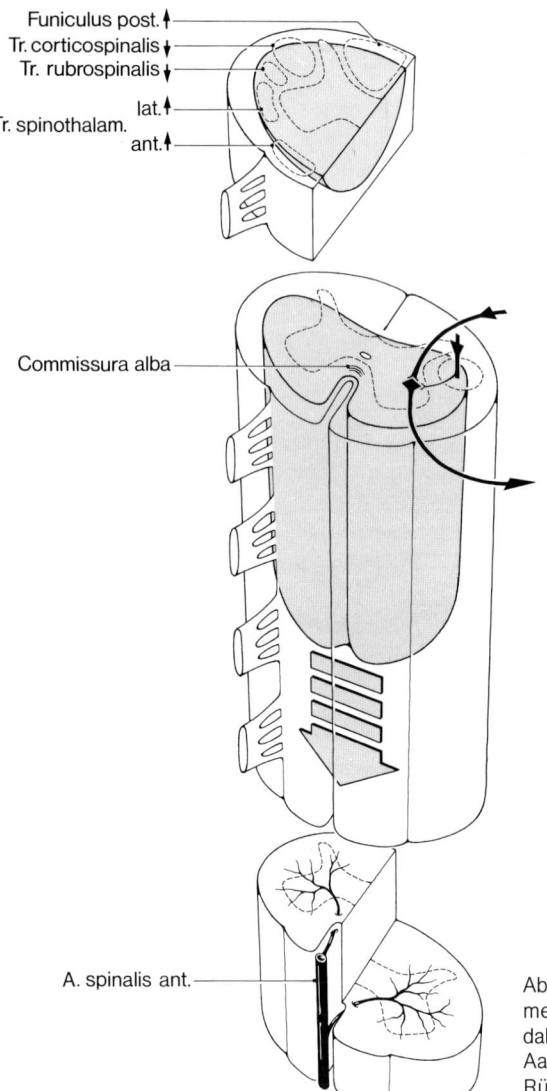

Funiculus post.
Tr. corticospinalis
Tr. rubrospinalis
Tr. spinothalam. lat.
Tr. spinothalam. ant.

Commissura alba

A. spinalis ant.

Abb. **13** Zentromedulläre Erweichung. Oben: segmental; Mitte: über verschiedene Segmente nach kaudal sich erstreckend; unten: A. spinalis anterior mit den Aa. sulcocommissurales und deren Ausbreitung im Rückenmark.

rung des Temperatur- und Schmerzsinnes definierten) sensiblen Niveaus findet sich
– keine spastische, sondern eine schlaffe (periphere) Lähmung
– mit Areflexie,
– ohne Pyramidenzeichen
– und mit Muskelatrophien (wegen Ausfalls der Vorderhörner und Unterbrechung der spinalen Reflexbögen auf allen Höhen unterhalb der oberen Läsionsgrenze).

Die *klinische Symptomatologie bei anderen partiellen Läsionen des Rückenmarks* hängt von deren Lokalisation ab. Nur zwei Beispiele seien angeführt (vgl. 2.16.2.2. und Abb. 52):
– Bei einem Herd, der die Commissura anterior

alba, aber nicht den Tractus spinothalamicus lateralis betrifft, findet sich
● nur auf der entsprechenden Segmenthöhe (also nicht darunter) eine dissoziierte Sensibilitätsstörung beider Seiten (nur die auf dieser Höhe von beiden Seiten her durch die Commissura anterior auf die gegenüberliegende Rückenmarkshälfte hinüberkreuzenden Fasern für Schmerz- und Temperaturempfindung werden betroffen, nicht die aus unteren Segmenten bereits gekreuzt aufsteigenden),
● auf einem ein bis zwei Segmente tiefer liegenden segmentalen Streifen eine Verminderung der Empfindung für grobe Berührung und Druck (die entsprechenden Fasern kreuzen in

der Commissura anterior erst ein bis zwei Segmente höher als ihre Wurzeleintrittszone auf die Gegenseite hinüber).
– Bei einem Herd, der nur einseitig das Zentrum einer Rückenmarkshälfte betrifft, findet sich
  ● im Prinzip ein Brown-Séquard-Syndrom (s. 1.2.1.2.),
  ● aber ohne Beeinträchtigung der homolateralen Tiefensensibilität
  ● und mit einer nur geringfügigen Beeinträchtigung der kontralateralen Sensibilität für grobe Berührung und Druck (die aber hochgradig wird, wenn zugleich die Hinterstränge geschädigt sind).

Die **häufigsten Ursachen** *zentromedullärer* und anderer *partieller Läsionen des Rückenmarksquerschnittes* sind folgende:
– *vaskulär* (Ischämie im Gebiet der A. spinalis anterior; Angiome; stiftförmige traumatische oder nichttraumatische Blutungen),
– *Syringomyelie,*
– *intramedulläre Tumoren* (Gliome; Ependymome; Metastasen),
– *multiple Sklerose,*
– *Traumata,*
– *Myelitiden.*

1.2.2. Läsionen der Rückenmarksstränge

Die Anatomie des Rückenmarks und die Topographie der darin auf- bzw. absteigenden Leitungsbahnen – in sogenannte Fasciculi oder Stränge zusammengefaßt – werden als bekannt vorausgesetzt und sind in den Abb. 8, 11, 12 sowie 52 dargestellt. Einzelne dieser Bahnen können, isoliert, von einem pathologischen Prozeß, in Mitleidenschaft gezogen werden, was dann zu Ausfällen führt, die sich aus der spezifischen Funktion der betroffenen Bahn ergeben. Diese Ausfälle werden sich unterhalb der (höchsten) Läsionsstelle der betreffenden Bahn zeigen und sind in der Regel beidseitig. Bestimmte Krankheitsprozesse (s. u.) befallen bevorzugt bestimmte Rückenmarksstränge.

Folgende zwei *klinische Symptome* einer *Strangläsion des Rückenmarks* finden sich am häufigsten:
– Störungen der *Tiefensensibilität* (Lagesinn, Vibrationssinn), kombiniert mit Ataxie, besonders beim Gehen, und mit Areflexie aufgrund einer Hinterstrangläsion,
– *Spastizität* vor allem der unteren Extremitäten mit spastischer Paraparese, meist ohne Störungen der Sphinkterfunktionen mit Hyperreflexie und Pyramidenzeichen aufgrund einer Läsion der kortikospinalen Bahnen.

Diese Symptome kommen nicht so selten zusammen vor, sie sind kombiniert mit Läsionen anderer Strukturen des Rückenmarks bzw. anderer Teile des Nervensystems. Gewisse Kombinationen sind dann für bestimmte ätiologische Formen besonders charakteristisch.

Die **häufigsten Ursachen** *von systematisierten Läsionen der Rückenmarksstränge* sind:
– *Vitamin-B12-Resorptionsstörungen* (oder -Mangel) (Kombination von Hinterstrang- und Pyramidenbahnzeichen, nicht selten auch Läsionen des N. opticus und peripherer Nerven),
– *Tabes dorsalis* (vorwiegend Hinterstrangsymptome, kombiniert mit Befall der Hinterwurzeln und des N. opticus, Pupillenstörungen und Areflexie),
– *Systemaffektionen,* nur zum Teil als Erbleiden, zum Beispiel:
  ● Friedreichsche Heredoataxie (Befall von Hintersträngen, spinozerebellären und kortikospinalen Bahnen, gelegentlich Optikusbefall und Nystagmus, typische Fußdeformität mit Krallenstellung der Großzehe),
  ● andere spinozerebelläre Ataxien (Hinterstrangbefall gegenüber den Kleinhirnrindenatrophien oft im Hintergrund),
  ● spastische (familiäre) Spinalparalyse (reiner Befall des Tractus corticospinalis),
  ● myatrophische Lateralsklerose (Befall des Tractus corticospinalis und Tractus corticonuclearis, kombiniert mit Untergang der motorischen Vorderhorn- und Bulbusganglienzellen),
– *paraneoplastische Strangdegeneration,* besonders bei Bronchuskarzinom (eventuell kombiniert mit Kleinhirnrindenatrophie, Polyneuropathie, zentrale pontine Myelinolyse oder Leukoenzephalopathien),
– verschiedene *Stoffwechselstörungen* und *Erbleiden* mit Pyramidenbahnbefall, zum Beispiel:
  ● Hyperglyzinämie,
  ● Aminoazidurie,
  ● Sjögren-Larsson-Syndrom,
  ● ektodermale Dysplasie Bloch-Sulzberger (Incontinentia pigmenti).

1.2.3. Läsionen der Rückenmarksvorderhörner

Anatomisch stellen die Rückenmarksvorderhörner den ventralen Anteil der grauen Substanz des Rückenmarks dar und enthalten nebst Schalt- und Hemmneuronen vor allem die Motoneurone der quergestreiften Muskulatur. Diese Strukturen werden nicht selten isoliert befallen.

Die *klinische Symptomatologie* bei isolierter Läsion der *Rückenmarksvorderhörner* ist durch einen rein motorischen Ausfall mit folgenden Charakteristika gekennzeichnet:

– schlaffe, nukleäre, also „periphere" Parese,
– Muskelatrophie,
– Faszikulationen (bei chronischem Prozeß),
– Abschwächung oder Fehlen der entsprechenden Muskeleigenreflexe bei intakter Sensibilität und intakter Trophik der Haut und der Nägel.

Zusätzliche Läsionen von Strukturen, die den Vorderhörnern benachbart und deshalb durch gewisse Prozesse mit diesen zugleich geschädigt sein können, *modifizieren* das soeben beschriebene Bild unter Umständen wie folgt:

– Die Mitbeteiligung der Commissura anterior oder/und des im Seitenstrang verlaufenden Tractus spinothalamicus lateralis bewirkt zusätzlich eine dissoziierte Sensibilitätsstörung, die bei Vorderhornbefall immer ausdrücklich gesucht werden muß.
– Die Mitbeteiligung des Tractus corticospinalis (bei Systemaffektionen, zum Beispiel myatrophischer Lateralsklerose, oder mechanisch bei zentromedullärer Raumforderung) fügt dem Symptomenbild spastische Elemente mit Steigerung von Tonus und Muskeleigenreflexen sowie mit Pyramidenzeichen hinzu.

Folgende sind die **häufigsten Ursachen** einer ganz oder wesentlich isolierten *Läsion der Rückenmarksvorderhörner:*

– *infektiös-entzündlich* (Poliomyelitis anterior acuta, sei es durch das Polio-Virus oder andere Viren, wie zum Beispiel Coxsackie oder ECHO),

– *degenerativ-systematisiert*
   ● verschiedene Formen der spinalen Muskelatrophie, wie Werdnig-Hoffmann oder Kugelberg-Welander,
   ● kombiniert mit Läsion der Pyramidenbahnen bei der myatrophischen Lateralsklerose,
– *ischämisch* als chronische progrediente Myelopathie bei Arteriosklerose, in der Regel kombiniert mit Paraspastik,
– bei *zentromedullärer Raumforderung* (Tumor, Syringomyelie, Hämatom). Immer sind bei entsprechend sorgfältiger Suche Symptome von seiten der langen Rückenmarksbahnen vorhanden, gelegentlich nur Störungen des Temperatursinnes,
– selten bei verschiedenen *weiteren Affektionen,* wie
   ● paraneoplastisch,
   ● Diabetes mellitus,
   ● Bleiexposition,
   ● organische Quecksilbervergiftung,
   ● nach Elektrotrauma,
   ● Creutzfeldt-Jakob-Erkrankung,
   ● peroneale Muskelatrophie vom neuronalen Typ (II).

1.3.   Syndrome peripherer Spinalnervenläsionen

Im folgenden Abschnitt werden die Läsionen des außerhalb des Rückenmarks gelegenen Teils des animalen Nervensystems besprochen. Dasselbe besteht *anatomisch* aus drei Hauptabschnitten (Abb. **14**):

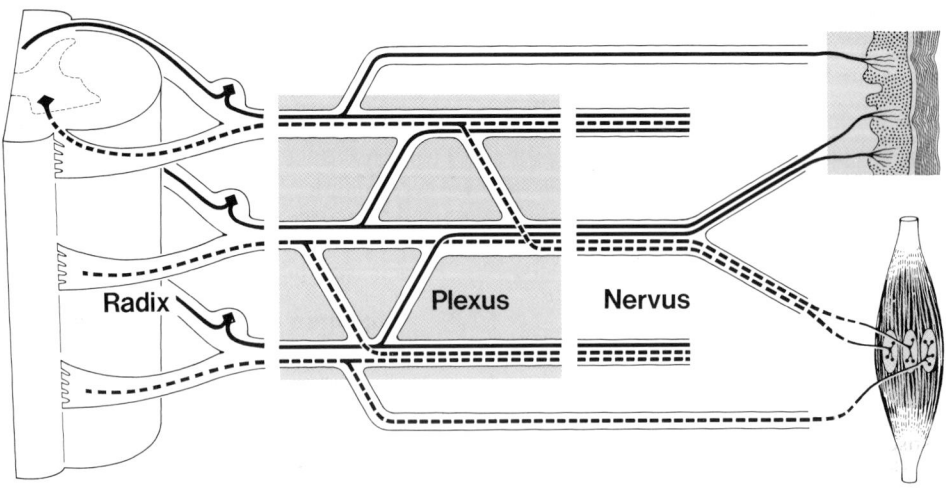

Abb. **14**   Die drei Hauptabschnitte des peripheren Nervensystems: Wurzeln – Plexus – peripherer (gemischter bzw. rein motorischer oder rein sensibler) Nerv.

– den spinalen, aus den motorischen und den sensiblen Wurzeln hervorgehenden gemischten Nervenwurzeln,
– der Verflechtung und Neuordnung der Axone eines Teiles dieser gemischten Wurzeln in den Plexus cervicobrachialis und Plexus lumbosacralis,
– den zum Teil aus dem Plexus hervorgehenden einzelnen gemischten peripheren Nervenstämmen und ihren Endästen, von denen letztere schließlich rein motorisch bzw. rein sensibel sind.

Eine Schädigung eines jeden dieser Abschnitte weist besondere Charakteristika auf. Diese sollen je in gesonderten Abschnitten besprochen werden.

1.3.1. Wurzelsyndrome

Anatomisch setzt sich jede einzelne spinale Wurzel zusammen aus
– efferenten, motorischen, aus den Motoneuronen der Vorderhörner stammende und in der Vorderwurzel zusammengefaßte Axone und
– afferente sensible Axone der Spinalganglienzellen.

Eine isolierte Läsion eines einzelnen dieser getrennten Wurzelanteile kommt kaum vor (Ausnahme: Zoster mit einseitiger Läsion einer einzelnen sensiblen Wurzel; Polyradikulitis, die gelegentlich nur die motorischen Anteile vieler Wurzeln symmetrisch befällt). Die Regel ist ein Befall einer einzelnen oder mehrerer gemischter Wurzeln.

Der Befall einer *einzelnen gemischten Wurzel* hat *folgende klinische Symptome* zur Folge:
– in die Peripherie, entsprechend dem sensiblen Dermatom, ausstrahlende Schmerzen oder/und Parästhesien,
– segmentaler Sensibilitätsausfall, der bei monoradikulärem Ausfall leichter durch Prüfen des Schmerzsinnes als durch Prüfen der Berührungsempfindung nachgewiesen werden kann (s. 2.16.2.1.),
– mehr oder weniger deutliche Parese eines Muskels oder mehrerer Muskeln, die von den genannten Wurzeln mitinnerviert werden. Besonders deutlich sind die sogenannten Kennmuskeln paretisch (s. Tab. 5),
– Atrophie der betreffenden Muskeln, am deutlichsten sichtbar an kleinen Handmuskeln bei Befall kaudaler zervikaler Wurzeln,
– selten Faszikulationen in den betroffenen Muskeln,
– Reflexabschwächung oder gar Fehlen eines Muskeleigenreflexes je nach Lokalisation.

Tabelle **5** gibt einen Überblick über die häufigsten (monoradikulären) spinalen Wurzelsyndrome. Tabelle **6** stellt eine Hilfe bei der Eintragung der festgestellten motorischen Ausfälle dar und erlaubt damit einen Rückschluß auf die lädierte Wurzel oder auf einen Armplexusbefall.

Die **häufigsten Ursachen** *monoradikulärer gemischter spinaler Syndrome* sind:
– *Diskushernie* und besonders im Halswirbelsäulebereich eine Spondylose,
– *Traumata der Wirbelsäule* (Läsion durch Wirbelfraktur, Blutung in die Wurzelscheide, Wirbelluxation, traumatische Bandscheibenruptur oder, sekundär, durch traumatisch bedingte spondylotische Veränderungen,
– *Schultertrauma* (Wurzelausriß bei Plexuszerrung, immer zugleich mit Armplexusläsionen),
– *Zoster,*
– andere *virale Infekte* (zum Beispiel Zeckenradikulitiden, oft mit medullärer oder enzephaler Beteiligung),
– *Tumoren der Wurzel* selber (Neurinome, oft als Sanduhrgeschwülste),
– *Tumoren in Wurzelnähe* (vor allem Wirbelmetastasen, seltene primäre Tumoren, zum Beispiel Sarkome, von Knochen oder Weichteilen).

Die *Klinik bei Befall zahlreicher gemischter spinaler Wurzeln* hängt davon ab, wie viele und welche Wurzeln betroffen sind.

Bei Befall *einiger weniger oder gar nur zweier* Wurzeln summieren sich die in Tab. 5 beschriebenen einzelnen Symptome.

Bei *Befall sehr zahlreicher* oder aller spinaler *Wurzeln* ergibt sich das Bild der *Polyradikulopathie* (Polyradikulitis):
– gemischte schlaffe Parese, in der Regel symmetrisch,
– Areflexie,
– später Muskelatrophien,
– meist diskrete und gelegentlich gar fehlende Sensibilitätsstörungen,
– fakultativ Störungen der Sphinktere,
– fakultativ Schmerzen,
– gelegentlich erst nach 3 Wochen pathologischer Liquorbefund (dissociation albumino-cytologique).

Die **Ursache** ist meist ein neuroallergisches Geschehen im Rahmen einer Polyradikulitis Guillain-Barré (eventuell nach Infektionskrankheit oder Impfung) oder eine Meningeosis neoplastica (im Liquor hier Zellzahlerhöhung, pathologische Zellen und verminderter Zuckergehalt). Differentialdiagnose gegenüber Polyneuropathie s. 1.3.5.

Tabelle **5   Wichtigste Wurzelsyndrome**
(aus *M. Mumenthaler, H. Schliack:* Läsionen peripherer Nerven, 3. Auflage, Thieme, Stuttgart 1977)

Segment	Sensibilität	Kennmuskel	Muskeldehnungsreflexe	Bemerkungen
C3/4	Schmerz bzw. Hypalgesie im Bereich der Schulter (s. Abb. 9)	partielle oder totale Zwerchfellparese	keine faßbaren Reflexstörungen	partielle Zwerchfellparesen durch C3 liegen mehr ventral, die durch C4 mehr dorsal
C5	Schmerz bzw. Hypalgesie lateral über der Schulter, etwa den M. deltoideus bedeckend	Innervationsstörungen im M. deltoideus und M. biceps brachii	Abschwächung des Bizepsreflexes	
C6	Dermatom an der Radialseite des Ober- und Unterarmes, bis zum Daumen abwärts ziehend	Paresen des M. biceps brachii und des M. brachioradialis	Abschwächung oder Ausfall des Bizepsreflexes	
C7	Dermatom lateral-dorsal vom C6-Dermatom, zum 2. bis 4. Finger ziehend	Parese des M. triceps brachii, des M. pronator teres, des M. pectoralis major und gelegentlich der Fingerbeuger oder der ulnaren Fingerstrecker; oft sichtbare Atrophie des Daumenballens	Abschwächung oder Ausfall des Trizepsreflexes	Differentialdiagnose gegen das Karpaltunnelsyndrom: Beachtung des Trizepsreflexes
C8	Dermatom lehnt sich dorsal an C7 an, zieht zum Kleinfinger	kleine Handmuskeln, sichtbare Atrophie, besonders im Kleinfingerballen	Abschwächung des Trizepsreflexes	Differentialdiagnose gegenüber der Ulnarislähmung: Beachtung des Trizepsreflexes
L3	Dermatom vom Trochanter major, über die Streckseite zur Innenseite des Oberschenkels über das Knie ziehend	Parese des M.quadriceps femoris	Ausfall des Quadrizepsreflexes (Patellarsehnenreflex)	Differentialdiagnose gegen die Femoralislähmung: das Innervationsareal des N. saphenus bleibt intakt, die Adduktoren können mitbefallen sein
L4	Dermatom, von der Außenseite des Oberschenkels über die Patella zum vorderen inneren Quadranten des Unterschenkels bis zum inneren Fußrand reichend	Parese des M. quadriceps femoris und des M. tibialis anterior	Abschwächung des Quadrizepsreflexes (Patellarsehnenreflex)	Differentialdiagnose gegen Femoralislähmung: Beteiligung des M. tibialis anterior

Fortsetzung Tabelle **5**

Seg-ment	Sensibilität	Kennmuskel	Muskel-dehnungs-reflexe	Bemerkungen
L5	Dermatom, oberhalb des Knies am lateralen Kondylus beginnend, abwärts ziehend über den vorderen äußeren Quadranten des Unter-schenkels bis zur Großzehe	Parese und Atrophie des M. extensor halluc-cis longus, oft auch des M. extensor digitorum brevis	Ausfall des Tibialis-posterior-Reflexes – nur verwertbar, wenn dieser Reflex auf der Gegenseite eindeutig auslös-bar ist	
S1	das Dermatom zieht von der Beugeseite des Oberschenkels im hinteren äußeren Quadranten des Unter-schenkels über den äußeren Malleolus zur Kleinzehe	Parese der Mm. pero-naei, nicht selten auch Innervationsstörungen im M. triceps surae und den Glutaealmus-keln	Ausfall des Triceps-surae-Reflexes (Achillessehnen-reflex)	
Komb. L4/5	Dermatom L4 und L5	alle Streckmuskeln am Unterschenkel; Innervationsstörungen auch im M. quadriceps femoris	Abschwächung des Quadrizeps-reflexes, Ausfall des Tibialis-posterior-Reflexes	Differentialdiagnose gegen die Peronäusläh-mung: Freibleiben der Mm. peronaei, Beach-tung des Patellarseh-nen- und Tibialis-posterior-Reflexes
Komb. L5/S1	Dermatom L5 und S1	Zehenstrecker, Mm. peronaei, ge-legentlich auch Inner-vationsstörungen im M. triceps surae und den Glutaealmuskeln	Ausfall des Tibialis-posterior-Reflexes und des Triceps-surae-Reflexes (ASR)	Differentialdiagnose gegen die Peronäus-lähmung: Freibleiben des M. tibialis anterior, Beachtung des Reflex-befundes

Der Befall multipler Wurzeln unterhalb des Wirbels L 2 hat ein *Kaudasyndrom* zur Folge mit *folgenden Charakteristika*:
– Störung sämtlicher sensibler Qualitäten im Bereich der Reithose (perianal, Gesäßbacke und Rückseite der Oberschenkel) sowie der Genitalregion oder bei Mitbetroffensein der Wurzeln L 4 und L 5 sowie S 1 auch an der Unterschenkelrückseite, -innenseite und am Fuß,
– Fehlen von (zusätzlicher) dissoziierter Sensibilitätsstörung (die auf eine Konusläsion hinweisen würde),
– Parese der kleinen Fußmuskeln, bei Mitbeteiligung der 5. oder der 4. Lumbalwurzel auch der langen Flexoren und Extensoren von Fuß und Zehen sowie der Kniebeuger und des M. glutaeus maximus (bei intakten Kniestreckern),

– dann auch fehlender Achillessehnenreflex (bei erhaltenem Patellarsehnenreflex),
– Blasen- und Mastdarmlähmung sowie Impotenz (bei vollständiger Kaudaläsion),
– Atrophie der paretischen Muskeln und Gefahr trophischer Ulzera der Haut in den analgetischen Bezirken,
– erhaltene Schweißsekretion in den analgetischen Bezirken (Differenzierung gegenüber Plexusschädigung, s. 2.20.1.2.),
– bei vielen der ätiologischen Formen starke, ausstrahlende Schmerzen beim Pressen, Husten und Niesen oder bei Haltungsänderungen,
– eventuell Stopp-Liquor (Froin-Syndrom).

Die **häufigsten Ursachen** einer *Kaudaläsion* sind:
– *Traumata* mit meist lumbosakralen Wirbelfrakturen oder mit luxierter lumbaler Diskushernie,

Tabelle 6   Topische Diagnostik bei motorischen Störungen radikulären Ursprungs an den oberen Extremitäten

Die betroffenen Muskeln können entweder lediglich bezeichnet oder das Ausmaß der Lähmung zum Beispiel nach den Richtlinien des British Medical Research Council mit der Bezeichnung 0 bis 5 eingetragen werden.

C5 — C6 — C7 — C8 — D1

Rhomboides						
Trapezius						
Serratus anterior			*II III IV V*		Opponens pollicis	Abductor pollicis brevis
Pars posterior lateralis	Biceps	Pronator teres	*Flexor digitorum superficialis*			
		Flexor carpi radialis	Palmaris longus			
Deltoides				*Flexor pollicis longus*	Flexor pollicis brevis	Adductor pollicis
	Brachialis	Triceps				
anterior		Extensor carpi radialis	Extensor carpi ulnaris			Abductor digiti minimi
Supraspinatus	Brachioradialis	*Extensor digitorum communis et proprii*	*Abductor pollicis longus Extensor pollicis brevis*			*interosseus dorsalis I*
						palmaris brevis
			Extensor pollicis longus	Flexor II, III digitorum		*interossei dorsales II-V*
Infraspinatus	Supinator		Flexor carpi ulnaris	profundus IV, V		
	Teres major	Latissimus dorsi				
Pectoralis major						

Gradeinteilung (nach den Richtlinien des British Medical Research Council 1942)

0 — keine Muskelaktivität
1 — sichtbare Kontraktion ohne Bewegungseffekt
2 — Bewegungsmöglichkeit unter Ausschaltung der Schwerkraft des abhängigen Gliedabschnittes
3 — Bewegungsmöglichkeit gegen die Schwerkraft
4 — Bewegungsmöglichkeit gegen mäßigen Widerstand
5 — normale Kraft

— *Tumoren,* insbesondere Lipome, Dermoide, Ependymome (unter Umständen äußerst langsame Progredienz über Jahre),
— (kongenital) *enger Spinalkanal* (mit Claudicatio intermittens der Cauda equina, s. 2.15.5.1.),
— wahrscheinlich gibt es auch eine isolierte „Entzündung" der Kaudawurzeln, das sogenannte Elsberg-Syndrom.

1.3.2.   Armplexusläsionen

Die komplexe *Anatomie* des Armplexus hat zur Folge, daß je nach Ort, an welchem eine Läsion den Armplexus trifft, unterschiedlich verteilte motorische und sensible Ausfälle an der oberen Extremität vorliegen. Die Abbildung **15** gibt schematisch einen Überblick über den Plexus brachialis. Für Details sei auf entsprechende Lehrbücher verwiesen.

Die *klinischen Symptome bei Armplexusläsionen* sind immer gemischt motorisch und sensibel, wobei allerdings bei oberem Armplexusbefall der sensible Ausfall sehr klein bzw. diskret sein kann. Die jeweils auf einen bestimmten Plexusanteil bezogene klinische Symptomatologie ist in Tab. **7** zu-

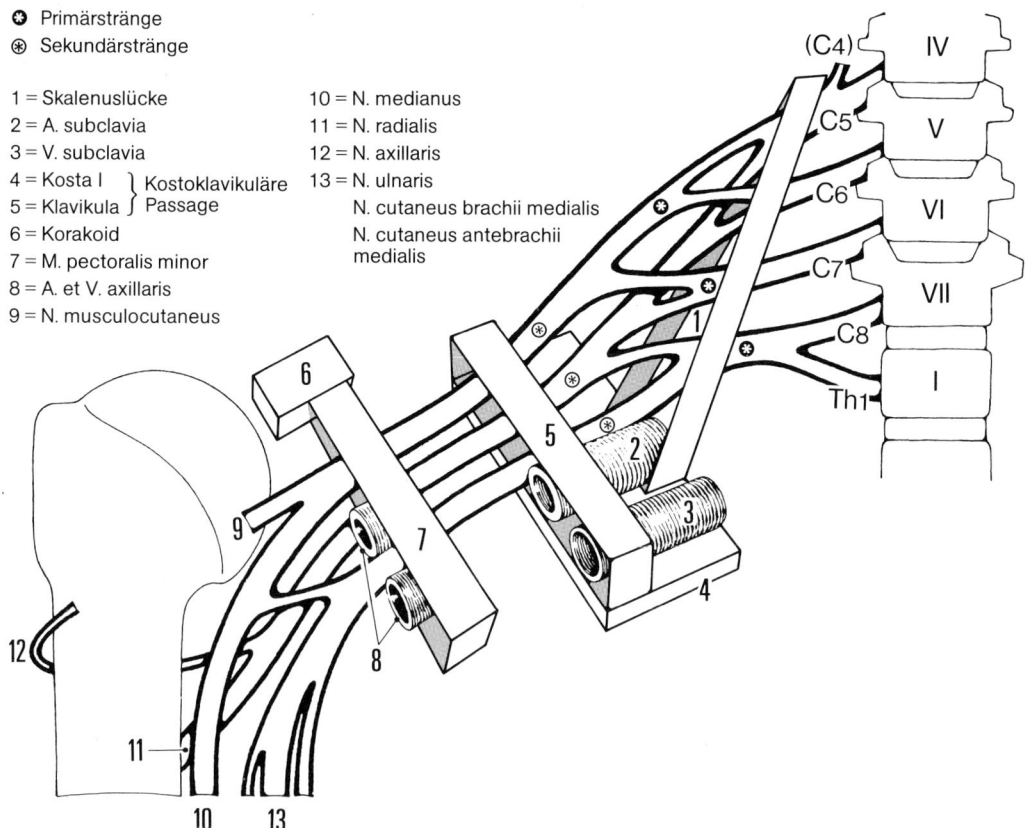

◆ Primärstränge
⊛ Sekundärstränge

1 = Skalenuslücke
2 = A. subclavia
3 = V. subclavia
4 = Kosta I ⎱ Kostoklavikuläre
5 = Klavikula ⎰ Passage
6 = Korakoid
7 = M. pectoralis minor
8 = A. et V. axillaris
9 = N. musculocutaneus

10 = N. medianus
11 = N. radialis
12 = N. axillaris
13 = N. ulnaris
N. cutaneus brachii medialis
N. cutaneus antebrachii
medialis

Abb. **15** Schematische Darstellung des Armplexus mit den drei Engpässen (Skalenuslücke – kostoklavikuläre Passage – Pectoralis-minor-Ansatz am Korakoid) (aus *M. Mumenthaler:* Hrsg.: Der Schulter-Arm-Schmerz. Huber, Bern, 2. Aufl. 1982).

sammengefaßt. Vergleiche auch Anfang der Tab. 8. Bei der *Differenzierung gegenüber einer Läsion einzelner zervikaler Wurzeln* sind besonders zu beachten:
– das Vorliegen pluriradikulärer sensibler und motorischer Ausfälle,
– das etwaige Vorliegen einer faßbaren klassischen anamnestischen (Schulterluxation/Trauma) oder anatomischen (Halsrippe) Ursache für eine Armplexusläsion,
– das eventuelle Vorliegen einer Beeinträchtigung der Zirkulation im Bereich der A. subclavia oder V. subclavia (besonders bei Kompressionssyndromen der oberen Thoraxapertur),
– das Fehlen eines zervikalen Schmerzsyndroms. Vergleiche auch die *typischen Wurzelsyndrome* der oberen Extremitäten in Tab. 5. Differenzierung gegenüber *Läsionen einzelner peripherer Nervenstämme der oberen Extremität* gemäß den charakteristischen Lähmungsbildern dieser letzteren (vgl. Tab. 8).

Die **häufigsten Ursachen** *einer Armplexusläsion* sind:
– *Traumata* (direktes Schultertrauma, brüske Zerrung am Arm),
– *Kompression in anatomischen Engen* der oberen Thoraxapertur (kostoklavikulär, Skalenuslücke, vor allem mit Halsrippe, subakromial),
– *Kompression von außen* (Rucksack tragen, Lagerung in Narkose in Trendelenburg-Lage),
– *neuralgische Schulteramyotrophie,*
– *Tumoren* (Sarkome, Pancoast-Tumor, Metastasen),
– *Strahlenschädigung* nach Röntgentherapie.

1.3.3. Beinplexusläsionen

Anatomisch werden im Plexus lumbalis (L1–L4) und im Plexus sacralis (L4–S4) die erwähnten Wurzeln ähnlich wie im Armplexus umgruppiert und in die peripheren Nervenstämme der unteren Extremitäten verteilt. Es entstehen aus den Plexus, so im besonderen dorsal am Bein, der N. ischiadi-

Tabelle 7 Symptome bei Läsion der einzelnen Armplexusanteile (s. Abb. 15)

Obere Armplexusläsion
(Duchenne-Erb). Aus Wurzeln C5 - C6. Häufigste Läsion.

Abduktoren ⎫ der Schulter
Außenrotatoren ⎭ (Hand einwärtsrotiert)
Beuger Ellenbogen
M. supinator
(M. triceps)
(Handextensoren)
(einige weitere Schulterblattmuskeln)
(Sensibilität vermindert an Außenseite der Schulter und radialem Vorderarm)

Untere Armplexusläsion
(Déjerine-Klumpke). Aus Wurzeln C8 und Th1.

Kleine Handmuskeln ⎫ bewirken Kral-
Lange Fingerbeuger ⎬ lenstellung der
　　　　　　　　　 ⎭ Langfinger

(Handbeuger)
Sensibilitätsstörung, ulnare Hand und ulnare Vorderarmkante
(Horner-Syndrom)

C7
M. triceps
M. pectoralis
Lange Fingerbeuger
Sensibilitätsstörung, mittlere Finger

Dorsaler Faszikel
(hinterer Sekundärstrang)
M. deltoides
M. triceps
(M. brachioradialis)
Hand- und Fingerstrecker
Sensibilitätsstörung, lateraler Oberarm und radialer Vorderarm

Lateraler Faszikel
(lateraler Sekundärstrang)
M. biceps brachii
(M. brachioradialis)
M. pronator teres
(Hand- und Fingerflexoren)
Sensibilitätsstörung, radialer Vorderarm und radiale Handpartie

Medialer Faszikel
Mm. interossei und
ulnare Lumbricales
Thenar
Ulnare Hand- und tiefe Fingerflexoren
Sensibilitätsstörung, ulnare Handpartie

cus (L 4–S 3) und ventral der N. femoralis (L 1–L 4). Die sympathischen Fasern verlassen das Rückenmark alle zwischen Th 3 und L 2/3, nicht also kaudaler als die 3. lumbale Wurzel. Sie gelangen dann über den Grenzstrang auf den Plexus lumbalis. Dies bedeutet, daß bei radikulärer Parese des Beines keine, bei plexusbedingten Lähmungen jedoch deutliche Störungen der Schweißsekretion zu erwarten sind. Der Plexus lumbosacralis liegt im Retroperitonealraum und ist so vor äußeren Einwirkungen gut geschützt.

Die *klinischen Symptome bei Läsionen des Plexus lumbosacralis* – die wesentlich seltener sind als Beinlähmungen anderer Ursache – sind folgende:

– immer gemischt motorische und sensible periphere Ausfälle (mit schlaffer Parese und Muskelatrophien),
– Reflexverlust (PSR bei Plexus-lumbalis-, ASR bei Plexus-sacralis-Läsionen ausgefallen),
– Störungen der Schweißsekretion,
– nicht selten in das Bein ausstrahlende Schmerzen,
– keine Miktionsstörungen (außer in der seltenen, beidseitigen Läsion des „Plexus pudendus" (S 2–S 4) (s. 2.18.1.).

Bei der *Differenzierung gegenüber einer Läsion einzelner lumbosakraler Wurzeln* sind besonders zu beachten:

– das Vorliegen ausgedehnterer, pluriradikulärer Ausfälle,
– das Vorhandensein von Schweißsekretionsstörungen (s. oben),
– das etwaige Vorliegen einer anamnestischen oder anatomischen Ursache für eine Beinplexusläsion,
– das Fehlen eines vertebralen Syndroms mit Rückenschmerzen und Bewegungseinschränkung der Lendenwirbelsäule,
– eventuell ein Tastbefund im Abdomen bzw. bei der rektalen oder gynäkologischen Untersuchung.

Klinik der einzelnen *Wurzelsyndrome* an den unteren Extremitäten siehe Tab. 5. Differenzierung gegenüber *Läsion eines einzelnen peripheren Nervenstammes der unteren Extremitäten* gemäß den charakteristischen Lähmungsbildern der letzteren (s. auch Tab. 9).

Die **häufigsten Ursachen** *einer Läsion des Plexus lumbosacralis* sind:

– *Tumoren* und Metastasen im Retroperitonealraum (weibliches Genitale und besonders Kollumkarzinom, maligne Lymphome, Rektumkarzinom, Prostatakarzinom, osteogene Tumoren),

– *retroperitoneale Hämatome* (besonders bei Blutern und bei antikoagulierten Patienten),
– *Entzündungen* (tuberkulöse Senkungsabszesse),
– *Stoffwechselleiden* (Diabetes mellitus mit proximaler asymmetrischer Polyneuropathie, besonders mit Femoralisbefall),
– *seltenere Ursachen,* wie Status nach Röntgenbestrahlung, Dehnungslähmung nach längerer Arbeit in hockender Stellung, Ischämie des Plexus bei Arteriosklerose der Beckenarterien.

1.3.4. Läsionen einzelner peripherer Nerven

Die *Anatomie* sowie die detaillierte *klinische Symptomatologie* der Läsionen der einzelnen peripheren Nervenstämme ist in der einschlägigen Literatur dargelegt. Sie sind in Tab. 8 sowie Tab. 9 für die oberen und die unteren Extremitäten resümiert. Nachfolgend seien nur die *allgemeinen Symptome der Läsionen eines peripheren Nervenstammes* aufgeführt:
– motorische und sensible Ausfälle nach dem Typus der schlaffen peripheren Lähmung gemäß den anatomischen Charakteristika der beteiligten Nerven. Besonders irreführend kann die Läsion *rein motorischer* oder *rein sensibler* Nervenäste sein (z.B. der rein motorische R. profundus Ni. radialis im Bereich des M. supinator mit Fingerstreckerlähmung, rein motorischer R. profundus des N. ulnaris an der Handwurzel mit Interosseusparese und -atrophie; rein sensibler N. cutaneus femoris lateralis im Leistenband mit einer Meralgia paraesthetica an der Vorderaußenseite des Oberschenkels),
– Atrophie der betroffenen Muskeln,
– elektromyographisch Denervationszeichen derselben, elektroneurographisch Zeichen einer Verzögerung der Erregungsleitung an der Läsionsstelle,
– Ausfall der Schweißsekretion im sensiblen Ausbreitungsgebiet,
– eventuell bei Reinnervation positives Tinel-Zeichen,
– bei Neurombildung Schmerzen bei lokalem Druck.

Die *Differenzierung gegenüber Wurzel- bzw. Plexusläsionen* geschieht aufgrund der exakten Analyse der Verteilung sensibler und motorischer Ausfälle. Einige Hinweise ergeben sich aus den Tab. 5 bis 9.

In Abbildung **16** wird die Unterscheidung zwischen einer radikulären, einer Armplexus- und einer peripheren Nervenläsion an einem Beispiel illustriert.

Die **häufigsten Ursachen** einer Läsion eines einzelnen peripheren Nervs sind:
– *Traumata* (direkte Läsion z.B. durch Schnittverletzung, Verletzung im Rahmen einer Fraktur usw.)
– *chronisches Kompressionssyndrom* in einer anatomischen Enge (z.B. Karpaltunnelsyndrom mit Medianuskompression),
– *chronische mechanische Schädigung* bei pathologisch veränderter Umgebung (z.B. Ulnarisspätparese im Sulkus nach alter Ellenbogenfraktur),
– *Druck von außen,* chronisch oder kurzdauernd (z.B. Radialisdruckparese am Oberarm über Nacht bei tiefem Schlaf; Peronäusdruckschädigung am Fibulaköpfchen bei schlecht gepolstertem Unterschenkelgips oder -schiene),
– *Tumoren* des Nervs oder seiner Umgebung (z.B. Neurinom),
– *andere Raumforderungen* (z.B. Femoralisparese bei retroperitonealem Hämatom),
– *Ischämie,* meist im Sinne einer „Mononeuritis multiplex" als Initialsymptom einer Polyneuropathie – meist bei Vaskulitis (z.B. bei Periarteriitis nodosa oder paraneoplastisch).

1.3.5. Polyneuropathien

Aufgrund gemeinsamer *anatomischer,* vor allem aber *physiologischer Charakteristika* aller peripherer Nerven wirken sich gewisse hereditäre Anomalien, Störungen des Stoffwechsels sowie endogene und exogene toxische Substanzen gleichartig auf die peripheren Nerven aus. Dadurch wird ein systematisierter Befall derselben bewirkt.
Die *Polyneuropathien* weisen gemeinsam *folgende klinische Charakteristika* auf:
– weitgehend symmetrische Verteilung und langsame bis rasche Progredienz der nachfolgend aufgeführten Symptome und Befunde,
– Parästhesien der Extremitätenenden, vor allem der Füße, als häufigstes Initialsymptom, manchmal entsprechende (Brenn)Schmerzen,
– Areflexie (immer und mehr oder weniger stets schon initial fehlender Achillessehnenreflex)
– distal betonte, vor allem an den Füßen deutliche Sensibilitätsstörungen („sockenförmig", „handschuhförmig", besonders den Vibrationssinn und die epikritischen Qualitäten betreffend),
– motorische Schwäche, besonders distal (vor allem Dorsalextensionsschwäche der Füße, schließlich bis zum Steppergang),
– eventuell distale Muskelatrophie, seltener an-

Tabelle **8   Übersicht über die Lähmungsbilder einzelner peripherer Nerven der oberen Extremitäten** (aus *M. Mumenthaler, H. Schliack:* Läsionen peripherer Nerven, 5. Auflage, Thieme, Stuttgart 1987)

Nerv	Betroffene Muskeln	Sensibilitätsausfall
Oberer Armplexus C 5 – C 6 N. dorsalis scapulae C 4 – C 5 N. suprascapularis C 5 – C 6 (N. axillaris, s. unten) (N. thoracicus longus, s. unten) (N. musculocutaneus, s. unten) (N. radialis, s. unten)	M. rhomboideus major M. rhomboideus minor M. supraspinatus M. infraspinatus	 a b
Unterer Armplexus (C 8) Th 1 N. cutaneus brachii medialis C 8 – Th 1 N. cutaneus ante- brachii medialis C 8 – Th 1 (N. medianus, s. unten) (N. ulnaris, s. unten)	∅ ∅	N. cutaneus brachii medialis N. cutaneus antebrachii lat. c d

Fortsetzung Tabelle **8**

Funktion	Besondere Teste	Ätiologie	Bemerkungen	Differentialdiagnose
Skapula an die Wirbelsäule adduzieren	stehend, Hand in Hüfte, Ellenbogen rückwärts			
Abduktion und Außenrotation im Schultergelenk	erste 15 Grad der Schulterabduktion			
		Trauma (mit oder ohne Schulter-luxation)	Motorradfahrer gefährdet	Abriß der Rotato-renhaube, Wur-zelläsionen (Spondylose, Diskushernie), familiäre proxi-male neurogene Muskelatrophie
am häufigsten gestört bei oberer Plexusparese sind:		Rucksacklähmun-gen, Druck auf Schulter beim Tragen von Lasten	N. thoracicus longus häufig betroffen	
Abduktion in Schultergelenk, Beugung in Ellen-bogengelenk, Supination des Vorderarmes (evtl. Außenrota-tion der Schulter)		neuralgische Schulteramyotro-phie, serogeneti-sche Neuritis	in einem Viertel der Fälle beidsei-tig	Armvenenthrom-bose myatrophische Lateralsklerose
		Infiltration durch Tumor		
Ad- und Abduk-tion der Finger, Beugung der Fin-gergelenke (Beu-gung des Hand-gelenkes)		Trauma Geburtstrauma Skalenussyndrom (mit und ohne Halsrippe), kostoklavikuläres Syndrom, „Pancoast-Tumor" der Lungenspitze, Infiltration durch Lymphome, Strahlentherapie	u. U. mit Horner-Syndrom manchmal Sym-ptome von seiten der A. subclavia frühzeitig Schmerzen und Horner-Syndrom	Wurzelläsionen, periphere Ulna-risparese, myatrophische Lateralsklerose, Myopathien mit distaler Muskel-atrophie (z. B. Dystrophia myotonica) Syringomyelie

Fortsetzung Tabelle **8**

Nerv	Betroffene Muskeln	Sensibilitätsausfall
N. thoracicus longus C5 – C7	M. serratus anterior	
N. axillaris C5 – C6	M. deltoideus	
	M. teres minor	
N. musculocutaneus C5 – C7	M. coracobrachialis	
	M. biceps brachii	
	M. brachialis (teilweise vom N. radialis versorgt)	
N. radialis C5 – C8 (Th 1)	Mm. triceps brachii und anconaeus	
	M. brachioradialis	
	M. brachialis (mit N. musculocutaneus)	
	M. extensor carpi radialis brevis et longus	
	M. supinator	
	M. extensor digitorum	
	M. extensor carpi ulnaris	
	M. extensor digiti minimi	
	M. abductor pollicis longus	
	M. extensor pollicis longus	
	M. extensor pollicis brevis	
	M. extensor indicis	

e   f

1 N. axillaris
2 N. cutaneus antebrachii lateralis (aus dem N. musculocutaneus)
3 R. superficialis n. radialis

Fortsetzung Tabelle **8**

Funktion	Besondere Teste	Ätiologie	Bemerkungen	Differentialdiagnose
Skapula nach lateral und ventral ziehend, Spitze rotierend	Anstemmen des ausgestreckten Armes gegen Wand (Scapula alata wird manifest)	operative Eingriffe in Axilla, Heben schwerer Lasten, Drucklähmungen (Rucksack), „entzündlich-allergisch"	Teil einer neuralgischen Schulteramyotrophie	Scapula alata bei (Schultergürtelform) der progressiven Muskeldystrophie
Abduktion im Schultergelenk	Seitwärtshochheben des Armes über 15 Grad	Trauma (oft mit Schulterluxation)		Muskeldystrophie
Außenrotation im Schultergelenk				Abriß der Rotatorenhaube
v. a. Haltemuskel d. Schultergelenkes (Flexion u. Adduktion d. Oberarmes				
Flexion Ober- u. Vorderarm, Supination des Vorderarmes	Beugen des Ellenbogens bei supiniertem Vorderarm	traumatisch		Abriß der langen Bizepssehne
Flexion Oberarm		selten isoliert ohne Trauma		
Strecken im Ellenbogen				
Flexion des Ellenbogens	in Mittelstellung zwischen Pro- und Supination			
Flexion des Ellenbogens				
Strecken (und Radialabduktion) im Handgelenk	mit gebeugten Fingergelenken	Oberarmfraktur	M. triceps ausgespart	
Supination des Vorderarmes und der Hand	bei gestrecktem Ellenbogen	Druckparese am Oberarm	spontane Erholung	
Extension der Fingergrundgelenke	Finger in Interphalangealgelenken gebeugt	„Bleineuritis"	oft rein motorisch	
Strecken (und Ulnarabduktion) des Handgelenks	Finger gebeugt	isolierte Parese des R. profundus auf Höhe des M. supinator		
Kleinfingerstrecker				
Abduktion Grundphalanx I		Druckläsion des sensiblen Endastes am Daumen (Cheiralgia paraesthetica)		
Extension d. dist. Daumenphalanx				
Extension der proximalen Daumenphalanx	distale Phalanx gebeugt			
Extension des Zeigefingers	andere Finger gebeugt			

Fortsetzung Tabelle **8**

Nerv	Betroffene Muskeln	Sensibilitätsausfall
N. medianus C 5 – Th 1	Mm. pronator teres et quadratus M. flexor carpi radialis M. palmaris longus M. flexor digitorum superficialis M. flexor digitorum profundus (II–III) M. flexor pollicis longus M. flexor pollicis brevis (Caput superficiale) M. abductor pollicis brevis M. opponens pollicis Mm. lumbricales I–II	g h
N. ulnaris C 8 – Th 1	M. flexor carpi ulnaris M. flexor digitorum profundus (IV–V) M. palmaris brevis M. abductor digiti minimi M. opponens digiti minimi M. flexor digiti minimi brevis Mm. lumbricales III–IV Mm. interossei M. adductor pollicis M. flexor pollicis brevis (Caput profundum)	i k

Fortsetzung Tabelle **8**

Funktion	Besondere Teste	Ätiologie	Bemerkungen	Differentialdiagnose
Pronation des Vorderarmes				
Volarflexion des Handgelenkes nach radial		traumatisch, z. B. suprakondyläre Humerusfraktur	Schwurhand bei proximaler Parese	
reine Volarflexion des Handgelenkes				
Beugung der Mittelphalanx der Finger		Druckparese am Oberarm	gute Prognose	
Beugung des Endgliedes von II und III		bei Processus supracondylaris humeri		Volkmann-Kontraktur
Beugung der distalen Daumenphalanx		Schnittverletzung am Handgelenk		(untere) Plexusläsionen
Beugung der Grundphalanx des Daumens		Karpaltunnelsyndrom	Beschwerdebild einer Brachialgia paraesthetica nocturna	myatrophische Lateralsklerose
Abduktion des Metakarpale I	Abspreizen des Daumens beim Ergreifen eines Gegenstandes („Flaschenzeichen")			
Rotation des Daumens				
Flexion im Grundgelenk, Extension der Interphalangealgelenke II und III	Berühren der Basis des Digitus V mit volarer Daumenkuppe	(professionelle) Druckparesen an der Handwurzel	oft rein motorisch	
Volar- und Ulnarflexion des Handgelenkes	Abspreizen des Kleinfingers (Sehne tritt hervor)			
Flexion der Fingerendglieder IV und V		Druckläsionen am Ellenbogen	professionell, Bettlägerigkeit	
„Hautmuskel" am Kleinfingerballen	grübchenförmiges Einziehen der Haut am Hypothenar beim Abspreizen des Digitus V	Luxation des Nervs am Ellenbogen	mit oder ohne zusätzliches Trauma, Beidseitigkeit!	Wurzelläsion C8 untere Plexusparese
Abduktion des Kleinfingers				
Opposition des Kleinfingers		traumatisch bei Ellenbogenfrakturen	bes. Epicondylus medialis	Epicondylitis medialis
Flexion des Kleinfingers im Grundgelenk		Spätparesen nach alter Ellenbogenfraktur	bes. lateraler Teil Condylus radialis	Muskeldystrophie mit distalen Atrophien
Flexion im Grundgelenk und Extension der Interphalangealgelenke der Finger III und IV		Paresen bei Arthrosen und Chondromatosen des Ellenbogengelenkes	manchmal beiderseits	(Dupuytren-Kontraktur) myatrophische Lateralsklerose
Ad- und Abduktion derselben	Lateralbewegung des Mittelfingers	Drucklähmungen an der Handwurzel	meist rein motorisch	
Adduktion des Daumens	Froment-Zeichen	abnorm häufiges Beugen und Strecken des Ellenbogens	z. B. bei Stanzern und bei Arbeit an Bohrmaschinen	
Flexion des Daumengrundgelenkes				

Tabelle 9   Übersicht über Lähmungsbilder einzelner peripherer Nerven der unteren Extremitäten
(aus *M. Mumenthaler, H. Schliack:* Läsionen peripherer Nerven, 5. Auflage, Thieme, Stuttgart 1987)

Nerv	Betroffene Muskeln	Sensibilitätsausfall
Plexus lumbalis L1 – L4	vor allem Hüftbeuger (Rotatoren des Hüftgelenkes), Adduktoren des Oberschenkels, Kniestrecker	 1 N. iliohypogastricus 4 N. obturatorius 2 N. cutaneus femoris post. 5 N. ilioinguinalis 3 N. cutaneus femoris lat.
Plexus sacralis L5 – S3	vor allem Gesäßmuskeln, ischiokrurale Gruppe, Dorsalextensoren und Plantarflexoren von Fuß und Zehen	
N. femoralis L2 – L4	M. iliacus, M. pectineus M. sartorius M. quadriceps femoris	
N. cutaneus femoris lateralis L2 – L3	∅	
N. ilioinguinalis L1 (– L2)	∅	
N. glutaeus superior L4 – S1	M. glutaeus medius M. glutaeus minimus M. tensor fasciae latae	6 N. saphenus 7 R. cutaneus ant. n. femoralis

Fortsetzung Tabelle **9**

Funktion	Besondere Teste	Ätiologie	Bemerkungen	Differentialdiagnose
s. Muskeln		traumatisch, retroperitoneale Prozesse (Tumoren), Hockstellung, Diabetes mellitus		
s. Muskeln		Tumoren im kleinen Becken, Schwangerschaft und Geburt, operative Eingriffe		⎫ ⎬ multiple Wurzelläsionen, Caudaequina-Syndrome, Verschlüsse der Beckenarterien ⎭
Beugen und Innenrotation der Hüfte Flexion, Adduktion und Außenrotation der Hüfte Kniestreckung (und Hüftbeugung)	Prüfung am sitzenden Patienten mit herabhängendem Unterschenkel	operative Eingriffe, Verletzungen, Überstreckung des Hüftgelenkes, Blutungen		⎫ ⎬ hohe lumbale Diskushernie, progressive Muskeldystrophie (isolierter Befall d. Oberschenkels), arthrogene Muskelatrophie b. Kniegelenksläsionen, Femoralisform d. diab. Neuropathie ⎭
rein sensibel	Druckdolenz knapp medial der Spina iliaca anterior inferior, Beschwerden beim Überstrecken des Hüftgelenkes	mechanische chronische Schädigung an der Durchtrittsstelle durch das Leistenband	„Meralgia paraesthetica"	⎫ ⎬ hohe lumbale Diskushernie ⎭
v. a. sensibel	Überstrecken des Hüftgelenkes	chronische mechanische Schädigung beim Durchtritt durch die Bauchwandmuskeln		Hüftgelenksaffektionen
⎰ Innenrotation der ⎱ Hüfte bei leichter ⎰ Beugestellung Abduktion im Hüftgelenk	Abduzieren des Beines bei Seitenlage, Absinken des Beckens auf Gegenseite beim Gehen (positiver Trendelenburg)	traumatisch, vor allem Spritzenlähmung		Beckengürtelform der progressiven Muskeldystrophie

Fortsetzung Tabelle **9**

Nerv	Betroffene Muskeln	Sensibilitätsausfall
N. glutaeus inferior L5 – S2	M. glutaeus maximus	
N. tibialis L4 – S3	M. gastrocnemius ⎱ M. plantaris ⎰ M. soleus ⎰ M. popliteus M. tibialis posterior M. flexor digitorum longus ⎱ M. flexor hallucis longus ⎰ M. flexor digitorum brevis ⎱ M. flexor hallucis brevis ⎰ M. abductor hallucis M. abductor digiti minimi M. adductor hallucis M. quadratus plantae Mm. lumbricales Mm. interossei	 8 N. suralis 9 N. tibialis 10 N. plantaris lat. 11 N. plantaris med.

N. peronaeus communis
L4 – S2
 	
N. peronaeus profundus
 	
N. peronaeus superficialis
	⎧ M. tibialis anterior
	  M. extensor digitorum longus
	  M. extensor hallucis longus
	⎨ M. peronaeus tertius
	  M. extensor digitorum brevis
	  M. extensor hallucis brevis
	⎩
	⎧ M. peronaeus longus
	⎨ M. peronaeus brevis
		
		12 N. peronaeus comm.
		13 N. peronaeus superf.
		14 N. suralis
		15 N. peronaeus prof.

Fortsetzung Tabelle **9**

Funktion	Besondere Teste	Ätiologie	Bemerkungen	Differentialdiagnose
Strecken der Hüfte	Bauchlage, Knie-beugen 90 Grad, Abheben des Oberschenkels von der Unterlage			Muskeldystrophie
{ Plantarflexion des Fußes (und Knie-beugung)	Flexion des Knies, erste 15 Grad	traumatisch in Kniekehle, u. U. isoliert bei Ischia-dikusverletzungen		Diskushernie L5/S1
Beugung im Knie-gelenk	Knie in Beugestel-lung 90 Grad			
Supination und Plantarflexion des Fußes	Zehenbeuger nicht betätigen			
{ Flexion der End-phalangen				
{ Flexion der Mittel-phalangen				
Spreizen der Zehen				
Dorsalextension des Fußes				
Extension der Endphalangen und des Fußes				Diskushernie L4/L5, andere Wurzelläsionen, Polyneuropathien, peroneale Muskel-atrophie, distale Muskelatrophie bei Myopathien (Steinert), (Arteria)-Tibialis-anterior-Syndrom
	Hackengang	direktes Trauma,		
	Steppergang	Frakturen der Fibula,		
Extension der Grundphalangen		Druckparese,	gute Prognose	
		serogenetische Lähmung	selten	
Eversion und Plan-tarflexion des Fußes				

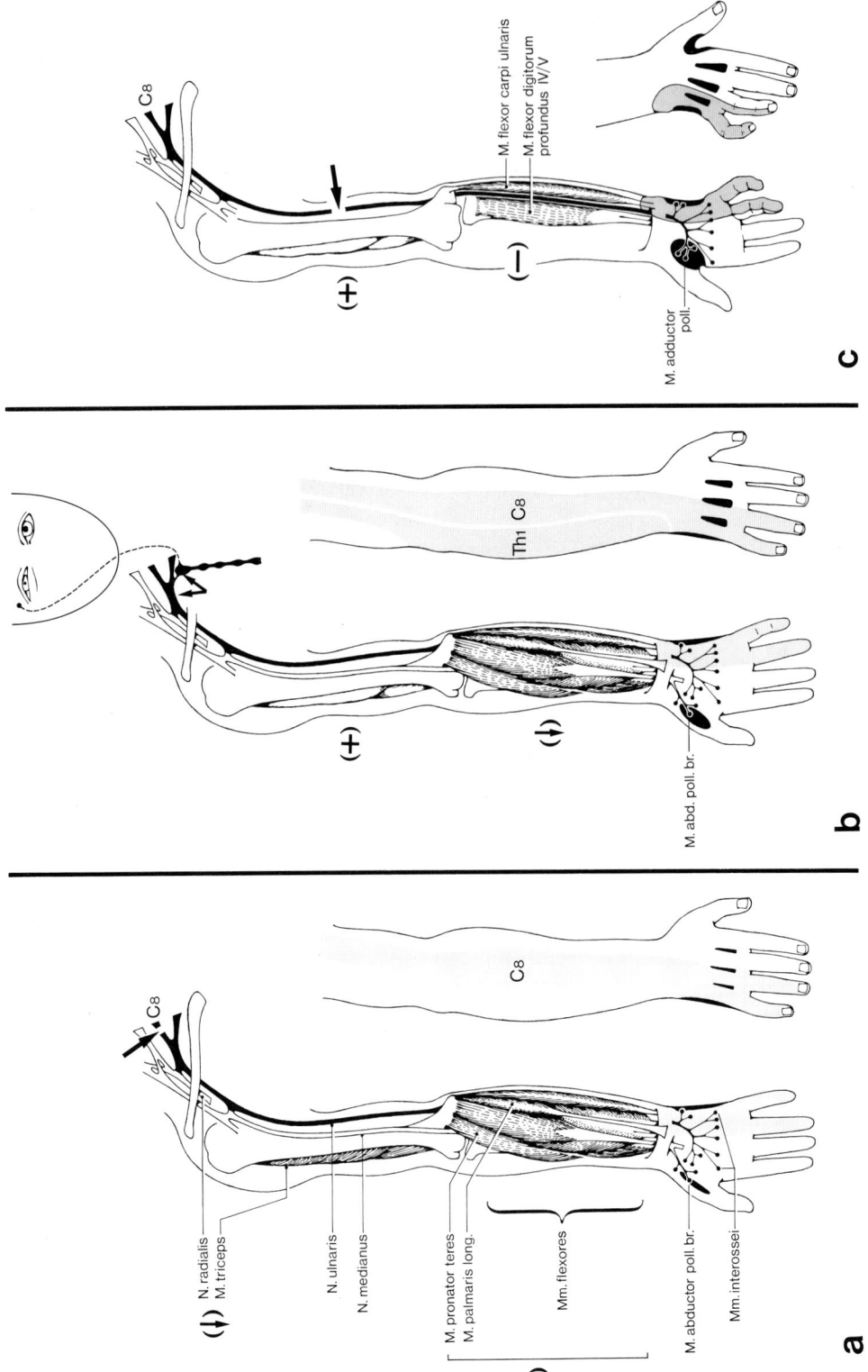

Abb. **16** Unterscheidung einer radikulären C8-Lähmung (**a**) von einer unteren Armplexusläsion (**b**) bzw. einer peripheren Nervus-ulnaris-Parese (**c**).

dere Störungen der Trophik (Haut, Nägel, Knochen),
- Verschontbleiben der Hirnnerven (mit seltenen Ausnahmen, z.B. Augenmuskelparese bei Diabetes mellitus),
- elektrophysiologisch Denervationszeichen und ausgeprägte Störung der Erregungsleitung.

Die erwähnten Symptome und Befunde sind schematisch in Abb. **17** dargestellt.

Die *Differenzierung gegenüber einer Polyradikulitis* (s. 1.3.1.) ist meist möglich, weil bei letzterer
- der Verlauf so gut wie immer wesentlich rascher bis zum Maximum fortschreitet (Tage bis zwei Wochen),
- der motorische Befall in eindrücklicher Weise gegenüber den sensiblen Ausfällen überwiegt,
- der Befall proximaler Muskeln sehr ausgeprägt sein kann, ebenso wie
- der Befall der oberen Extremitäten,
- Hirnnervenwurzeln mitbeteiligt sein können, insbesondere (beiderseits) der Fazialis,
- elektrophysiologisch bleibt (bei gleichem Paresegrad) lange die Erregungsleitung nicht oder wenig beeinflußt (während bei der Polyneuropathie die sensible Erregungsleitung schon zu Beginn aufgehoben, die motorische stark verzögert ist),

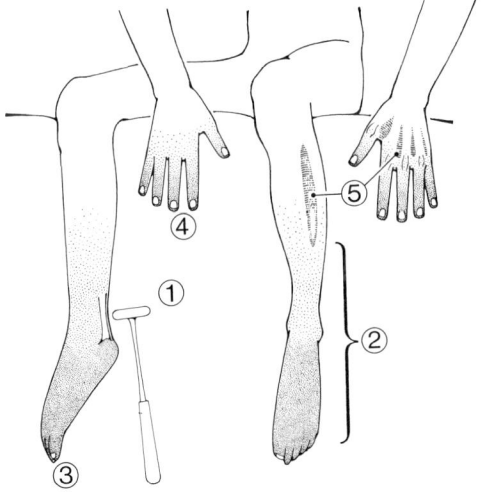

Abb. 17 Wichtigste Symptome bei einer Polyneuropathie. **1** Fehlender Triceps-surae-Reflex (Achillessehnenreflex). **2** Distale (sockenförmige) Sensibilitätsstörung. **3** Distale motorische Parese, besonders der Dorsalextensoren mit Fallfuß. **4** Distale (handschuhförmige) Sensibilitätsstörung an den Händen. **5** Muskelatrophie (in der Tibialisloge und an den Interossei) (aus *M. Mumenthaler:* M'kurse ärztl. Fortbild. 28 [1978] 995–999).

- der Liquor (längstens 3 Wochen nach Beginn) eine Eiweißerhöhung bei normaler Zellzahl zeigt.

Differenzierung gegenüber einer Myopathie s. 1.4.

Die **häufigsten Ursachen** *einer Polyneuropathie* sind:
- *exogen-toxische Einflüsse* (vor allem Alkohol, Medikamente, Lösungsmittel),
- *Stoffwechselstörungen* (vor allem Diabetes mellitus),
- *hereditäre Leiden* mit zum Teil bekanntem Enzymdefekt (neurale Muskelatrophie Charcot-Marie-Tooth, Porphyrie, Refsum-Krankheit),
- *Mangel- und Fehlernährung,*
- *Vitamin-B12-Resorptionsstörung,*
- *Kollagenosen* (vor allem Periarteriitis nodosa),
- *Infektionskrankheiten.*

Tab. **10** gibt etwas ausführlicher die häufigsten Ätiologien einer Polyneuropathie wieder.

1.4. Myopathische Syndrome

Wir verstehen darunter zunächst jene Krankheitsbilder, die Ausdruck einer primären Erkrankung der Muskeln (Myopathie im engeren Sinne) sind. Man rechnet jedoch zu den Myopathien auch jene internistischen Krankheiten, bei denen eine Auswirkung auf die Muskelfunktion ein wesentliches Symptom darstellt (s. Tab. 11). Ausgenommen sind allerdings alle neurogenen Muskelatrophien, d.h. die mit Muskelschwäche einhergehenden Erkrankungen des peripheren motorischen Neurons (Vorderhornganglienzelle, periphere Nervenwurzel und periphere Nervenstämme).

Die Funktion der Muskeln hängt einerseits von der Ultrastruktur der Myofibrillen, der Mitochondrien und der anderen Bauelemente der Muskelfaser ab, andererseits von den enzymatischen Stoffwechselvorgängen, die sich bei der Faserkontraktion abspielen. Bauelemente und Funktion können also gestört sein, sei es auf der Basis eines angeborenen Defektes oder sei es aufgrund einer erworbenen Affektion.

Trotz der zahlreichen pathogenen Mechanismen weisen die *Myopathien folgende gemeinsame klinische Merkmale* auf:
- Es handelt sich um eine rein motorische Schwäche,
- es fehlen also Störungen der Sensibilität,
- es fehlen Faszikulationen,
- der Befall ist fast immer symmetrisch (Ausnahme z.B. Myasthenie),

Tabelle 10   Häufigste ätiologische Formen einer Polyneuropathie
(aus *M. Mumenthaler:* Neurologie, 7. Auflage, Thieme, Stuttgart 1982)

Genetisch bedingte P.
  – Hereditäre motorische und sensible Neuro-
    pathien
      ● neurale (peroneale) Muskelatrophie
       Charcot-Marie-Tooth
      ● neuronaler Typ der peronealen
       Muskelatrophie
      ● hypertrophische Neuropathie
       Déjerine-Sottas
      ● hereditäre sensorische Neuropathie
  – P. bei Porphyrie
  – P. bei primärer Amyloidose
  – P. bei Refsum-Krankheit
  – P. bei metachromatischer Leukodystrophie
	P. bei Infektionskrankheiten
	  – Lepra
	  – Parotitis
	  – Mononukleose
	  – Typhus und Paratyphus
	  – Fleckfieber
	  – Diphtherie
	  – Botulismus
	  – Borreliose (nach Zeckenbiß)
	
	P. bei Kollagenosen
	  – Periarteriitis nodosa
	
	P. bei Sprue und anderen Resorptionsstörungen
	des Darmes

Genetisch bedingte P.
  – Hereditäre motorische und sensible Neuropathien
      ● neurale (peroneale) Muskelatrophie Charcot-Marie-Tooth
      ● neuronaler Typ der peronealen Muskelatrophie
      ● hypertrophische Neuropathie Déjerine-Sottas
      ● hereditäre sensorische Neuropathie
  – P. bei Porphyrie
  – P. bei primärer Amyloidose
  – P. bei Refsum-Krankheit
  – P. bei metachromatischer Leukodystrophie

P. bei Stoffwechselstörungen
  – P. bei Diabetes mellitus
      ● symmetrische, vorwiegend distale Form
      ● asymmetrische, vorwiegend proximale Form
      ● „Mononeuropathie"
      ● Amyotrophie oder Myelopathie
  – P. bei Urämie
  – P. bei Leberzirrhose

P. bei Mangel- und Fehlernährung

P. bei Vitamin-B_{12}-Resorptionsstörungen

P. bei Paraproteinämien und monoklonalen Gammopathien

P. bei Infektionskrankheiten
  – Lepra
  – Parotitis
  – Mononukleose
  – Typhus und Paratyphus
  – Fleckfieber
  – Diphtherie
  – Botulismus
  – Borreliose (nach Zeckenbiß)

P. bei Kollagenosen
  – Periarteriitis nodosa

P. bei Sprue und anderen Resorptionsstörungen des Darmes

P. bei exogen-toxischen Störungen
  – Äthyl
  – Blei
  – Arsen
  – Lösungsmittel (z. B. Schwefelkohlenstoff)
  – Triarylphosphat
  – Thallium
  – medikamentöse Intoxikationen (Isioniazid, Thalidomid, Furantoin)
  – Insektizide

Andere P.
  – serogenetisch
  – Neoplasmen
  – Sarkoidose
  – ischämisch

– die Parese ist fast immer schlaff (Ausnahme z.B. Neuromyotonie),
– oft mit Abschwächung der Reflexe verbunden
– und oft von Atrophien begleitet,
  ● in den meisten Fällen ist der Verlauf über Jahre langsam fortschreitend,
  ● in anderen jedoch innerhalb Monaten oder Wochen rasch progredient (z.B. Polymyositis) oder gar
  ● innerhalb Stunden auftretend (z.B. paroxysmale hypokaliämische Lähmung, akute paroxysmale Myoglobinurie),
– die Lokalisation der Paresen ist bei den meisten Formen proximal betont,
  ● jedoch bei einzelnen auch distal betont (z.B. Dystrophia myotonica Steinert),
  ● innerhalb einiger Tage wechselnd intensiv und wechselnd lokalisiert, ja selbst mit Schwankungen von Stunde zu Stunde (z.B. Myasthenie),

– auslösende exogene Momente fehlen in der Regel (Ausnahme z.B. schmerzhaft lokalisierte Muskelschwäche nach Belastung bei Muskelphosphorylasemangel oder bei Myasthenie, generalisierte Schwäche bei Kälteexposition bei einer Paramyotonia congenita Eulenburg).
– Die Affektion ist in der Regel schmerzlos (Ausnahme beispielsweise belastungsabhängige Schmerzen bei Muskelphosphorylasemangel, paroxysmale Myoglobinurie, Neuromyasthenie).

Zusammenfassend also eine rein motorische, meist symmetrische, schmerzlose und meist langsam progrediente, proximal betonte Symptomatologie. Viele ätiologische Formen haben aber ihre Besonderheiten.

Eine *Differenzierung der Myopathien* ist gegenüber anderen Erkrankungen mit Schwäche nötig (s. 2.13.ff). Die größten Schwierigkeiten sind *gegenüber einer chronischen Vorderhornerkrankung,*

Tabelle **11**   **Die Myopathien** (aus *M. Mumenthaler:* Neurologie, 7. Auflage, Thieme, Stuttgart 1982)

1. *Dystrophische Myopathien*
   a) Dystrophia musculorum progressiva
      – Typ I (fazioskapulohumerale Form)
      – Typ II (Rumpfgürtelformen)
      – Typ III (X-chromosomale Beckengürtel-formen)
         ● maligner Duchenne-Typ
         ● benigner Becker-Typ
   b) Dystrophische Myotonie (Curschmann-Steinert)
   c) Andere muskeldystrophische Prozesse
      – Augenmuskeldystrophie
      – kongenitale Muskeldystrophie
      – distale Formen

2. *Myopathien bei anderen angeborenen oder früh manifesten Defekten der Struktur*
   a) Myotubular myopathy
   b) Ragged fibers
   c) Nemaline myopathy

3. *Syndrome mit gestörter Dekontraktion der Muskelfasern*
   a) Myotonia congenita (Thomsen)
   b) Paramyotonia congenita (Eulenburg)
   c) Neuromyotonie und Syndrom der dauernden Muskelfaseraktivität
   d) Stiff-man-Syndrom

4. *Myasthenia gravis pseudoparalytica*

5. *Myositiden*
   a) Polymyositis und Dermatomyositis
      – eigenständige Form
      – bei Kollagenosen
      – bei Malignomen
      – bei anderen Affektionen
         ● Sarkoidose
      – Infektiöse Myositiden

6. *Muskelsymptome als Stoffwechselerkrankung (mit bekannter Stoffwechselanomalie)*
   a) Muskelsymptome bei bekanntem Enzym-defekt
      – Glykogenosen
      – Säure-Maltase-Mangel
      – Muskelphosphorylasemangel (McArdle)
      – Carnitinmangel
   b) Muskelsymptome bei Kaliumstoffwechsel-störungen
      – hypokaliämische (familiäre) paroxysmale Lähmung
      – hyperkaliämische Lähmung (Adynamia episodica hereditaria)
      – normokaliämische Lähmung
      – symptomatische Hypokaliämien
   c) Rhabdomyolysis (paroxysmale Myoglobin-urie)

7. *Muskelsymptome bei anderen Grundleiden (mit unbekanntem Pathomechanismus)*
   a) Muskelsymptome bei Endokrinopathien
      – Störungen der Schilddrüsenfunktion
         ● Hyperthyreose
         ● Hypothyreose
      – Morbus Cushing
      – Akromegalie
      – Hyperparathyreoidismus
   b) bei Malignomen
   c) bei Kollagenkrankheiten
   d) bei Infektionskrankheiten
      ● Botulismus
      ● Tetanus
   e) Mangelernährung

8. *Muskelsymptome bei exogenen Intoxikationen*
   a) Äthylalkohol
   b) Medikamente
   c) Andere toxische Substanzen

9. *Übrige Muskelerkrankungen und -symptome*

einer *Polyradikulitis* und einer *Polyneuropathie* sowie einer *psychogenen Pseudoparese* zu erwarten:

– Bei der (chronischen) Vorderhornerkrankung sind
  - Faszikulationen zu erwarten, eventuell provoziert durch Beklopfen des Muskels oder durch die intravenöse Injektion von 5–10 mg Edrophoniumchlorid (Tensilon),
  - eventuell Mitbeteiligung bulbärer Muskeln (Zunge),
  - eventuell Mitbeteiligung der Seitenstränge des Rückenmarks bzw. der kortikobulbären Bahnen, somit Pyramidenbahnsymptome bzw. pseudobulbäre Symptome,
  - bei manchen Formen rasche Progredienz binnen Monaten (bei der Atrophia spinalis progressiva pseudomyopathica Kugelberg-Welander hingegen über Jahre),

- typische und meist klar zu unterscheidende elektromyographische und
- ebenfalls typische bioptische Befunde.

– Bei der *Polyradikulitis und der Polyneuropathie* sind zu erwarten:
  - immer sensible Ausfälle (u. U. sehr diskret bei einigen Polyradikulitiden),
  - distale Betonung der Muskelschwäche,
  - fehlende Reflexe schon bei geringerer Muskelschwäche,
  - typisches Elektroneurogramm.

– Bei der *psychogenen Pseudoparese* die in 2.13.3. aufgeführten Befunde.

Die sehr zahlreichen *ätiologischen Formen einer Myopathie* bzw. myopathische Symptome bei anderen Affektionen sind in Tab. 11 zusammengefaßt.

2. Die Leitsymptome

Im vorangegangenen ersten Teil dieses Buches konnte der Leser verifizieren, ob die von ihm vorgenommene Zuteilung eines bestimmten Krankheitsfalles zu einer bestimmten Gruppe von Erkrankungen mit den typischen Symptomen dieser Gruppe übereinstimmte. Dies setzte aber bereits voraus, daß er sich, gestützt auf die vorhandenen Symptome und Befunde, zu einer grundsätzlichen Gruppendiagnose entschließen konnte.

Der nun folgende zweite Teil des Buches geht von Leitsymptomen aus, also von Symptomen, die in einem konkreten Krankheitsfall im Vordergrund stehen. In ein und demselben Fall kann auch mehr als ein eindrückliches Symptom vorhanden sein bzw. beachtet werden. Es wird angenommen, daß der Untersucher wissen möchte, welche Krankheitsgruppen zu einem derartigen bestimmten Symptom führen können und wodurch sich diese voneinander unterscheiden. In möglichst systematischer Weise wurde dargelegt

- welches die neuroanatomische Basis des betreffenden Symptoms ist,
- wie dasselbe pathophysiologisch zu verstehen ist,
- welche Topik der Läsionen zu derartigen Symptomen führen kann,
- nach welchen Gesichtspunkten eine Differenzierung von hauptsächlichsten Symptomengruppen möglich ist und schließlich,
- welche ätiologischen Krankheiten zu diesem Symptom führen können.

Die einzelnen angeführten Krankheiten werden in ihrer typischen Symptomatologie vielfach stichwortartig umschrieben, es wird jedoch auf eine systematische Darstellung derselben bewußt verzichtet und hierfür auf die Lehrbücher der Neurologie verwiesen.

2.1. Psychoorganische Störungen, Demenz und neuropsychologische Syndrome

Die im Titel aufgeführten Syndrome stellen Störungen höherer psychischer Funktionen bei organischen Erkrankungen des Gehirnes dar. Sie sind im Laufe des Lebens erworben, allenfalls auch Folge perinataler Schädigungen. Im vorliegenden Abschnitt sollen nicht die akuten (reversiblen) psychoorganischen Syndrome und nicht die Bewußtseinsstörungen (2.2.2.) abgehandelt werden.

Beim *psychoorganischen Syndrom* und bei der *Demenz* als seine extreme Variante sind einmal Störungen der Merkfähigkeit und des Gedächtnisses, im weiteren (auch) Verlust der Interessiertheit, der Initiative, der Zielstrebigkeit im Vordergrund. Das Individuum wird stumpf, gleichgültig, antriebslos, unbeteiligt, kann sich die Dinge nicht mehr merken, vergißt Absichten, Abmachungen und Aufträge, ist rasch ermüdbar, oft stimmungslabil und reizbar und ist unter Umständen den Anforderungen von Beruf und Alltag nicht mehr selbständig gewachsen. Bei den eigentlichen *neuropsychologischen Syndromen* werden umschriebene höhere geistige Funktionen, die eng mit der Erkennung, Interpretation, Verarbeitung und Beantwortung von Sinnesreizen zu tun haben, beeinträchtigt. Sie müssen durch quantifizierende psychodiagnostische Tests erfaßt werden. Wohl kommt es auch bei neuropsychologischen Störungen zu einem abnormen Verhalten und zum Eindruck einer psychopathologischen Anomalie, jedoch ohne Demenz oder Psychose. Zu den neuropsychologischen Syndromen gehören die in Tab. 12 umschriebenen Bilder. Die darin und in Abb. 4 angedeutete topische Zuordnung ist nicht unbestritten. Das Vorliegen eines psychoorganischen Syndroms, eventuell bis zur Demenz, oder der Nachweis einer neuropsychologischen Störung erlaubt zunächst die allgemeine topische Diagnose eines die Großhirnrinde oder subkortikale Regionen tangierenden organischen Prozesses.

Bei der weiteren ätiologischen Analyse spielt die *Anamnese*, d. h. Dauer und Entwicklung der Störung, eine wichtige Rolle. Sie ist naturgemäß vom Betroffenen selber nicht oder ungenügend zu erfahren, weshalb die Fremdanamnese entscheidend sein kann.

Eine aus kaum spürbaren Anfängen heraus ganz langsam über viele Monate oder meist Jahre *zunehmende* psychoorganische Veränderung ist vor allem verdächtig auf:

Tabelle **12   Neuropsychologische Störungen** (s. Abb. **18**)

Aphasien (bei intakter Funktion der Sprechorgane und der Sinneswahrnehmungen):

– *Motorische Aphasie:* (Broca-Aphasie)	kaum Spontansprache, kurze Sätze, Telegrammstil mit Paraphesien (Verstümmelung von Worten), leichte Störung des Sprachverständnisses, eventuell auch Agraphie, bei prärolandischer Läsion der dominanten Hemispäre (d. h. frontale Anteile der Sprachregion). Entspricht dem Ausbreitungsgebiete der A. praecentralis.
– *Sensorische Aphasie:* (Wernicke-Aphasie)	spricht spontan mit zahlreichen, nicht korrigierten Paraphasien bis zur unverständlichen Jargon-Aphasie mit vollständiger Entstellung des Satzes (Paragrammatismus), schwere Störung des Sprachverständnisses, wählt nicht die richtigen unter angebotenen Gegenstandsbezeichnungen, retrorolandische Läsion. Entspricht dem Ausbreitungsgebiet der A. temporalis posterior.
– *Amnestische Aphasie:*	bei flüssigem Sprechen viel Umschreibungen und vage Ausdrucksweise, wenig präzise Informationen. Wortfindungsstörungen, vor allem Substantiva fehlen. Sprachverständnis leicht gestört, Läsion temporoparietal.
– *Globale Aphasie:*	kaum Spontansprache, unverständliche, provozierte Sprechversuche, schwere Störung des Sprachverständnisses.

Apraxien (bei intakten motorischen Funktionen):

– *Ideomotorische Apraxie:*	gestörte Bewegungsfolgen. Die Handlungen werden nur angedeutet, unvollständig oder fehlerhaft (Parapraxien) ausgeführt, Läsion der dominanten Hemisphäre. Läsion von sensibler Sprachregion und der visuellen Assoziationszentren sowie deren Verbindung zur prämotorischen Region und zur motorischen Rinde sowie der Verbindungen zwischen den motorischen Assoziationszentren der beiden Hemisphären.
– *Konstruktive Apraxie* (mit räumlicher Orientierungsstörung):	bei korrekten Einzelbewegungen Unfähigkeit, einzelne Bewegungselemente zu einem räumlichen Gebilde richtig zusammenzufügen (Zeichnen, Konstruktionen). Gestörte räumliche Orientierung auf einem Plan und im Schriftbild oder auch konkret in der eigenen Umgebung. Eventuell auch Rechts-links-Störungen, hintere Parietalregion (Integration optischer und sensomotorischer Prozesse), häufiger rechts als links.

Astereognosie (bei intakter Tastfähigkeit) (s. 2.16.3)

Unfähigkeit, durch Betasten einen Gegenstand zu erkennen, kontralaterale Hemisphäre, Gyrus postcentralis (bzw. Lobulus parietalis superior), Läsion der dorthin führenden thalamoparietalen Projektionen (zu unterscheiden von den auch bei peripheren oder Rückenmarksläsionen möglichen, mit Störung der sensiblen Afferenzen einhergehenden Stereoanästhesien).

Anosognosie: Nichtrealisieren eines krankhaften eigenen Zustandes, Kombination eines beliebig lokalisierten Herdes mit diffuser Hirnschädigung.

Fortsetzung Tabelle **12**

Disconnection syndrome:	vor allem bei intakten Sinneswahrnehmungen Agnosien, d.h. Störungen des Erkennens (optisch, akustisch, taktil). Alexie (gestörtes Erkennen der Bedeutung von Schriftzeichen), Läsion von Assoziationsfasern bzw. Kommissurenfasern zwischen Assoziationsfeldern der gleichen oder gegenseitigen Hemisphäre. Bei Läsion der linken Sehregion und des Splenium corporis callosi (linke A. cerebri posterior) ergibt sich eine Kombination von Alexie, Farbbenennungsstörung und Hemianopsie nach rechts.

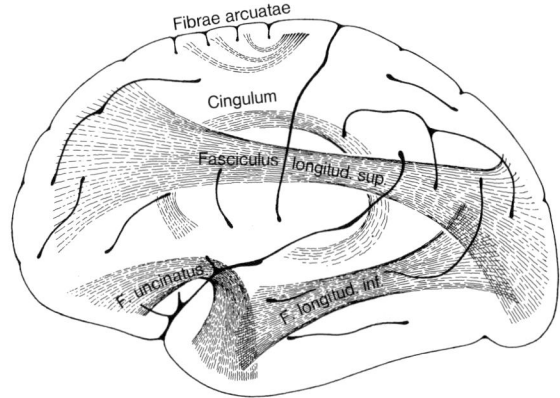

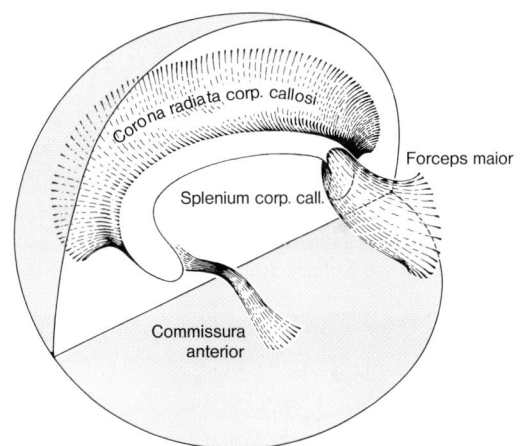

Abb. **18** Verbindung wichtigster Rindenregionen miteinander.

– einen *hirnatrophischen Prozeß:* senile Demenz, präsenile Demenzen (Alzheimer, Pick), andere systematische Hirnerkrankungen mit Demenz (z.B. Creutzfeldt-Jakob, olivopontozerebelläre Atrophie, Parkinsonismus mit Demenz, Huntington-Chorea),

– *arteriosklerotische* und andere *vaskuläre Demenzen* (z.B. auch kongophile Angiopathie),

– eine Läsion des Gyrus angularis, die eine Demenz vortäuschen kann,

– einen (gutartigen) *Hirntumor* (vor allem Meningeom im Stirnhirnbereich oder Kolloidzyste des 3. Ventrikels),

– eine *chronische Enzephalitis* (insbesondere progressive Paralyse, aber auch AIDS und der seltene Morbus Behçet),

– eine *Stoffwechselstörung* (insbesondere Speicherkrankheiten und Leukodystrophien, dann aber auch eine Hepatopathie bei portokavalem

Shunt und eine Demenz bei dialysierter Niereninsuffizienz),
— eine *endokrine Störung,* insbesondere eine Hypothyreose, aber auch ein Hyper- und ein Hypoparathyreoidismus,
— einen *aresorptiven Hydrozephalus* (Gangstörungen, Miktionsstörungen, in der Vorgeschichte eine Affektion, die zum Verkleben der
extrazerebralen Liquorräume führen könnte,
wie z. B. eine Subarachnoidalblutung oder eine
Meningitis),
— eine *chronische Intoxikation* (insbesondere Alkoholismus, Bleienzephalopathie).

Eine ohne akute Initialerkrankung beginnende,
aber *rasch innerhalb Wochen bis Monaten fortschreitende* psychoorganische Störung läßt vor allem denken an:
— bösartigen *Hirntumor* bzw. Hirnmetastasen,
— verschiedene *Enzephalitiden* (z. B. subakute
sklerosierende Panenzephalitis oder auch rasch
fortschreitende progressive Paralyse),
— *chronisches Subduralhämatom,*
— *Hydrocephalus internus* (insbesondere aresorp-
tiver Hydrozephalus oder Verschlußhydrozephalus),
— gewisse rasch fortschreitende *Stoffwechselstörungen, Speicherkrankheiten* und
— gewisse rasch progrediente *Vaskulopathien.*

Eine *mit einem akuten Ereignis beginnende* und
anschließend entweder voll etablierte und stabile
oder weiterhin rasch fortschreitende psychoorganische Störung kommt vor bei:
— *Schädel-Hirn-Trauma,*
— *Hirnblutung* (basales Aneurysma, Angiom),
— *apoplektischem Insult* mit Enzephalomalazie,
— *aresorptivem Hydrozephalus* (im Anschluß an
Hirntrauma, Subarachnoidalblutung oder Meningitis).

Gewisse *Untersuchungsbefunde* erlauben ihrerseits manchmal Rückschlüsse auf eine bestimmte
ätiologische Form.

Aus den neuropsychologischen Syndromen lassen
sich Rückschlüsse auf die Lokalisation (s. Tab. 12),
nicht aber auf die Ätiologie ziehen. Hingegen erlaubt die *differenzierte psychopathologische Untersuchung* gewisse **ätiologische Formen** zumindest wahrscheinlich zu machen:
— Bei der *senilen Demenz* stehen neben den Störungen der Merkfähigkeit und des Gedächtnisses vor allem auch Antriebslosigkeit, Störungen
des Schlaf-Wach-Rhythmus, Akzentuierung
früherer Besonderheiten bis zur Karikatur und
unbeherrschte Zornausbrüche im Vordergrund.
Lichtere Momente wechseln noch lange mit

schlechteren Tagen, und anfänglich herrscht
immer wieder Einsicht in das eigene Kranksein.
— Bei der *Alzheimer-Krankheit* werden die allgemeinen Zeichen des organischen Psychosyndroms von neuropsychologischen Störungen als
Ausdruck einer parietotemporal betonten Läsion begleitet: Störungen der Raumorientierung,
Apraxien, Aphasien usw.
— Bei der *Pick-Krankheit* können lange relativ gut
erhaltene intellektuelle und mnestische Funktionen mit der hochgradig veränderten Gesamt-
persönlichkeit kontrastieren: Abstumpfung,
Verlust der angemessenen ethischen Wertung,
soziale und sexuelle Entgleisungen.
— Bei der *progressiven Paralyse* sind vor allem Kri-
tiklosigkeit mit grober Selbstüberschätzung und
Größenideen häufig.
— Es gibt eine eher seltene, über viele Jahre nur
langsam progrediente Aphasie ohne andere
neuropsychologische Symptome und ohne Demenz, wohl als Ausdruck einer fokalen kortikalen Atrophie.

Die *organneurologischen Symptome und Befunde*
erlauben gewisse **ätiologische Gruppen** psychoor-
ganischer Störungen zu differenzieren:
— Epileptische Anfälle kommen besonders oft bei
Hirntumoren vor, jedoch auch bei hirnatrophischen Prozessen (vor allem Morbus Pick) und
bei vaskulären Insulten.
— Fokale, auf eine Hemisphäre beschränkte neurologische und neuropsychologische Symptome
können je nach Entwicklung, Ausprägung und
Begleiterscheinungen z. B. auf einen Hirntumor,
ein Subduralhämatom, eine durchgemachte
Hirnkontusion, einen hirnatrophischen Prozeß
usw. hinweisen.
— Hirndruckzeichen zeigen eine intrakranielle
Raumforderung (Tumor, chronisches Subduralhämatom) oder einen Verschlußhydrozephalus an.
— Vorliegen von Primitivreflexen und Instinktbe-
wegungen (Nachgreifen, Magnetreaktion, orale
Greifreflexe, Saugreflex, unkontrollierbares
[„Zwangs-"]Weinen oder -Lachen) oder ent-
hemmte Sexualität sprechen für Hirnatrophie
auf degenerativer oder vaskulärer Basis.
Zwangslachen und Zwangsweinen kommen allerdings z. B. auch bei myatrophischer Lateralsklerose, dann aber auch als Prodrom eines
epileptischen Anfalles vor.
— Vorliegen von Rigor, von Parkinson-Tremor
oder von choreatischen Bewegungen sprechen
für eine der systematischen Degenerationen
(z. B. Parkinsonismus-Dementia-Komplex, oli-

Tabelle 13 Demenz. Anamnestische Besonderheiten und Befunde bei den einzelnen ätiologischen Formen

	Anamnese				Befunde											Alter	Bemerkungen
	Schlagartiger Beginn	Langsam progredient, Monate bis Jahre	Rasch progr., Wochen bis Monate	Stationär	Epileptische Anfälle	Herdsymptome	Sehstörungen	Hirndruckzeichen	Neuropsychologische Symptome	(Beidseitige) Pyramidenzeichen	Rigor	Choreatische Bewegungen	Primitivreflexe	Kopfweh	Polyneuropathie		
Debilität				+												0 –	
Senile und prä-senile Hirnatrophie		+			(+)	(+)			(+)	+			+			50 –	
Arteriosclerosis cerebri		+		+	+	+	+		+	+	(+)		+			> 50	
Vaskulärer Insult	+					+	+			+						60 –	Risikofaktoren
Hirntumor u. Hirnmetastasen			+		+	+	+	+		+				+		40 –	
Meningeom		+			+	+		(+)		+				(+)		40 –	
Trauma	+	(+)			+	+		+		+				(+)		jedes	Trauma
Chronisches Subduralhämatom			+		(+)	(+)		+	+					+		jedes	Wechs. Bewußtseinsstörung, Trauma in Vorgesch.
Aresorptiver Hydrozephalus		+	+		(+)				+					+		jedes	
Alkoholismus		+	+		+		+		+						+	30 –	Fremdanamn.
Bismuth-Therapie			+			(+)			+		+					jedes	Anamnese
Chr. Enzephalitis			+		(+)	(+)			+	(+)	(+)	(+)		(+)		jedes	
Progr. Paralyse		+			+	+			+	+				(+)		jedes	Serologie
Leukodystrophie		+			(+)		+		+		+				(+)	jedes	
Neur. Speicherkrh.		+			+		+		+		+					jedes	
Parkinsonismus-Dementia-Kompl.		+									+		(+)			50 –	Ev. mit Tremor und Akinesie
Chorea Huntingt.		+							(+)			+				40 –	
Epil. Demenz		+			++											jedes	Anamnese
Boxer-Demenz		+			(+)											jedes	
Supranukleäre Lähmung		+									+						Blickparese nach oben

= Leitsymptom

vopontozerebelläre Atrophie, Chorea Huntington usw.).
– Ataxie und Polyneuropathie sind bei toxisch
bedingten Demenzformen besonders häufig.

In Tab. **13** sind die bei den einzelnen ätiologischen
Formen des psychoorganischen Syndroms beson-
ders charakteristischen Symptome und Befunde im
Sinne einer Orientierungshilfe dargestellt.

2.2.   Akute Verwirrtheit und Koma

Im nachfolgenden Abschnitt werden nicht die
Verwirrtheiten im Rahmen einer Demenz (s. 2.1.)
und nicht die anfallsartigen Bewußtseinsverluste
als bloßes Begleitsymptom (s. 2.3.) besprochen. Es
soll lediglich auf die akuten (vorübergehenden)
Episoden von Verwirrtheit und Koma eingegangen
werden.

2.2.1.   Akute Verwirrtheit und Desorientiertheit, Amnesie

Die Patienten sind in mehr oder weniger ausge-
sprochenem Maße in zeitlicher und örtlicher Hinsicht nicht orientiert. Ihre Gedankengänge laufen
nicht logisch, kritisch, angemessen und geordnet

ab. Sie handeln dementsprechend nicht geordnet,
den äußeren Umständen angemessen. Unter Amnesie verstehen wir die Unfähigkeit sich zu erinnern,
also eine Lücke im Gedächtnis der (nicht bewußtlosen) Patienten. Tritt eine derartige Störung akut
in Erscheinung, dann weist sie auf eine organische
Störung einer Gehirnfunktion hin.

Das Registrieren der Sinneseindrücke und auch das
Ekphorieren von in anderen Gehirnteilen gespei-
cherten Erinnerungen sind anatomisch an den
Hippokampus, den Fornix und die Corpora mamillaria, alles Teile des limbischen Systems, gebun-
den. Letzteres als Ganzes spielt auch eine wichtige
Rolle bei der Gestaltung und Steuerung des affektiven Verhaltens, der Stimmungen, der Triebe und ist
somit beim Menschen für sein Sicheinfügen und
angemessenes Reagieren in seiner sozialen Umgebung in einem wesentlichen Maße mitverantwort-
lich. Die Abb. **19** zeigt diese Strukturen. Dieses System ist zwischen Neokortex und Hirnstamm geschaltet und ist mit beiden Teilen in beiden Richtungen verbunden.

Der Hippokampus steht über den Fornix mit dem
Corpus mamillare in Verbindung, letzteres über
das Vicq-d'Azyr-Bündel (Tractus mamillothalami-
cus) mit dem Nucleus anterior thalami. Von hier

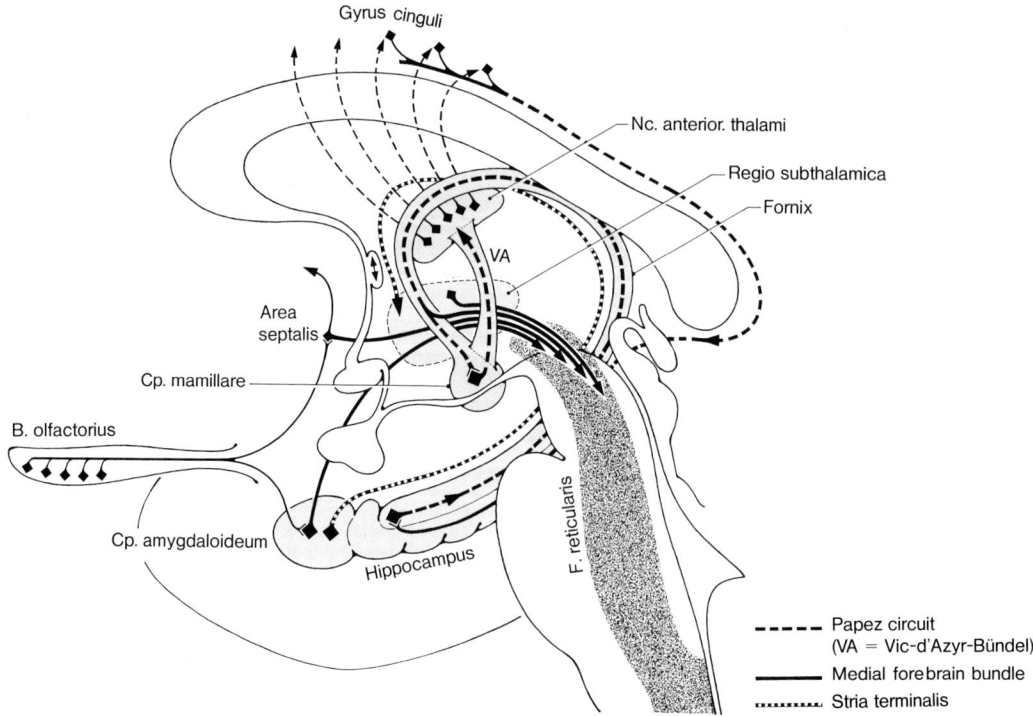

Abb. **19** Anatomisches Substrat des Bewußtseins und der Affektivität.

aus gelangen über die Radiatio thalamocinguli Impulse zum Gyrus cinguli, wo sie umgeschaltet zurück zum Hippokampus führen (Papez-Circuit). Dieser Regelkreis steht durch Vermittlung des – nicht zum eigentlichen limbischen System gehörenden – Corpus mamillare mit der Formatio reticularis des Hirnstammes in Verbindung (Fasciculus basalis olfactorius = medial forebrain bundle). Dadurch hat er einen Einfluß bzw. steht unter dem Einfluß der allgemeinen Aktivierung oder Hemmung dieses Systems. Zwischen Nucleus amygdalae (via Tractus amygdalohypothalamicus ventralis) und Hippokampus (via Tractus fornicis) einerseits und dem Hypothalamus bestehen ebenfalls Beziehungen, die eine Interdependenz mit den vegetativen Regulationszentren ergeben. Über Assoziationsfasern gelangen Impulse vom Nucleus anterior thalami – der ja im Papez-Regelkreis eingeschaltet ist – zum Neokortex, womit das Bewußtsein erreicht und Erinnerungen auf das limbische System sich auswirken können. Eine Reizung des Corpus amygdaloideum führt zu oralen Automatismen (Lecken, Kauen, Würgen usw.) und zu affektiven Entladungen, eine Reizung der Septalgegend zu genitovesikoanalen Reflexmechanismen. Reizungen des Hippokampus verursachen Bewußtseinsveränderungen mit dämmerartigen Zuständen und vegetative Symptome, wie Herzklopfen und Schweißausbrüche. Eine Läsion beider Ammonshörner führt zu Desorientiertheit und Merkfähigkeitsverlust, die beidseitige Resektion beider Temporallappen beim Rhesusaffen verursacht das Klüver-Bucy-Syndrom. Eine beidseitige Schädigung der Corpora mamillaria oder des Fornix hat eine Störung der Merkfähigkeit zur Folge, erstere auch ein konfabulatorisches Korsakow-Syndrom.

Episoden organisch bedingter, akuter Verwirrtheit und Desorientiertheit oder Amnesien sind Folge einer Läsion der oben beschriebenen Strukturen. Diese werden oft funktioneller (z.B. toxischer) Natur sein, können aber durchaus auch grobanatomisch begründet sein. Nur in letzteren Fällen können unter Umständen Ausfälle bei der neurologischen Untersuchung vorliegen. In der Regel wird man aber aufgrund der sorgfältigen Anamnese und Fremdanamnese auf die **Ätiologie** der anfallsartigen Störungen schließen müssen. Im einzelnen kommen in Frage:

– *exogene Intoxikationen* als die wohl häufigste Ursache (Alkoholismus, Korsakow-Psychose, Encephalopathia haemorrhagica superior Wernicke), Medikamente, insbesondere Barbiturate, Rauschgifte,

– *endogene Intoxikationen* (Stoffwechselstörungen) sind die nächsthäufigste Ursache (Hypoglykämie, Urämie),

– *Schädel-Hirn-Traumata,* hier meist verbunden mit neurologischen Ausfällen, eventuell mit Diabetes insipidus und blutigem Liquor,

– *„limbic encephalitis"* bei Herpes-simplex-Infektion oder aber als paraneoplastisches Syndrom,

– *Zirkulationsstörungen,* die beiderseits im Ausbreitungsgebiete der A. cerebri posterior und A. communicans posterior und ihrer Äste sich auswirken. Als Ursache kommt ein lokaler Gefäßprozeß, eine allgemeine Hypoxämie, eine Migräne usw. in Frage. Ein Beispiel für eine besondere Symptomatologie ist die akute amnestische Episode (total global amnesia) (s. 2.3.3.),

– *Elektroschock* (Episoden mit retrograder Amnesie nach mehrfachem Elektroschock) auch mit dauernden Gedächtnisstörungen,

– *epileptische Dämmerzustände* (aus systematischen Gründen erst unter 2.3.3. beschrieben).

2.2.2. Bewußtseinstrübungen und Koma

Das klare Bewußtsein äußert sich u.a. in der angemessenen Reaktion auf Umweltreize. Werden ungewöhnlich intensive Reize benötigt oder/und ist die Reaktion verzögert, vermindert oder unvollständig, dann wird von einer Trübung des Bewußtseins gesprochen. Diese kann unterschiedliches Ausmaß annehmen, von der Benommenheit über die Somnolenz, den Sopor bis hin zum Koma. Bei letzterem werden wiederum verschiedene Intensitätsgrade unterschieden, bis schließlich gar zum Hirntod. Das normale Bewußtsein setzt die Intaktheit einzelner Strukturen des Hirnstammes voraus, im besonderen der kranialen Partien der Substantia reticularis und ihres aktivierenden Systems, die sich von der kranialen Brücke an nach rostral über das Mittelhirndach bis zum Hypothalamus und die sensorischen Thalamuskerne erstreckt. Dieses aktivierende retikuläre System projiziert im ganzen Großhirnkortex und bestimmt den „Wachheitsgrad" des Individuums. Zu einer Bewußtseinstrübung kommt es, wenn metabolische oder andere Ursachen die Funktion der Zellen in der rostralen Substantia reticularis beeinträchtigen.

Im folgenden seien die wichtigsten **ätiologischen Ursachen** einer Trübung des Bewußtseins (bis zum Koma) aufgeführt sowie einige für die betreffenden Formen besonders wichtigen anamnestischen Elemente sowie Befunde:

– *exogene Intoxikationen.* An eine solche ist beim Fehlen einer anderen, evidenten Ursache immer in erster Linie zu denken, insbesondere an Schlafmittel, Tranquilizer, Psychopharmaka, Alkohol. Man suche nach Medikamentenpackungen, erhebe eine Fremdanamnese. Immer Medikamentenspiegel im Serum bestimmen, Betawellen im EEG,

- *endogene Intoxikationen* (Stoffwechselstörung), im besonderen Diabetes mellitus, Hypoglykämie, Urämie. Entsprechende Untersuchungen im Serum,
- *ischämischer,* vaskulärer zerebraler *Insult,* sei es ausgedehnter supratentorieller Infarkt oder ausgeprägte basiläre Durchblutungsstörung. Man achte auf Halbseitensymptome, beidseitige Pyramidenzeichen und Hirnnervenausfälle. Beim *beidseitigen paramedianen Thalamusinfarkt* ist das initiale Koma von einer Tetraspastik und von einer horizontalen Blickparese begleitet. Schwerste mnestische Störungen folgen. Häufiger bei höherem Alter oder beim Vorliegen von Risikofaktoren,
- *diffuse* zerebrale *Ischämie,* zum Beispiel im Rahmen einer Anoxämie, sei es bei kardiovaskulärer zerebraler Durchblutungsinsuffizienz (Adams-Stokes-Anfall, Kammerflimmern usw.) oder bei CO-Intoxikation und nach Strangulation. Anamnese beachten, Zeichen einer Herzinsuffizienz, EKG,
- *intrakranielle Blutung,* zum Beispiel intrazerebrales oder intrazerebelläres Hämatom, Subarachnoidalblutung, Subduralhämatom u. a. Man beachte Meningismus, neurologische Ausfälle, Lumbalpunktion, Fraktur in der Schädelleeraufnahme, eventuell CAT,
- *Schädel-Hirn-Trauma mit Hirnkontusion* und Hirnschwellung. Anamnese beachten, äußere Verletzungen, LP, Schädelfraktur, eventuell CAT,
- akute eitrige *Meningitis,* Meningismus, Infektionszeichen und Fieber, LP,
- *Enzephalitis* (Entzündungszeichen, LP, eventuell EEG),
- *intrakranielle Raumforderung,* im besonderen Hirntumor, Hirnmetastasen, Hirnabszeß, intrakranielle Hämatome. Man beachte Hirndruckzeichen, neurologische Ausfälle, CAT. Meist LP kontraindiziert,
- *epileptischer Anfall* (s. 2.3.). Man beachte Anamnese, Beschreibung des Anfalles durch Drittpersonen, Zungenbiß und Urinabgang, allmähliches Erwachen nach 10 bis 20 Minuten über einen vorübergehenden Dämmerzustand, eventuell neuer Anfall im Spital (Status epilepticus),

- *verschiedene nichtepileptische Bewußtseinsstörungen,* wie z. B. orthostatische Kollapse, Herzrhythmusstörungen, vasovagale Synkopen (z. B. Schlucksynkope, Miktionssynkope, Hustensynkope, Karotissinussyndrom) und *Affektkrämpfe des Kindesalters* (immer durch Wut oder Schreien ausgelöst, Atemanhalten, blaue oder weiße Gesichtsfarbe),
- *verschiedene* weitere *internistische Affektionen* wie Herzinsuffizienz oder Pneumonie (internistischer Status, EKG, Thoraxbild),
- *psychogenes „Koma":* normale neurologische und internistische Befunde, Lidflattern, Schluckbewegungen, Bulbi in jeder Lage nach unten gewendet, auch beim Wechsel der Seitenlage, beim Auslösen des vestibulookulären Reflexes schaut der Patient den Untersucher an, fixiert den Blick auf einen Punkt, oder die Bulbi wandern in die Richtung der Kopfbewegung, Eindruck des „Schlafenden", normales EEG, normale Zucker- und Elektrolytwerte im Serum.

Diagnostische Schwierigkeiten ergeben sich erfahrungsgemäß bei zwei besonderen Zustandsbildern:

- Beim *Coma vigile* scheint der mit offenen Augen daliegende Patient wach, fixiert aber nicht und reagiert nicht auf Ansprechen und kaum auf andere Reize. Ursache sind besonders oft Anoxien, überstandener Hirndruck und Subarachnoidalblutung.
- Beim *„Locked-in-Syndrom"* besteht keineswegs eine Bewußtseinstrübung. Es liegt vielmehr eine beidseitige Unterbrechung der kortikobulbären und kortikospinalen Bahnen in Höhe der Abduzenskerne in der mittleren Brücke vor. Die Patienten fassen alles richtig auf und können sich nur durch Lidschluß oder vertikale Augenbewegungen verständigen. Ursache sind meist Tumoren, Ischämie und Demyelinisation.

2.3.   Anfallsartige (wiederholte) Störungen

Das nachfolgende Kapitel ergänzt die bereits oben abgehandelten plötzlichen Bewußtseinsstörungen

(s. 2.2.1.) und Bewußtseinstrübungen (s. 2.2.2.). Es sollen hier jene anfallsartig auftretenden und sich in der Regel gleichartig wiederholenden Störungen behandelt werden, die mit motorischen, sensiblen oder sensorischen Phänomenen und meist auch mit einer Bewußtseinsstörung einhergehen. Diese Gruppe umfaßt vor allem die epileptischen Anfälle, aber auch eine Reihe anderer paroxysmaler Krankheitsbilder. Da auch die sich wiederholenden Störungen einmal erstmalig auftreten bzw. vom Arzt in Unkenntnis der Vorgeschichte als erstmalig angesehen werden, ist die Abgrenzung gegenüber den Erkrankungen der vorausgegangenen Kapitel teilweise willkürlich.

2.3.1. Anfallsartige, vorwiegend motorische Störungen

Plötzlich oder innerhalb weniger Minuten treten bei einem Patienten
- unwillkürliche Bewegungen oder
- Unfähigkeit sich zu bewegen

auf. Die zugrundeliegende Störung beruht auf einer Reizung kortikaler motorischer Neurone, seltener anderer Teile des motorischen Systems. Anfallsartige motorische Lähmungen hingegen können auf einer vorübergehenden Funktionsstörung der zentralen motorischen Bahnen oder auf einer Störung der Muskelfunktion selber beruhen.

2.3.1.1. Anfallsartige Störungen, vorwiegend mit unwillkürlichen Bewegungsabläufen und Tonusanomalien

Zu den *Epilepsien* gehören:
- die klassische Grand-mal-Epilepsie (immer generalisierte Krämpfe, immer tiefe Bewußtlosigkeit, Zyanose, Schaum vor dem Mund, oft Zungenbiß und/oder Urinabgang). Zeugen befragen. Anamnestisch eventuell epileptogene Gehirnläsionen. Suchen nach Zungenbiß, nasse Wäsche. EEG im Anfall immer pathologisch, zwischen den Anfällen bei 50% epilepsiespezifische Veränderungen. Jede andere Epilepsieform kann mit Grand-mal-Anfällen kombiniert sein, jeder fokale Anfallstyp (s. unten) kann in einen Grand-mal-Anfall mit Bewußtlosigkeit ausmünden,
- fokale motorische Epilepsien (ohne Bewußtseinsverlust),
  - Adversivanfälle (tonisches Drehen von Auge, Kopf und Arm zur Gegenseite),
  - die motorischen Jackson-Anfälle (klonische Zuckungen, beginnend an einer Körperstelle,

meist Hand oder Gesicht, und sich meist auf die ganze homolaterale Seite ausdehnend, „march of convulsion"),
- die partielle motorische Epilepsie (von Anfang an Zuckungen der ganzen Körperseite ohne Ausbreitung, kann von Hemiplegie gefolgt sein = hemiconvulsion hemiplegia syndrome = Todd-Lähmung),
- die Epilepsia partialis continua Koževnikov (dauernde klonische Zuckungen eines begrenzten Körperteils, auch Ausdruck eines fokalen motorischen Status epilepticus, wobei aber nicht immer im EEG ein Fokus der entsprechenden kontralateralen motorischen Großhirnrinde nachweisbar ist),
- kurze Zuckungen bzw. myoklonische Phänomene finden sich bei den BNS-Krämpfen und dem myoklonisch-astatischen Petit mal des Kindesalters sowie bei der myoklonischen und der Myoklonusepilepsie.

Nicht eigentlich zur Epilepsie gehören die konvulsiven Synkopen, am häufigsten mit tonischer Streckung der Extremitäten.

In Abb. **20** sind die topischen Bezirke der einzelnen fokalen epileptischen Anfallstypen in der Großhirnrinde dargestellt.

Unter den **Ursachen der Epilepsien** seien erwähnt:
- *hereditäre Momente* (besonders häufig bei primär generalisierten Anfällen, also Grand mal, und bei echtem Petit mal),
- Status nach *Geburtstrauma* (jede Form von Anfällen möglich, besonders auch Temporallappenepilepsie. Anfälle oder Fieberkrämpfe in der frühen Kindheit; nicht selten andere neurologische Zeichen einer perinatalen Hirnschädigung, Linkshändigkeit, Schielen, psychomotorische Entwicklungsstörung),
- postnatale *erworbene Hirnläsionen*, wie traumatische Narben, Status nach Meningitis, nach Enzephalitis, Hirntumor, vaskulärer Insult usw. (jede Form von Epilepsie, besonders auch fokale Formen),
- besonders verdächtig auf eine *progrediente Erkrankung des Gehirnes*, vor allem auf einen Tumor, sind eines oder mehrere der folgenden Elemente:
  - Spätepilepsie nach dem 30. Jahr,
  - fokaler Anfall oder fokaler Beginn eines sekundär generalisierten Anfalles,
  - Therapieresistenz,
  - begleitende, ungewohnte Kopfschmerzen,
  - begleitende neurologische Ausfälle,

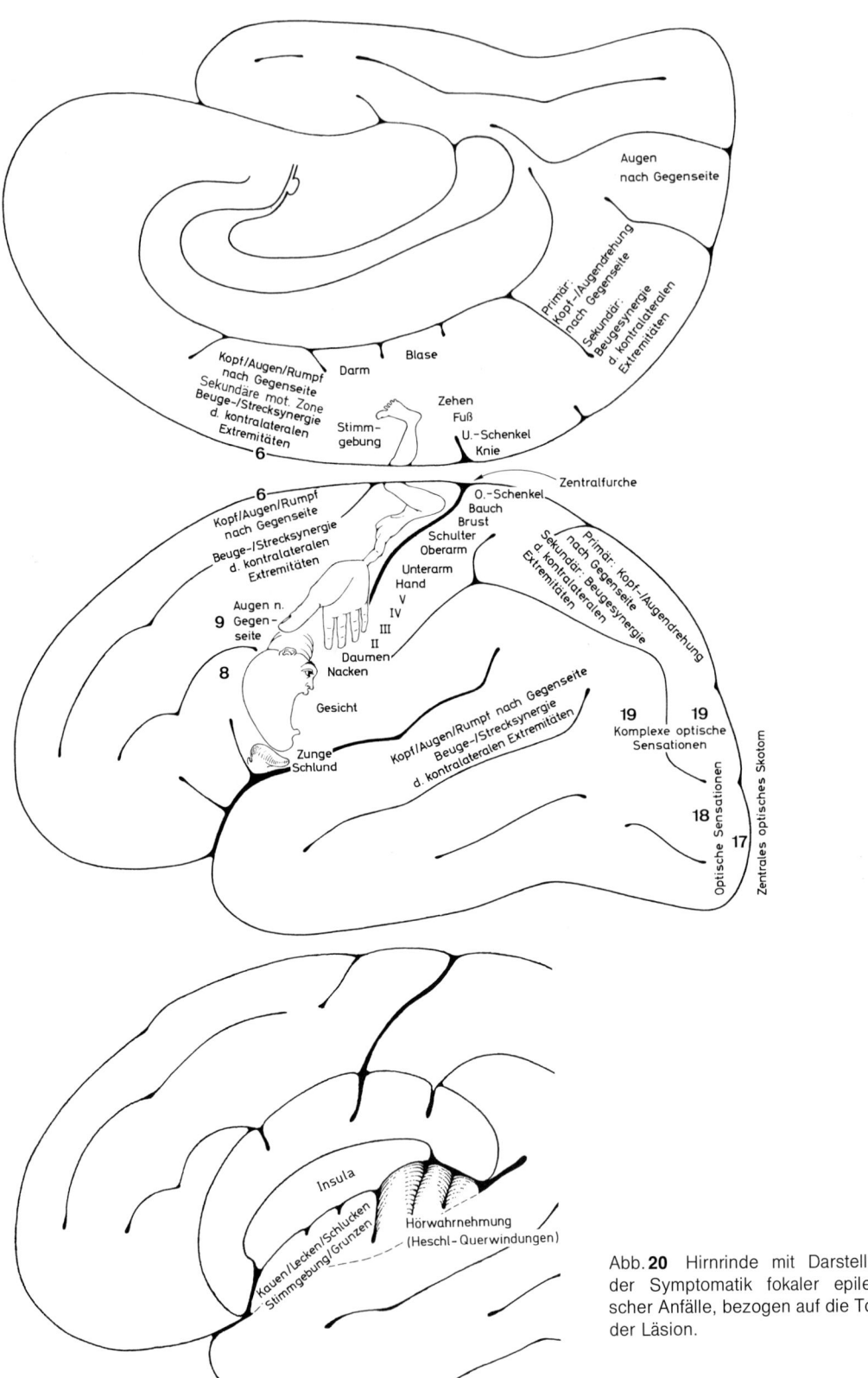

Abb. 20 Hirnrinde mit Darstellung der Symptomatik fokaler epileptischer Anfälle, bezogen auf die Topik der Läsion.

- Hirndruckzeichen oder
- psychische Veränderungen.

Klinische (neuroradiologische) Abklärung ist indiziert.

Die *tonischen Hirnstammanfälle* („Hirnstammepilepsie") treten stets halbseitig und stets auf der gleichen Seite ohne Beeinträchtigung des Bewußtseins auf (durch Lagewechsel oder Hyperventilation ausgelöst, schmerzhafte tonische Kontraktur aller Muskeln einer Körperseite, dauernd Bruchteile einer Minute, von refraktärer Phase gefolgt). Ursächlich meist multiple Sklerose (jüngere Patienten), vaskulär (ältere), selten Tumor im Hirnstamm.

Bei der *familiären paroxysmalen Choreoathetose* treten schon in der Kindheit, höchstens während Minuten, anfallsartige, distal beginnende choreoathetotische Bewegungen auf. Auslösung und Refraktärperiode wie bei den tonischen Hirnstammanfällen. Paroxysmale Choreoathetose wurde bei Thyreotoxikose beschrieben. Ebenfalls familiär, sporadisch bei multipler Sklerose, können *anfallsweise Episoden von Ataxie*, Nystagmus und Dysarthrie, aber auch von lokalisierten Dystonien auftreten. Paroxysmale Choreoathetosen wurden bei Diabetikern im Rahmen von rezidivierenden Hypoglykämien beschrieben. Episodische Ataxie, kombiniert mit anderen Enzephalopathie-Symptomen wurde bei Enzymdefekten beschrieben, z. B. Carnitin-Acetyltransferasemangel. *Anfallsweises Schaudern* („startle disease") wird bei hirngeschädigten Kindern beobachtet. Ein *anfallsartiger*, wiederholter, transitorischer *Hemiballismus* wurde bei basilärer Durchblutungsstörung beschrieben. Mit sehr *ausgeprägten Tagesschwankungen* gehen die nicht selten lokalisierten dystonischen Bewegungsstörungen bei der Segawa-Krankheit einher, welche sich in der Kindheit manifestiert. Ein sehr gutes Ansprechen auf L-Dopa hat auch diagnostische Bedeutung. *Nächtliche paroxysmale Dystonien* kommen bei Patienten mit Epilepsie vor und sprechen auf Carbamazepin gut an.

2.3.1.2. Anfallsartige motorische Schwäche

Vorübergehende Funktionsstörungen des zentralen motorischen Neurons können zunächst auf
- *zerebralem Niveau* auftreten (vgl. auch Abb. 1) und sind Ausdruck einer transitorischen Durchblutungsinsuffizienz. Hierzu gehören
  - die *transitorischen ischämischen Attacken* bei lokaler pathologischer Gefäßveränderung, oft gleichzeitig mit einer allgemeinen hämodynamischen Ursache oder bei Embolie (schlagartiges Auftreten, dauern Minuten bis Stunden, gleichartige Lokalisation verschiedener Schübe, eventuell Vorliegen von Risikofaktoren, eventuell Strömungsgeräusche an extrakraniellen Gefäßen, meist ältere Patienten. Bei Embolie auch jüngere mit Emboliequelle).
  - Die *Migraine accompagnée* (Migräne-Vorgeschichte nicht obligat, meist mit Parästhesien und Gefühlsstörungen einhergehend, innerhalb einer halben bis einer Stunde oder auch länger progredient, kaum je vollständige motorische Parese, eventuell während Anfall auch Gegenseite ergreifend, meist von kontralateralem Kopfweh gefolgt [Ausnahme: migraine sans migraine], meist jüngere Personen oder gar Kinder).
  - Selten kann ein *sackförmiges Aneurysma* vorübergehende fokale neurologische Ausfälle ohne Zeichen einer Subarachnoidalblutung verursachen.

- Auf *Höhe des Hirnstammes* kann es bei basilärer Durchblutungsstörung zu sogenannten
  - *drop seizures* (dérobement des jambes) kommen mit kurzem Erschlaffen der Beine mit Hinstürzen, ohne Bewußtlosigkeit (ältere Patienten, vaskuläre Risikofaktoren, andere Zeichen basilärer Durchblutungsinsuffizienz). Ähnlich sind
  - *akinetische Anfälle* im Rahmen des myoklonisch-astatischen Petit mal (Kinder, myoklonische Zuckungen und andere Petit-mal-Symptome, eventuell kurze Benommenheit, entsprechendes EEG) oder beim Erwachsenen als Ausdruck einer psychomotorischen Epilepsie (s. 2.3.3.);
  - pathophysiologisch wahrscheinlich auch in den Hirnstamm zu lokalisieren und ischämisch bedingt sind der *Lachschlag* und der *Hustenschlag* (mit Bewußtlosigkeit einhergehend)
  - und die bei erhaltenem Bewußtsein während der Aufwachphase während Sekunden bis Minuten auftretende *Schlaflähmung* („Wachanfälle") im Rahmen des narkoleptischen Syndromes (s. 2.3.4.)
  - sowie der *affektive Tonusverlust* (kataplektischer Anfall).
  - Ungebremstes Stürzen nach vorne kann selten Frühsymptom eines *Parkinson-Syndroms* sein.

- Auf *Höhe des Rückenmarks* kann
  - eine (habituelle) *Densluxation* oder

● ein *Wirbelsäuletrauma* zu einer Paraplegie von Bruchteilen von Minuten („Commotio spinalis") führen (Trauma in Anamnese, Abhängigkeit von Kopfbewegungen).

Eine vorübergehende, mehr oder weniger akute **Funktionsstörung der Muskulatur** selber kann beruhen auf

— einer *Kaliumstoffwechselstörung,* zum Beispiel bei der hypokaliämischen paroxysmalen familiären periodischen Lähmung (Erblichkeit, schlaffe Parese bis Tetraplegie innerhalb Stunden ohne Atemlähmung oder Gesichtsbeteiligung, Auslösung eventuell durch Arbeit, Abkühlung oder kohlenhydratreiche Mahlzeit, Rückbildung innerhalb Stunden oder schlagartig auf Kaliumzufuhr). Langsam auftretend auch bei symptomatischer Hypokaliämie bei Nierenstörungen, Laxanzienabusus, primärem Aldosteronismus,
Hyperkaliämie im Anfall bei Adynamia episodica hereditaria (Gamstorp) (Erblichkeit, myotone Phänomene).

Bei gewissen muskulären Erkrankungen können auch rasch, aber eigentlich nicht anfallsweise Schwächen auftreten (z.B. Myasthenie, paroxysmale Myoglobinurie, Muskelphosphorylasemangel). Hierzu s. 2.13.1.2.

2.3.2.   Anfallsartige, vorwiegend sensible Störungen

Anfallsartig können sowohl kurzdauernde sensible Reizerscheinungen (Parästhesien, Schmerzen) wie auch sensible Ausfälle (Einschlafgefühl, Gefühllosigkeit) auftreten. Ein Teil der Ursachen ist gleich wie bei den oben beschriebenen anfallsartigen motorischen Störungen.

Bei *fokaler Epilepsie* können im Rahmen einer *sensiblen Jackson-Epilepsie* Parästhesien auftreten, die von einer vorübergehenden Gefühlsstörung gefolgt werden können (fokal meist an Hand oder Gesicht beginnend, sich in Bruchteilen von Minuten ausbreitend, einseitig bleibend, außer bei sekundärer Generalisierung des Anfalles, der dann aber in ein Grand mal ausmündet, innerhalb einer bis weniger Minuten abklingend, ohne Bewußtseinsverlust, eventuell von motorischer Schwäche begleitet). Auch lokalisierte, paroxysmale Schmerzattacken sind auf dem Boden eines Anfallsleidens beschrieben worden.

Die *tonischen Hirnstammanfälle* werden von paroxysmalen Schmerzen einer Körperhälfte begleitet, manchmal treten letztere auch isoliert, ohne tonische Muskelsteife auf. Die Ursache ist bei jün-

geren Individuen praktisch immer eine multiple Sklerose. Letztere ist auch vermutlich für lokalisierte, nur Minuten dauernde Anfälle von Schmerzen und/oder paroxysmalen Parästhesien verantwortlich.

Bei der *Tetanie* sind die Parästhesien beidseitig (Hände und periorale Region, meist jüngere Individuen und oft Frauen, Angstgefühl und Lufthunger, Hyperventilation, Bewußtsein eventuell auch getrübt, Pfötchenstellung der Hände, Karpopedalspasmus und positiver Chvostek). *Migraine accompagnée* siehe oben.

2.3.3.   Anfallsartige Störungen, vorwiegend des Bewußtseinszustandes und Synkopen

Es wurde oben auf die Ursachen des *plötzlichen Komas* hingewiesen (s. 2.2.2.).

Bei den *anfallsartigen motorischen und sensiblen Störungen* wurde die bei Grand-mal-Anfällen und manchen anderen Epilepsieformen immer vorhandene plötzliche Bewußtseinsstörung angeführt (s. 2.3.1. und s. 2.3.2.).

Bei gewissen Formen der *Epilepsie* stehen allerdings ganz die Störungen des Bewußtseins im Vordergrund:

— bei der *Absenzenepilepsie* (Pyknolepsie) (fast nur bei Kindern oder in der Kindheit beginnend, sehr häufige, nur Sekunden dauernde Anfälle, starrer Blick, eventuell geringfügiges Nesteln oder Mundbewegungen, kein Hinstürzen, täglich unter Umständen sehr häufig sich wiederholend),

— bei der sogenannten *Schläfenlappenepilepsie* (partielle Anfälle mit komplexer Symptomatik) (Dämmerattacken von wenigen Minuten bis zu Stunden Dauer, eingeleitet und begleitet von Schmatzen und anderen oralen Mechanismen, von Nesteln, mit ziellosem und eventuell unsinnigem Handeln; selten aber sinnvollem und scheinbar geordnetem Tun. Amnesie für den Anfall). Die Schläfenlappenepilepsie kann sich aber auch oder nur in anfallsartigen Störungen der vegetativen Funktionen und des Befindens äußern (2.3.4.),

— beim *Temporallappenstatus* stunden- bis tagelange Dämmerzustände,

— beim *Petit-mal-Status* (Status pycnolepticus) (epilepsiespezifisches EEG oft einzig entscheidend),

— Gegenüber schläfenlappenepileptischen Anfällen muß die unter Umständen ganz analog erscheinende *Bewußtseinsstörung bei Hypoglykämie* abgegrenzt werden (meist im nüchternen

Zustand, aber unter Umständen auch postprandial; von Unruhe und Schwitzen eingeleitet oder begleitet, Blutzuckerbestimmung, sofortiger Effekt einer intravenösen Glukosegabe und rasche Wirkung einer peroralen Zuckerzufuhr. An Insulingaben oder an ein Inselzelladenom denken),

- ebenfalls einer Schläfenlappenepilepsie zum Verwechseln ähnlich können *Anfälle im Rahmen einer betaadrenergen Hyperaktivität* sein (Anfälle von Herzklopfen, Druck auf der Brust, Angst, unruhig-erregtes Verhalten, promptes Ansprechen auf Propranolol).
- Nicht ganz so selten sind – besonders bei Kindern – von den Müttern erfundene oder durch Manipulation provozierte *Pseudoepilepsien* (psychopathologische Besonderheiten der Mütter, sozioökonomisches Milieu beachten, ebenso Zeichen mechanischer Einwirkungen besonders am Hals).

Die *Synkopen* sind definiert als ganz kurzdauernde Bewußtseinsstörungen mit Hinstürzen. Folgende *Ursachen* kommen in Frage:

- *kardiogene* Störungen (Herzrhythmusstörungen als Adams-Stokes-Anfall, Aortenstenose),
- *reflektorische Kreislaufsynkope* bei übermäßiger Vagusstimulation und Bradykardie (z. B. bei intensiven Schmerzen),
- *vagovasale Synkope* (Emotion, langes Stehen, mit Schwarzwerden vor den Augen, Schwindelgefühl und Schwitzen),
- *Schlucksynkopen* (nach Glossopharyngeusverletzungen, bei Glossopharyngeusneuralgie, bei mechanischer Läsion dieses Nervs),
- *postpressorisch reflektorische Synkopen* (z. B. Husten- oder Lachschlag, Miktionssynkopen, Strecksynkopen),
- *vestibulär-zerebrale Synkopen* (vorausgehend allenfalls sehr kurze Schwindelsensation),
- *gestörte orthostatische Kreislaufregulation;* hierzu gehören der idiopathische Vasomotorenkollaps des Adoleszenten, aber auch die orthostatische Hypotonie (z. B. beim Shy-Drager-Syndrom [s. 2.20.1.1.], bei Addison, bei autonomer Polyneuropathie etc.),
- *lokale arterielle Erkrankungen,* z. B. eine Vertebralis- oder Basilarispathologie („drop-attacks"), oder ein Aortenbogensyndrom,
- *seltene Ursachen,* wie z. B. atonische Hirnstammanfälle, kataplektische Stürze im Rahmen des Narkolepsie-Kataplexie-Syndromes, kryptogenetische Sturzattacken der Frau oder Sturzanfälle beim Parkinson-Syndrom. All diese Stürze spielen sich ohne eigentlichen Bewußtseinsverlust ab.

- Ein großer Teil bleibt *ätiologisch ungeklärt!*

Zu den *vaskulär bedingten* plötzlichen Störungen des Bewußtseinszustandes (ohne Koma) gehören:

- die *amnestische Episode* („transient global amnesia", „ictus amnésique"). Sie tritt selten bei Migränikern oder häufiger ohne andere Hinweise auf eine Vaskulopathie im mittleren Lebensalter auf (plötzlicher Verlust der Merkfähigkeit und akut einsetzende, mehr oder weniger lang dauernde retrograde Amnesie, stellen immer die gleichen Fragen, ohne sich die Antworten merken zu können. Erinnerungslücke über Tage bis Monate zurück. Geordnetes Handeln, auch komplexe Dinge korrekt ausgeführt. Nach einer bis mehreren Stunden rasch abklingend, rasche Auffüllung der retrograden Amnesie bis zu Beginn der Episode, dauernde Erinnerungslücke für die Stunden der Episode selber; selten bei jüngeren Personen durch Oxychinolinderivate ausgelöst),
- selten im Rahmen einer *(basilären) Migräne.*

Psychogene Bewußtseinsstörungen haben oft demonstrativen Appellcharakter, die motorischen Abläufe entsprechen keinem bekannten Anfallstypus (besonders kritische auslösende Situation, Persönlichkeitsstruktur beachten, Fehlen pathologischer Untersuchungsbefunde, normales EEG auch während der Störung und Fehlen einer postiktalen Verlangsamung der elektrischen Aktivität).

2.3.4. Anfallsartige Störungen der vegetativen Funktionen

In diese Gruppe fallen die außerhalb schwerer Organleiden sich abspielenden anfallsweisen Störungen des Schlaf-wach-Rhythmus, der Atmung, der Herztätigkeit, des Nahrungs- und Sexualtriebes.

Abnorme Hypersomnie und andere Störungen der Schlafregulation sind das Leitsymptom

- der *Narkolepsie* (Schlafanfälle in schlaffördernden Situationen von 10 Minuten bis einer Stunde, weckbar – kataplektischer Anfall und Schlaflähmung s. 2.3.1.2.1. –, normaler Untersuchungsbefund und normales EEG),
- des *Schlaf-Apnoe-Syndromes* bei obstruierender Anomalie des Rachenraumes (z. B. M. Crouzon), bei neurologischen Erkrankungen der hinteren Schädelgrube (z. B. Syringobulbie, olivopontozerebelläre Atrophie) (Symptome siehe Pickwick-Syndrom),
- des *Pickwick-Syndroms* (adipös, episodische Somnolenz und Benommenheit, im Schlaf lautes Schnarchen, schwer weckbar, bis zu einer

Minute andauerndes Aussetzen der Atmung; sonst normaler Untersuchungsbefund, aber pathologisches EEG),

– des *Kleine-Levin-Syndroms* (junge Männer, Schlafzustände von mehrtägiger Dauer, abnormer Freßtrieb [Bulimie, Polyphagie], Verwirrtheit),

– der nicht anfallsartigen *pathologischen Schlafsucht*, z. B. bei Encephalitis lethargica, Trypanosomiasis, bei organischen Prozessen im hinteren Hypothalamus.

Eine *akute anfallsartige vegetative Symptomatologie* zeigen u. a.

– die *Schläfenlappenepilepsie*. Sie kann auch ohne Dämmerzustand (s. 2.3.3.) auftreten (plötzliche Sensationen in Magengrube, zur Kehle aufsteigend, Herzklopfen, Atemnot, Lufthunger, Angst, Würgegefühl, 10 Minuten bis Stunden dauernd),

– die *betaadrenerge Hyperaktivität* (spontan oder nach Isoproterenolinfusionen, Tachykardie, Druckgefühl auf Brust, Angst, Nervosität, Atemnot, Zittern, Minuten bis Stunden dauernd).

2.4. Störungen des Geruchssinnes

Zur *Anatomie* sei festgehalten, daß die bipolaren Riechzellen mit ihrem peripheren Fortsatz in den Riechepithelien stecken. Diese sind auf einem $2 cm^2$ großen Bezirk der Riechschleimhaut am Dach eines jeden der zwei oberen Nasengänge verteilt. Die zentralen Neuriten durchdringen, zu den etwa 40 Elementen der sogenannten Fila olfactoria gebündelt, die Lamina cribrosa. Sie enden im darüber in der vorderen Schädelgrube gelegenen Bulbus olfactorius. Hier werden sie umgeschaltet, und das zweite Neuron gelangt durch den Tractus olfactorius und die Stria olfactoria einerseits vor allem zur Amygdala, dann als drittes Neuron zum Gyrus parahippocampalis und schließlich zu kortikalen Projektionsfeldern. Im weiteren gelangt aber ein Teil der zweiten Neurone zur Area septalis, von hier zur Gegenseite und zum limbischen System. Die Beziehung dieses letzteren zu den vegetativen Kernen im Hypothalamus und zu den Affektmechanismen ist früher dargelegt worden (s. 2.2.1.).

Eine Beeinträchtigung des Geruchssinnes kann durch Läsion der Peripherie bis oder mit Tractus olfactorius bewirkt werden. Sie ist immer mit einer Störung der „Geschmacksempfindung" kombi-

niert. Abnorme Geruchssensationen rühren von Reizung der Amygdala bzw. des Hippokampus her.

Eine bloße Verminderung des Geruchssinnes (Hyposmie) ist ohne spezielle Apparatur zu deren quantitativen Prüfung nicht zuverlässig zu beurteilen. Sie rührt meist von Veränderungen der Nasenschleimhaut her und bleibt eine Domäne des ORL-Arztes.

Ein **vollständiger Ausfall des Geruchssinnes** (Anosmie) wird meist den Neurologen beschäftigen. Sie geht mit einer subjektiven Störung der Geschmacksempfindung einher („Ageusie"), die darauf zurückzuführen ist, daß lediglich noch die vier Grundqualitäten des Geschmacks wahrgenommen werden.

Die folgenden **Ursachen** können einer Anosmie zugrunde liegen:

– Veränderungen der *Nasenschleimhaut* bzw. der darin eingebetteten Sinneszellen (Rhinitis atrophicans; Status nach akuter Grippe mit begleitender Rhinitis; einseitige oder fehlende Ventilation). In diesen Fällen sind auch Entstellungen des Geruchssinnes von oft unangenehmem Charakter (Parosmien) besonders häufig.

– Eine *Aplasie des Bulbus olfactorius* mit vollständiger Anosmie findet sich beim Kallmann-Syndrom (hypogonadotroper Hypogonadismus mit eunuchoidem Hochwuchs, Ausbleiben der Pubarche und gelegentlicher Farbenblindheit).

– *Verschiedene internistische Ursachen*, wie Diabetes mellitus, ein Sheehan-Syndrom, eine Hypothyreose, die Laryngektomie, die Sklerodermie, der Morbus Paget, Zinkionenverlust (z. B. bei Histidin-Medikation), Medikation mit Penicillamin, L-Dopa, Phenindion, Thiamazol, Betablocker, diverse Antibiotika, Antirheumatika, Antidiabetika, Antihypertensiva, Clofibrat, Amphetamine, Ildamen usw. können von Störungen des Geruchs- und Geschmackssinnes begleitet sein.

– Eine *kontusionelle Schädigung des Zwischenhirnes* in der Wand des III. Ventrikels kann zu einer Kombination von Anosmie und Ageusie führen.

– Das schwerere *Schädel-Hirn-Trauma* ist die häufigste Ursache einer Anosmie, die auf einem Abriß der Fila olfactoria oder einer Kontusion des Bulbus olfactorius oder N. olfactorius beruht. Sie ist nur in einem Drittel der Fälle reversibel.

– Bei vollständiger Anosmie ohne vorausgegangenes Trauma muß ein *Tumor in der vorderen Schädelgrube* – fast immer ein Olfaktoriusmeningeom – gesucht werden (psychopathologische Veränderungen, Stirnhirnsymptomatologie, eventuell epileptische Anfälle; Hilfsuntersuchungen zum Ausschluß nötig).

Spontane anfallsartige Geruchshalluzinationen sind zu unterscheiden von den oben erwähnten abnormen Geruchsempfindungen bei tatsächlich angebotenem Geruchsstoff. Sie sind fast immer Ausdruck eines epileptischen Geschehens. Die Geruchssensationen treten paroxysmal auf, sind meist unangenehm „stinkend" (Kakosmien) und gehen selten auf eine Reizung des Bulbus olfactorius, häufiger auf eine solche des Unkus und der Amygdala oder der Basis des Schläfenlappens zurück. Sie begleiten manchmal eine komplexe Schläfenlappenepilepsiesymptomatik oder leiten eine solche ein. Nebst residualen Narben manifestieren sich besonders oft Tumoren des Schläfenlappens durch diese sogenannten Unzinatuskrisen. Ausnahmsweise können Geruchssensationen eventuell zugleich mit Sehstörungen einen Migräneanfall begleiten.

Störungen des Geschmackssinnes begleiten eine Beeinträchtigung des Geruchssinnes (s. oben). Meist sind sie nur durch einen Verlust der differenzierteren, durch den Geruchssinn vermittelten Geschmackswahrnehmung gekennzeichnet. In etwa 5% der Fälle allerdings wird eine posttraumatische Anosmie von einer echten Ageusie begleitet. Störungen des Geruchssinnes finden sich nach einem Zoster des Ganglion n. glossopharyngei. Sie können aber andererseits auch als vorübergehende Dysgeusie bei alten Leuten auftreten, bei Psychosen sich manifestieren oder Folge einer chemischen Schädigung der Zungenschleimhaut sein.

2.5.   Sehstörungen

Zur *Anatomie* sei in Erinnerung gerufen, daß optische Reize in der Retina eine photochemische Reaktion in den Zäpfchen und Stäbchen (1. Neuron der optischen Bahn) auslösen, die ihrerseits die bipolaren Zellen (2. Neuron) und die Ganglienzellen (3. Neuron) erregt. Der zentrale Fortsatz dieser letzteren verläuft im N. opticus, durch das Chiasma und den Tractus opticus zum Corpus geniculatum laterale. Hier wird auf das 4. Neuron umgeschaltet, welches durch die Sehstrahlung zum

kortikalen Sehzentrum, der Sehrinde um die Fissura calcarina des Okzipitallappens gelangt (s. Abb. 21). Fasern des Tractus opticus gelangen aber auch ohne Umschaltung im Corpus geniculatum laterale in die Area praetectalis, von hier umgeschaltet beiderseits zu dem parasympathischen Westphal-Edinger-Kern, von welchem über das Ganglion ciliare die konstriktorischen Impulse zum Sphincter pupillae den Reflexbogen für den Lichtreflex schließen (s. Abb. 36).

Aus diesem Grundbauplan und unter Berücksichtigung der Topik des Faserverlaufes in den optischen Bahnen lassen sich jeweils aus den *Befunden* Rückschlüsse auf die Lokalisation einer Schädigung ziehen. Andererseits lassen sich aus der Art des Auftretens einer Störung, also aus der *Anamnese,* gewisse direkte Schlüsse auf die Ätiologie ableiten.

2.5.1.   Visusstörungen
(Störungen der Sehschärfe)

Die rein okulären Störungen des Visus gehören in das Fachgebiet des Ophthalmologen, sind aber auch vom Neurologen differentialdiagnostisch stets mitzuerwägen.

2.5.1.1.   Allmählich zunehmende
Visusstörungen (ein- oder beidseitig)

– *Okuläre* **Ursachen,** wie Makuladegeneration, familiäre Lebersche Optikusatrophie usw. (über Jahre fortschreitend, Fundusbeurteilung).

– *Nervus-opticus-Kompression* (meist einseitig, eventuell aber beidseitig) bzw. Chiasmakompression (blasse Papille, oft unterschiedliche Gesichtsfelddefekte an beiden Augen, eventuell Kopfweh, Verlauf über Monate bis Jahre). Ursachen sind vor allem Tumoren (z. B. Meningeome, Optikusgliom beim Kind, Dermoide), Aneurysmen der Karotis (Augenmotilitätsstörungen, sichelförmige Verkalkungen, eventuell erweiterte Sella).

– *Chronischer Hirndruck* (Stauungspapillen, Kopfweh, eventuell amblyopische Attacken [s. unten], Verlauf über Wochen und Monate; vergrößerter blinder Fleck, neurologische Befunde je nach Ursache des Hirndruckes).

– *Toxische Ursachen,* z. B. gewisse industrielle Lösungsmittel, wahrscheinlich auch Hydroxychinolinderivate.

– *Homonyme Gesichtsfelddefekte,* besonders wenn sie allmählich auftreten, können vom Patienten als solche unbemerkt bleiben (z. B. bei Tumoren einer Großhirnhemisphäre) und werden dann als „Visusstörung" bezeichnet.

2.5.1.2. Plötzlich oder sehr rasch auftretender Visusverlust

Ursachen bei Einseitigkeit:

– *Fraktur* der vorderen Schädelgrube in den Canalis opticus hinein (Anamnese, andere Zeichen eines Schädel-Hirn-Traumas, wie Anosmie oder äußere Verletzungen; Papille meist nach 3 Wochen blaß. Rhese-Aufnahmen).

– *Vaskulär,* z.B. arteriosklerotisch bedingte, ischämische Optikusatrophie (Pseudostauungspapille, eventuell blasse Retina, später blasse Papille, nie vollständige Erblindung) oder bei Arteriitis cranialis (oft vollständige Erblindung, ältere Menschen, praktisch immer Kopfweh in Vorgeschichte, A. temporalis meist pathologisch, mehr oder weniger immer hohe Blutsenkungsreaktion). Amaurosis fugax bei Karotisstenose (Strömungsgeräusch, eventuell kontralaterale Hemisymptome).

– *Retrobulbärneuritis* (maximal innerhalb eines Tages bis weniger Tage, gelegentlich Bulbusschmerzen und Blitzesehen beim Bewegen der Augen, meist junge Menschen, nie völlig blind). Anfänglich normaler Fundus, Beginn der Erholung nach wenigen Tagen, selten auch beidseitig.

– *Amblyopische Attacken* bei Stauungspapillen (nur Sekunden dauernd; Hirndruckzeichen), auch im Rahmen eines Pseudotumor cerebri.

Ursachen bei Beidseitigkeit:

– *vaskuläre Retina-Ischämie* (selten beidseitige Retina-Ischämie bei Aortenbogensyndrom, z.B. beim plötzlichen Aufstehen aus dem Liegen, kurzdauernd),

– *vaskuläre* beidseitige *Sehrindenläsion* (basiläre Durchblutungsinsuffizienz, plötzlich, alter Patient, Risikofaktoren; gestörtes Farbsehen geht voraus; normale Pupillenreaktion; Differentialdiagnose „Seelenblindheit"). Dies kann selten auch einmal auf eine intermittierende mechanische Kompression der A. cerebri posterior gegen das Tentorium durch Druck bei supratentoriellen Tumoren mit Verlagerung des Gehirnes zurückgehen (anfallsartige Sehstörung, Kopfwehepisoden und Gehstörungen),

– *toxisch,* z.B. Methylalkohol (über Nacht auftretend; Anamnese, später beiderseits blasse Papille. Tabak-Alkohol-Amblyopie (progredient über Tage bis Wochen),

– *psychogene Blindheit* (normales Pupillenspiel, normaler Fundus, nicht einem frisch Erblindeten entsprechendes Verhalten, keine der üblichen Ursachen der Erblindung, erhaltener optokinetischer Nystagmus, sofern der Patient zum Fixieren gebracht wird, normale visuelle evozierte Potentiale).

2.5.2. Störungen des Gesichtsfeldes

Gesichtsfeldstörungen gehen selten mit eigentlichen Störungen der Sehschärfe einher. Sie können besonders, aber nicht ausschließlich, wenn sie langsam auftreten, vom Patienten unbemerkt bleiben und dann vage als „Visusstörung" empfunden werden.

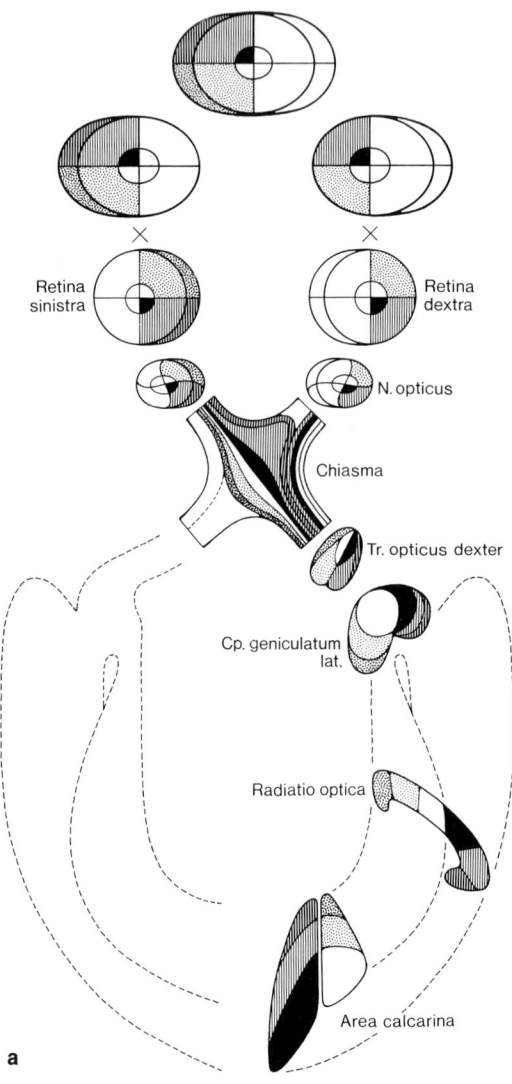

Abb. **21** Sehbahnen: **a** mit der topischen Anordnung der Fasern von der Retina bis zur Area calcarina, **b** mit Läsionsorten und entsprechenden Gesichtsfeldstörungen.

Der (instrumentell bestimmte) *Gesichtsfeldausfall* erlaubt einen Rückschluß auf den *Ort der Läsion*. In großen Zügen ist dies aus der Abb. **21** ersichtlich.

Die in der Abbildung nicht aufgeführten *horizontalen Gesichtsfelddefekte* sind bei Einseitigkeit auf eine okuläre (retinale) bzw. Optikusläsion zurückzuführen. Beidseitige horizontale Gesichtsfelddefekte sind selten auf eine Chiasmaläsion, häufiger auf einen raumfordernden oder vaskulären Prozeß im Okzipitallappen oberhalb oder unterhalb der Fissura calcarina zurückzuführen.

Auf die ätiologischen Ursachen eines Gesichtsfeldausfalles hin lassen sich oft nicht Schlüsse aus der Anamnese allein ziehen, da, wie gesagt, das Auftreten vom Patienten nicht immer bemerkt wird. Grundsätzlich kommen die **folgenden Ursachen** in Frage:

— intrakranielle, *supratentorielle Raumforderung:* Tumor, Aneurysma, arteriovenöses Angiom, Abszeß, raumforderndes Hämatom (Anamnese, Raschheit der Progredienz, Hirndruckzeichen, fokale neurologische Ausfälle, epileptische Anfälle; meist sind Hilfsuntersuchungen nötig),
— Schädel-Hirn-Trauma mit *Hirnkontusion* (Anamnese, andere neurologische Ausfälle),
— *vaskulärer zerebraler Insult,* meist mit anderen Dauerausfällen (s. 2.3.1.2.). Die Ischämie kann auf die Sehrinde einer Seite beschränkt sein (Fehlen anderer neurologischer Ausfälle, Erhaltenbleiben des „temporalen Halbmondes" mit nur geringerer Beeinträchtigung des Patienten). Ischämie der Sehrinde beiderseits (s. 2.5.1.2.),
— innerhalb der letztgenannten Kategorie nimmt die *Migraine ophtalmique* eine Sonderstellung ein (s. unten),

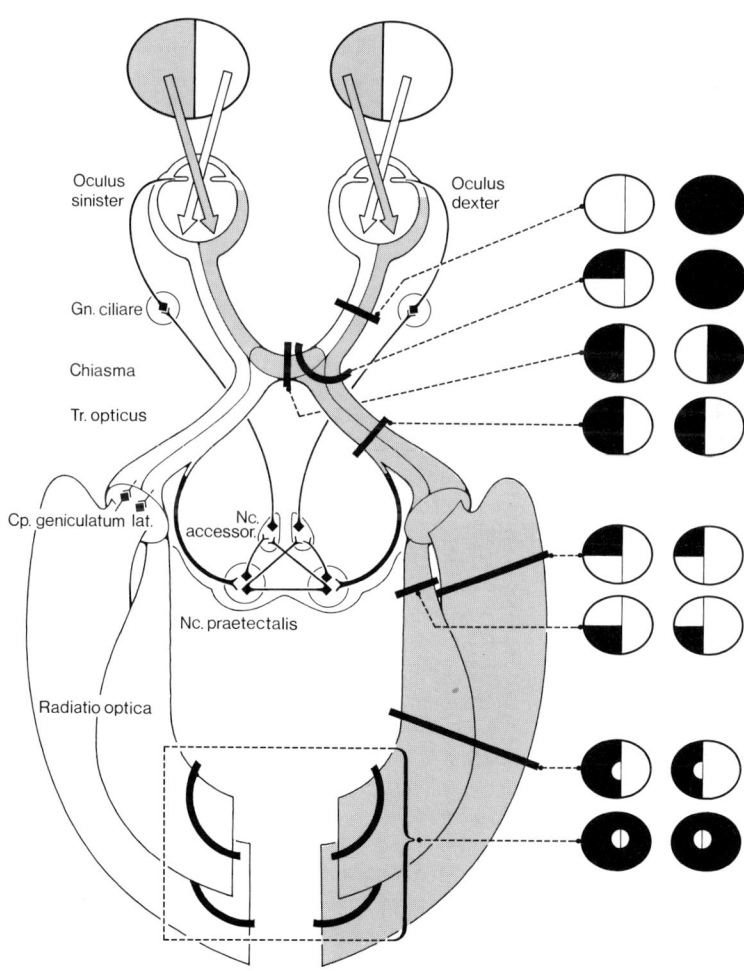

Oculus sinister

Oculus dexter

Gn. ciliare

Chiasma

Tr. opticus

Cp. geniculatum lat.

Nc. accessor.

Nc. praetectalis

Radiatio optica

b

– bei den *Chiasma-Syndromen* (bitemporale Hemianopsie, eventuell binasale Hemianopsie, vgl.
Abb. 21) denke man an ein

● chromophobes (sekundäre endokrine Insuffizienzen)

● oder an ein eosinophiles (Akromegalie) Hy-
pophysenadenom (erweiterte Sella, blasse Papille),

● Kraniopharyngeom (immer endokrine Symptome, Hypothalamussyndrom, z. B. mit Diabetes insipidus und Triebstörungen; zerstörte
Sella, Verkalkungen),

● Meningeom des Tuberculum sellae (Hyper-
ostose),

● Dermoid oder Teratom (besonders Hypothalamussyndrom),

● Aneurysma der Carotis interna (Augenmuskelparesen, sichelförmige Verkalkung).

● Bei akutem Auftreten denke man an eine
Blutung im Chiasmabereich, meist aus einer
kleinen Gefäßmißbildung oder einem Tumor.

Nicht notwendigerweise mit einem monokulär
nachweisbaren Gesichtsfelddefekt geht die *Unaufmerksamkeitshemianopsie* einher (nur bei si-
multaner Prüfung des Sehens in beiden Gesichts-
feldern feststellbar). Sie ist Ausdruck einer Parietallappenläsion.

2.5.3.   Andere Störungen des Sehens
(ohne Doppelbilder, s. 2.8.1.)

Hierzu gehören:

– *Mouches volantes* als harmlose Einschlüsse im
Glaskörper sowie andere lokale Veränderungen
der brechenden Medien bzw. der Retina,

– das *Flimmerskotom* als typischer Ausdruck einer Migraine ophtalmique (Kinder oder jüngere
Erwachsene, meist andere Migränemanifesta-
tionen, flüchtiges, mit Flimmern einhergehen-
des, vom Zentrum in die Peripherie sich ausbrei-
tendes, homonymes Skotom, Progredienz innerhalb 10 Minuten, meist erst anschließend
kontralaterales halbseitiges Kopfweh; Ausnahme bei Migraine sans migraine). Ganz ausnahmsweise Zurückbleiben von permanenten
Gesichtsfeldausfällen,

– beim Vorliegen einer *retinalen Anomalie*, z. B.
bei den Moorschen Streifen, können rezidivierende stereotype optische Sensationen auftreten,

– *Überempfindlichkeit auf Licht* begleitet Meningitiden, einen Migräneanfall, kann aber auch
Ausdruck einer (vaskulären) Thalamusläsion
sein,

– *einseitiger Visusverlust bei sehr hellem Licht*
kann bei homolateralem Karotisverschluß beobachtet werden,

– primitive oder komplexere, geformte *optische
Halluzinationen.* Ausdruck eines epileptischen
lokalen Phänomens bei Prozessen in der Sehrinde oder in den optischen Assoziationsfeldern
oder aber in einem frisch entstandenen hemi-
anoptischen Gesichtsfeld (als Ausdruck einer
selbständigen Entladung von Zellen, die ihrer
üblichen Afferenzen beraubt wurden, sogenannte „sensory deprivation"),

– *Palinopsien,* d. h. Persistieren oder erneutes
Wahrnehmen vorgängig gesehener Bilder (bei
Okzipitallappenläsionen),

– *Oszillopsien* (z. T. rhythmische und richtungs-
konstante Scheinbewegungen der Umgebung,
z. B. bei Nystagmus),

– *Dysmorphopsien,* d. h., Gegenstände werden
zu klein (Mikropsien) oder zu groß (Makrop-
sien) bzw. deformiert gesehen. Sie kommen vor
bei Temporallappenepilepsie, aber auch bei Migräne (sogenanntes Alice-im-Wunderland-Syn-
drom),

– *Lesestörungen,* z. B. Alexie s. 2.1., optomotorische Lesestörung bei Dyslexie siehe 2.1., okuläre
Apraxie s. 2.8.2.2.,

– *erworbene Störungen des Farbsehens* und Far-
benerkennens (Achromatopsie), z. B. bei Ischämien der Sehrinde (2.5.1.2.) oder bei einer
linksseitigen Erweichung im Bereich der A. cerebri posterior (s. 2.1.),

– das Sehen aller Gegenstände in einer Farbe *(Mo-
nochromatopsie),* beiderseits z. B. bei Digitalis-
intoxikation (Gelbsehen), einseitig z. B. bei Ma-
kulablutung (Erythropsie).

2.6.   Gehörsstörungen

| 2.6.1. Unterscheiden einer Schalleitungs- und einer
Schallperzeptionsschwerhörigkeit
2.6.2. Schwerhörigkeit oder Taubheit
    – plötzlich aufgetreten
    – progredient
2.6.3. Abnorme akustische Phänomene |

Die *anatomische Basis* des Hörens umfaßt den
schalleitenden Apparat des äußeren und des Mit-
telohres, den Schallperzeptionsapparat (Kochlea
mit Corti-Organ), den Gehörnerv (Teil des VIII.,
des N. vestibulocochlearis oder statoacusticus),
die zentrale Hörleitung von den Nuclei cochleares,
zum Teil polysynaptisch zum Colliculus inferior

und dem Corpus geniculatum mediale. Von diesen ausgehend erreicht die Radiatio acustica durch den hinteren Schenkel der Capsula interna schließlich das kortikale Hörzentrum im Gyrus temporalis transversus (Heschl-Querwindung). Diesem benachbart sind die sekundären, für die

Analyse akustischer Signale zuständigen Rindenfelder, dorsal anschließend auch das sensorische Wernicke-Sprachzentrum.

Der weitaus größte Teil der Hörstörungen fällt in den Zuständigkeitsbereich des Otologen. Dennoch ist manche intrakranielle neurologische Affektion

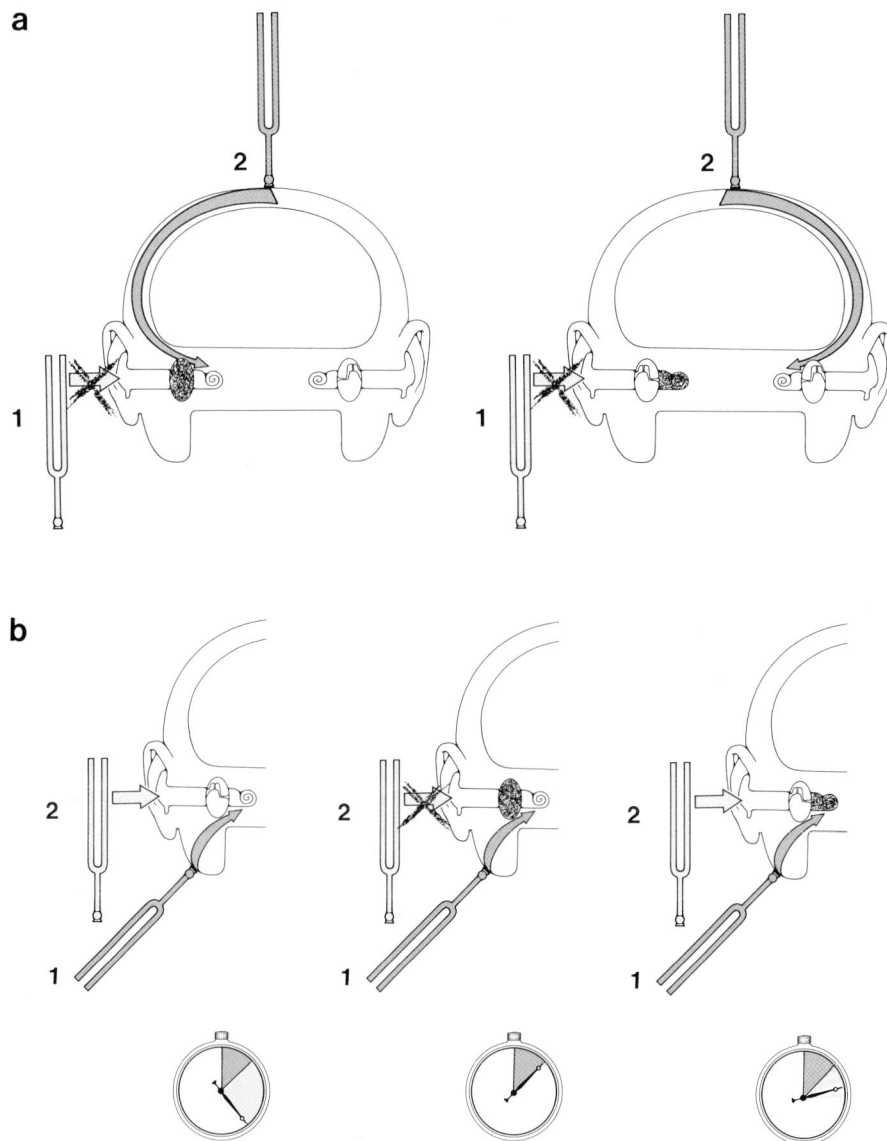

Abb. **22** Gehörproben. **a Weber-Test:** Bei rechtsseitiger Schalleitungsschwerhörigkeit (linkes Bild) wird die Stimmgabel vor der Ohrmuschel nicht mehr gehört, die auf die Stirn aufgesetzte Stimmgabel aber im schwerhörigen Ohr wahrgenommen. Bei rechtsseitiger Schallperzeptionsschwerhörigkeit (rechtes Bild) lateralisiert der Patient die Stimmgabel in das normalhörende linke Ohr. **b Rinne-Probe:** Beim Normalhörigen (linkes Bild) wird die Stimmgabel zunächst auf dem Mastoid aufgesetzt, und wenn sie dort nicht mehr gehört wird, wird der Schall vor der Ohrmuschel noch während etwa gleich langer Zeit wahrgenommen. Bei rechtsseitiger Schalleitungsschwerhörigkeit (mittleres Bild) wird nach Abklingen der Knochenleitung die Stimmgabel vor der Ohrmuschel ebenfalls nicht mehr gehört. Bei rechtsseitiger Schallperzeptionsschwerhörigkeit (rechtes Bild) wird die Stimmgabel vor der Ohrmuschel mehr oder weniger stark verkürzt wahrgenommen.

mit Gehörstörungen verbunden, und mancher Patient mit Gehörstörungen wird zur Beurteilung primär oder zusätzlich dem Neurologen zugewiesen. Für diesen stellt sich
- einmal die Aufgabe der Unterscheidung einer Schalleitungs- von einer Schallperzeptionsschwerhörigkeit,
- im weiteren die Aufgabe, die verschiedenen Ursachen einer (Schalleitungs)Schwerhörigkeit oder einer Taubheit voneinander zu differenzieren,
- schließlich gewisse andere akustische Phänomene richtig zu deuten.

2.6.1. Unterscheidung einer Schalleitungs- von einer Schallperzeptionsschwerhörigkeit

Zur Differenzierung der beiden Typen von Schwerhörigkeit dienen der Rinne- und der Weber-Versuch (Abb. **22**) sowie der Schwabach-Test. Normalerweise ist die Luftleitung besser als die Knochenleitung. Darauf beruht der *Rinne-Versuch:*
Die schwingende Stimmgabel (am besten 256 oder 512 Hz) wird zunächst auf das Mastoid aufgesetzt. Sobald sie hier nicht mehr gehört wird, hält man sie vor das Ohr des Patienten. Beim Normalen (und bei der Perzeptionsschwerhörigkeit) sollte die Stimmgabel vor dem Ohr doppelt so lange als auf dem Mastoid gehört werden (Rinne positiv, d.h. normal). Bei Schalleitungsschwerhörigkeit ist die Luftleitung verkürzt bis aufgehoben (Rinne-Versuch negativ) (s. Abb. 22).
Bei Schalleitungsstörung leitet der Knochen besser als der (geschädigte) Leitungsapparat zwischen Trommelfell und ovalem Fenster. Beim *Weber-Versuch* wird die auf die Stirne in der Medianlinie aufgesetzte Stimmgabel bei Schalleitungsstörung in das schwerhörige, bei Perzeptionsschwerhörigkeit in das bessere Ohr lateralisiert (s. Abb. 22).
Bei der doppelseitigen Schwerhörigkeit wird der *Schwabach-Versuch* durchgeführt. Im Vergleich zwischen Patient und normalhörigem Untersucher wird die auf das Mastoid aufgesetzte Stimmgabel vom Patienten bei Schalleitungsschwerhörigkeit länger, bei Schallperzeptionsschwerhörigkeit weniger lang als vom Untersucher (oder gar nicht) gehört.

2.6.2.   Schwerhörigkeit oder Taubheit

Eine Schalleitungsschwerhörigkeit gehört in den Kompetenzbereich des Otologen. Der Neurologe muß sich damit höchstens differentialdiagnostisch

befassen. Hingegen hat er oft der Ursache einer Schallperzeptionsschwerhörigkeit nachzugehen. Übrigens führt nur letztere zu einer vollständigen Ertaubung.
Eine plötzlich aufgetretene, also akute *Ertaubung* oder hochgradige Schwerhörigkeit kann ein- oder beidseitig sein. Als **Ursache** kommen in Frage:
- *Virusinfekte,* insbesondere Mumps, auch ohne Parotisschwellung (eventuell beidseitig, Mumps in der Umgebung, Komplementbindungsreaktion) und Zoster, auch ohne Bläscheneruption (Varizellen in der Umgebung, Mitbeteiligung anderer Hirnnerven, Anstieg des Varizellentiters),
- (basale) *Meningitis* durch verschiedene Erreger (meist schwere Erkrankung, Meningismus, Fieber, Liquorbefund, gelegentlich, aber keineswegs immer Befall anderer Hirnnerven),
- *zirkulatorische Störungen* (wahrscheinliche) im Gebiet der A. auditiva interna als „Apoplexia cochleae" (einseitig, meist ältere Patienten, Erholung etwa bei der Hälfte),
- *Trauma* mit Pyramidenfraktur (Anamnese, eventuell Auftreten mit Latenz, eventuell Vestibularis-Mitbeteiligung, Trommelfellbefund mit sichtbarer Fraktur des Randes oder Othämatom, Felsenbein-Röntgen),
- *Ruptur des ovalen oder des runden Fensters,* z.B. bei einem Barotrauma im Rahmen einer Flugreise.

Eine mehr oder weniger rasch **progrediente Schwerhörigkeit** (eventuell bis zur Taubheit) kann folgende **Ursachen** haben:
- intrakranielle *Tumoren* mit Beteiligung des N. vestibulocochlearis (Einseitigkeit [Ausnahme: das seltene beidseitige Akustikusneurinom bei Morbus Recklinghausen], oft Tinnitus, immer auch Beteiligung des vestibulären Anteiles, früher oder später Beteiligung anderer Hirnnerven, insbesondere des Fazialis, später zentralnervöse Symptome und Hirndruck; meist Liquorveränderungen durch extrazerebral gelegene Tumoren). Artdiagnostisch nebst dem Akustikusneurinom Meningeome, Dermoide, Arachnoidalzysten, Kleinhirnastrozytome,
- *andere Prozesse im Subarachnoidalraum:* Karzinose der Meningen (s. 2.9.2.), eitrige Meningitis (akute oder subakute Ertaubung s. oben),
- *Knochenprozesse und -tumoren:* Morbus Paget (Deformation der Extremitäten, Röntgen des Schädels), Knochentumoren oder -metastasen in der Schädelbasis (Befall anderer Hirnnerven, Schmerzen, Röntgen), Glomus-jugulare-Tumor (Tinnitus, subjektiv und objektiv pulssynchro-

nes Geräusch, Befall anderer Hirnnerven, Hirndruck, am Trommelfell eventuell bläulich durchschimmernd),
– genetisch bedingte *Stoffwechselanomalien* (meist beidseitiger Befall, oft andere neurologische oder neurokutane Veränderungen). Zum Beispiel Refsum-Krankheit (Areflexie, Hemeralopie, Ataxie, Liquoreiweißerhöhung), Niemann-Pick-Krankheit,
– verschiedene *Infektionskrankheiten* und *internistische Affektionen*, z. B. Lues, besonders konnatale Form, Scharlachotitis, Masern, Cogan-Syndrom,
– *multiple Sklerose* mit besonderem Sitz der Plaques, selten sogar beidseitig (andere Krankheitsschübe, Beteiligung langer Bahnen im Hirnstamm),
– bei *Morbus Menière* nach zahlreichen Anfällen, zugleich mit Unerregbarkeit des Vestibularapparates (typische Anamnese) (s. 2.7.1.).
– *medikamentös-toxisch*, zum Beispiel nach Gaben von Streptomycin, Neomycin, Gentamycin und vorübergehend auch Chinin und Acidum acetylosalicylium,
– *otologische Ursachen* (vor allem Otosklerose, chronischer Lärmschaden, z. B. auch in Diskotheken, Presbyakusis, Mittelohrprozesse, traumatische Rupturen des ovalen Fensters durch Barotrauma, z. B. bei raschem Abstieg von Berg oder Flugzeug).

2.6.3.   Abnorme akustische Phänomene

Ein *Tinnitus* ist in den allermeisten Fällen als harmloses, im mittleren und höheren Lebensalter auftretendes, nicht beeinflußbares, mehr oder weniger ständig vorhandenes, in ruhiger Umgebung aber besonders beachtetes, meist *beidseitiges Phänomen* zu werten (keine begleitende, nicht anderswie zu erklärende Schwerhörigkeit, keine anderen neurologischen Ausfälle, kein Kopfweh). Er kann aber auch bei Polycythaemia vera oder bei erhöhtem intrakraniellem Druck, z. B. bei ⅕ der Patienten mit Pseudotumor cerebri (s. 2.7.1.) vorhanden sein. *Einseitiger Tinnitus* ist zwar unter Umständen wie der vorhergehende zu werten, kann aber auch bei lokalen Prozessen mit Läsion des N. cochleovestibularis vorkommen (homolaterale Gehörsverminderung, eventuell andere Symptome von seiten des Kleinhirnbrückenwinkels). Er begleitet auch den Morbus Menière (s. 2.7.1.).

Pulssynchrone Ohrgeräusche werden nicht selten im Bett in ruhiger Umgebung gehört. Sie sind bedeutungslos. Werden sie dauernd „gehört", so suche man nach einer Karotisstenose und vor allem nach einem arteriovenösen Angiom oder einem Glomus-jugulare-Tumor. Jedenfalls auskultiere man in solchen Fällen sorgfältig Kopf und Hals des Patienten und befrage bzw. suche nach epileptischen Anfällen oder neurologischen Ausfällen. *Parakusien und akustische Halluzinationen* kommen vor allem bei Prozessen des Temporallappens vor: abnorm laut oder leise empfundene Geräusche (ersteres auch bei Parese des M. stapedius, z.B. im Rahmen einer peripheren Fazialislähmung). Temporal bedingt sind beispielsweise auch repetitiv empfundene Worte (Paliakusis), vor allem aber die echten akustischen Halluzinationen, die elementaren Charakter haben oder auch komplexe Worte, Sätze oder Melodien darstellen können. Sie fügen sich unter Umständen in einen eigentlichen temporalen Dämmerzustand ein (s. 2.3.3.) und werden manchmal in ihrer halluzinatorischen Natur verkannt. Der verantwortliche Prozeß liegt im oberen lateralen Temporallappen (Tumor, Narbe, arteriovenöse Mißbildung usw.).

2.7.   Gleichgewichtsstörungen und „Schwindel"

2.7.1. Bei vestibulären Störungen
2.7.2. Bei Störung sensibler Afferenzen
2.7.3. Bei zerebellären und extrapyramidalen Läsionen
2.7.4. Weitere Ursachen

Das „Gleichgewicht" ist die Fähigkeit, sich im Raum zweckmäßig, auch unter erschwerten Bedingungen, zu halten und zu bewegen. Diese Fähigkeit setzt das normale Funktionieren und Zusammenwirken einer ganzen Reihe von Strukturen des Nervensystems voraus, im besonderen des
– vestibulären Apparates,
– optischen Apparates,
– propriozeptiven Apparates und
– motorischen Apparates.
Die drei erstgenannten Systeme stellen gewissermaßen die drei Säulen, die drei Informationskanäle dar, auf welchen erst der motorische Apparat die angemessenen Bewegungsabläufe und eventuellen Korrekturen abstützen kann.
Das *anatomische Substrat* ist schematisch in Abb. 23 dargestellt. Es ergibt sich daraus folgendes:

– Die *Reize aus dem peripheren Vestibularapparat* (Bogengänge, Sakkulus und Utrikulus)

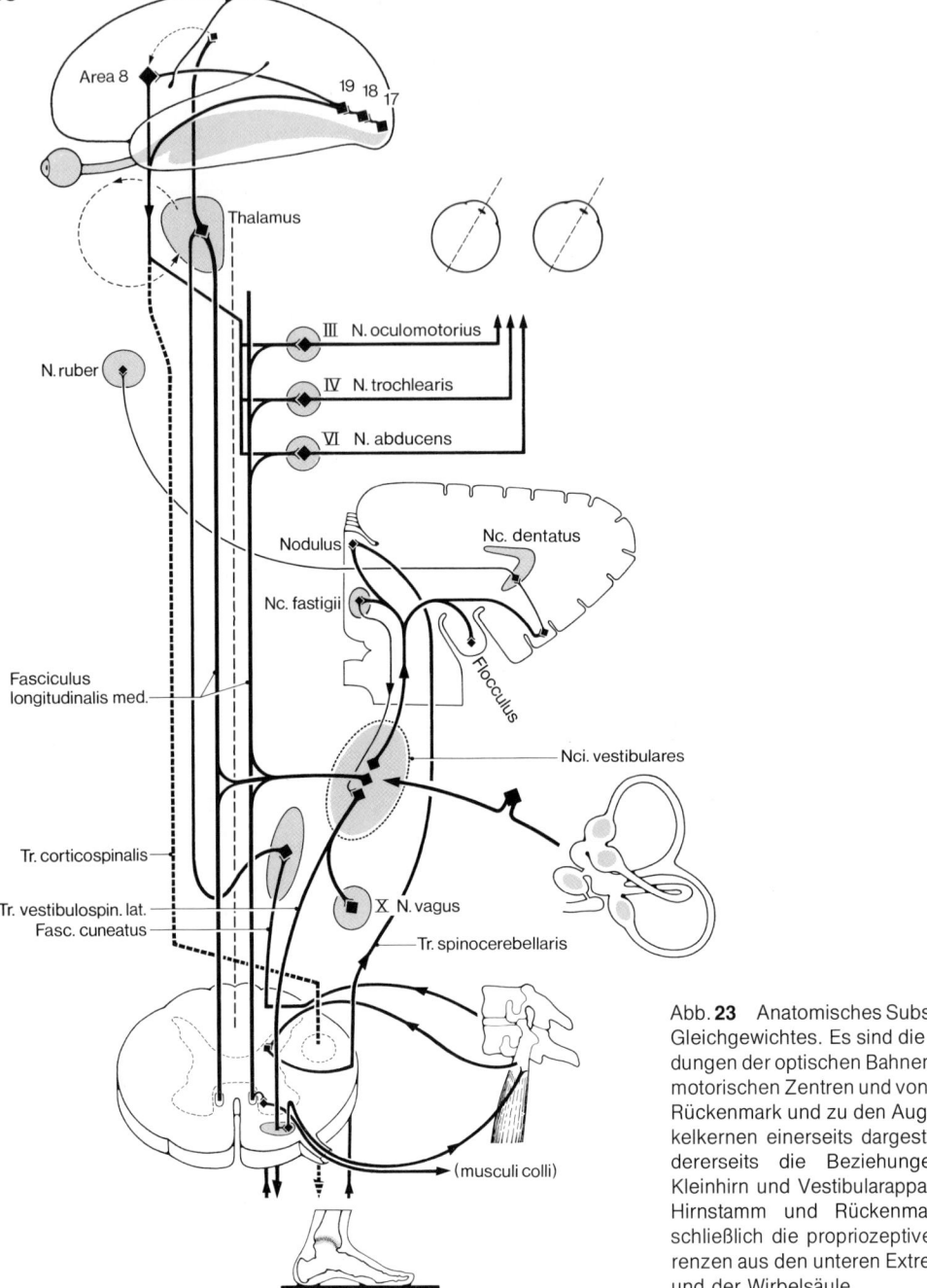

Abb. 23 Anatomisches Substrat des Gleichgewichtes. Es sind die Verbindungen der optischen Bahnen zu den motorischen Zentren und von da zum Rückenmark und zu den Augenmuskelkernen einerseits dargestellt, andererseits die Beziehungen von Kleinhirn und Vestibularapparat zum Hirnstamm und Rückenmark und schließlich die propriozeptiven Afferenzen aus den unteren Extremitäten und der Wirbelsäule.

- gelangen zu den Vestibulariskernen in den Hirnstamm,
- von diesem wirken sie sich via Tractus vestibulospinalis auf den Tonus, die Reflexbereitschaft und damit die Funktion der Rumpfmuskulatur und
- via Fasciculus longitudinalis medialis auf denjenigen der Hals- und Nackenmuskeln und somit auf die Kopfstellung aus.
- Über den Tractus vestibulospinalis werden auch Verbindungen zum Vaguskern hergestellt, und damit werden vegetative Funktionen beeinflußt (Erbrechen!).
- Zugleich werden via Fasciculus longitudinalis

medialis die Stellung der Bulbi (Nystagmus!) beeinflußt und die weitere optische Orientierung im Raum aufrechterhalten.

- Via vestibulozerebelläre Fasern erreichen Impulse den Nodulus und Flocculus des Kleinhirnes, aber auch den Nucleus fastigii und Nucleus ruber, wodurch eine Verbindung zum zerebellären Regelsystem hergestellt wird.
- Via Fasciculus longitudinalis medialis bestehen Verbindungen zum Thalamus und von da durch die thalamokortikalen Fasern zu der Großhirnrinde. Von hier aus aber stellen Assoziationsfasern die Verbindung zu den motorischen Zentren und zum Pyramidenbahnsystem her.
- Zugleich erreichen vestibuläre Impulse durch Vermittlung der Kleinhirnkerne (Nucleus fastigii und Nucleus dentatus) und durch die dentatorubralen Bahnen den Nucleus ruber, aber wiederum auch den Thalamus und schalten sich damit auch in den extrapyramidalen Regelkreis für die Kontrolle des Tonus und der Motorik ein (vgl. auch Abb. 3).
- Ein kortikales Zentrum, zu dem vestibuläre Reize geleitet werden, findet sich in der posterolateralen Schläfenlappenregion nahe der Fissura Sylvii.
- Die *sensiblen Afferenzen aus der Körperperipherie* gelangen durch den Tractus spinocerebellaris dorsalis (zusammen mit dem Tractus vestibulocerebellaris) über den Pedunculus cerebellaris inferior bzw. durch den Tractus spinocerebellaris ventralis über das Brachium conjunctivum zu den Kleinhirnkernen. Sie schalten sich hier in das zerebelläre Regelsystem der Motorik ein.
- *Optische Einflüsse* gelangen zunächst vom okzipitalen Sehzentrum in der Kalkarina zu den optischen Assoziationszentren der Area 18 und Area 19. Hier werden sie mit Erinnerungen verglichen, interpretiert und „erkannt". Von letzterem Bezirk verlaufen optomotorische Assoziationsbahnen im Stratum sagittale internum des Okzipital- und Parietallappens zu den motorischen Zentren der vorderen Zentralwindung und der Präzentralregion. Dadurch beeinflussen die optischen Afferenzen Motorik und motorisches extrapyramidales Regelsystem.

Klagt der Patient über Gleichgewichtsstörungen oder auch über Schwindel, so muß eine Störung eines der vier zu Beginn genannten Systeme und nicht etwa nur eine vestibuläre Störung differentialdiagnostisch erwogen werden. Im folgenden sollen jene Charakteristika geschildert werden, die je der

Störung eines jeden der vier genannten Systeme eigen ist, und es sollen im weiteren die häufigsten ätiologischen Ursachen dieser Störungen beschrieben werden.

2.7.1. Schwindel bei vestibulären Störungen

Dieser ist in der *akuten (initialen) Phase* immer ein Drehschwindel und geht hier mit Karussell-Gefühl, der Unfähigkeit zu stehen, mit Übelkeit und dann eventuell Erbrechen, Schweißausbruch sowie mit Nystagmus einher. *Später,* nach Ablauf von Tagen bis Wochen, klingen die akuten Symptome selbst bei weiterbestehender Beeinträchtigung des Vestibularapparates ab. Es bleibt aber ein Defekt zurück, der – etwas unterschiedlich bei peripherem und bei zentralem Vestibularausfall – sich gemäß den Angaben in Tab. 14 manifestiert.

Bei einem *einseitigen Ausfall des Vestibularapparates* tritt in der Regel nach Ablauf einiger Wochen eine vollständige funktionelle Kompensation ein, und der Patient wird auch in besonderen Situationen nicht oder nicht relevant behindert sein. Bei einer *beidseitigen Ausschaltung des Vestibularapparates* (in der Regel peripher bzw. neural) bleiben zur Kontrolle des Gleichgewichtes nur die proprioceptiven und optischen Meldungen. Deshalb treten Unsicherheit und Falltendenz beim Gehen auf unebenem oder weichem Boden (als Test – Gehen auf einer Matratze: Matratzentest) und in der Dämmerung oder gar im Dunkeln auf.

Ein *Nystagmus* ist ein Schlüsselbefund, der sowohl bei Vestibularisläsion wie auch bei Kleinhirnläsion, als blickparetischer Nystagmus bei Läsion gewisser supranukleärer Zentren der Augenmotilität, ausnahmsweise sogar bei muskulärer Schwäche, z. B. bei Myasthenie, und als optokinetischer Nystagmus auftritt. Bei hochgradiger Sehschwäche und auch kongenital kann ebenfalls ein Nystagmus auftreten. Letzterer verschwindet im Gegensatz zum vestibulären Nystagmus bei aktivem Lidschluß. Gewisse Individuen können auch einen willkürlichen Nystagmus produzieren. Paroxysmal kann ein Nystagmus zusammen mit Ataxie und eventuell Dysästhesien bei gewissen Intoxikationen oder hereditären Stoffwechselstörungen auftreten. Er wird auch bei $1/5$ der Patienten mit einem Pseudotumor cerebri (Kopfweh und Hirndruckzeichen ohne fokale neurologische Ausfälle und ohne intrakranielle Raumforderung) beobachtet. Die Charakteristika der einzelnen Nystagmusformen sind in Tab. 15 und Abb. 24 dargestellt. Die Richtung des Nystagmus wird übrigens nach ihrer raschen Komponente angegeben.

Tabelle **14   Symptomatologie bei peripherer und zentraler Läsion des vestibulären Apparates**

	Peripherer Vestibular-apparat	N. vestibulo-cochlearis	Zentraler Vestibular-apparat
Schwindel	heftig, Drehschwindel	weniger intensiv	heftig
Dauer des Schwindels	kurz	immer wieder	länger
Erbrechen	heftig	keines	heftig
Nystagmus	meist horizontal. Rasche Komponente nach Gegenseite		u. U. rotatorisch, vertikal oder dissoziiert
Gehör	oft mitbeteiligt	Tinnitus, immer früher oder später mitbeteiligt	nicht beteiligt
Stehen und Gehen	Abweichtendenz in Richtung der lädierten Seite		vor allem Stehen und Gehen beeinträchtigt
Vestibularisprüfung	Ausfall		Dysharmonie vestibulaire (Widerspruch in der Richtung der obenstehenden labyrinthären Symptome)
Bemerkungen	keine anderen neuro-logischen Ausfälle (außer ev. Gehör)	meist andere periphere Hirnnerven- und Klein-hirnbrückenwinkel-symptome	fast immer sofort oder bald andere Hirnstamm-symptome

Folgende **Ursachen** können zu echtem vestibulärem Schwindel und vestibulär bedingten Gleichgewichtsstörungen führen:

– Läsionen des *peripheren vestibulären Apparates*:
  - Morbus Menière (kurzdauernde Drehschwindelattacken von Minuten bis höchstens wenigen Stunden, Gehörssensationen und zunehmende Gehörsstörung, positives Recruitment),
  - Lermoyez-Syndrom (wie oben, aber vor Anfall Gehörsabnahme, die durch den Anfall verbessert wird),
  - Neuronitis vestibularis (isolierte, selten rezidivierende Drehschwindelattacke, stundenlang bis tagelang, jedenfalls während Tagen erneut bei Lagewechsel auftretend, dann während Wochen Unsicherheit bei raschen Bewegungen im Sinne eines Triggerlabyrinths; keine Gehörssensationen oder Gehörsabnahme),

  - ähnlich ist die Vertigo epidemica und Vertigo nach Zeckenbiß zu werten,
  - gutartiger paroxysmaler Lagerungsnystagmus = „benign paroxysmal type" (nur bei bestimmter konstanter Kopfstellung Drehschwindel, provozierbar bei rascher Reklination aus dem Sitzen und Kopfdrehen um 30 Grad auf eine Seite),
  - direkte traumatische oder septische (Otitis media) Läsion der Bogengänge mit (operativ angehbarer) perilymphatischer Fistel,
  - toxische bzw. medikamentöse Schäden, namentlich Alkohol, Streptomycin, Chinin, Barbiturate, Diphenylhydantoin, Tranquilizer, Antihistaminika, Drogen,
  - vaskuläre Apoplexia labyrinthi (akut, einseitig, meist zugleich Hörverlust; Risikofaktoren),
  - infektiös, z. B. bei Zoster oticus (Schmerzen, Bläschen, Ohrgeräusche, Parese anderer Hirnnerven, insbesondere des Fazialis) oder

Tabelle 15   Nystagmus und nystagmusartige Augenbewegungen. Charakteristika verschiedener Typen, bezogen auf den Sitz der Läsion
(Die Buchstaben a–q beziehen sich auf die Abb. 24)

	Charakteristika	Lokalisation	Ursache; Beispiele
Vestibulär (s. a. Tab. 14) Peripherer Vestibularapparat und	Nystagmus richtungbestimmt; vom Herd weg (in jeder Blickrichtung auf die gleiche Seite, also auf die Gegenseite der Läsion, vor allem horizontal. Unter Umständen Spontannystagmus. Innerhalb einiger Wochen verschwindend. Beeinflußt durch Augenschluß (zunehmend) und Änderungen der Kopfhaltung.	peripherer Vestibularapp.	s. 2.7.1
N. vestibulocochlearis (a)		N. vestibulocochlearis	s. 2.7.1
Hirnstammläsion (b)	Meist in Richtung des Herdes, nimmt bei Blickwendung zur Herdseite zu. Auch rotatorischer Nystagmus, auch dissoziierter Blickrichtungsnystagmus (je in jeweilige Blickrichtung).	vestibuläre Kerne und ihre zentralen Verbindungen	s. 2.7.1
Kleinhirn (c)	Grobschlägig; in Richtung des Herdes; zunehmend bei Blickwendung zur Herdseite, abnehmend bei Augenschluß. Kopfwenden ohne Einfluß.		
Okulär Blick- (bzw. augenmuskel-) paretischer Nystagmus (d)	Meist langsam, grobschlägig; rasche Komponente in Richtung der eingeschränkten Blickrichtung; bei supranukleärer Läsion assoziiert, bei nukleärer oder peripherer Augenmuskellähmung nur am betroffenen Bulbus auftretend. Hier dann monokulärer Rucknystagmus.	supranukleär oder tiefer im okulomotorischen System	s. 2.8.1
Optokinetisch (e)	Normal! Mit rascher Komponente schnellen die Bulbi in Mittelstellung zurück. Frequenz von Raschheit der Bildbewegung abhängig.	wenn gestört: optomotorische Fasern aus der Area 18	gestört nach Trauma, bei Erweichungen, Tumor
Bei früher Visusstörung (f)	Pendelnystagmus, wechselnd rasch, oft langsame, konjugierte Bewegungen bei der Bulbi hin und her um eine Mittelstellung. Bei einseitiger Amblyopie selten einmal einseitig, evtl. auch vertikal.	?	hochgradige, kongenitale oder in den ersten ein bis zwei Lebensjahren erworbene Sehschwäche
Latenter (kongenitaler) (ohne Visusstörung)	Wie oben. Verschwindet bei willkürlichem Augenschluß. Nimmt bei Fixation zu, immer mit Strabismus verbunden, sichtbar beim Abdecken eines Auges.	?	keine ausgesprochene Sehschwäche
Rindennystagmus (g)	Langsames Abweichen der Bulbi vom Reizherd weg, dann rasche Korrektur zur Mittellinie. Später meist Überwiegen des gesunden frontalen Blickzentrums und Déviation conjugée zur pathologischen Seite.	bei Reizung des frontalen Blickzentrums in der Area 6 und 8 der 2. Stirnhirnwindung	Ischämie, Tumor als Reizherd, traumatisch

Fortsetzung Tabelle **15**

	Charakteristika	Lokalisation	Ursache; Beispiele
Willkürlicher Nystagmus (h)	Rascher, feinschlägiger, kurzdauernder, konjugierter Pendelnystagmus. Inkonstant, oft von Lidflattern begleitet. Kein Spontannystagmus. Meist horizontal, selten vertikal.		
See-saw-Nystagmus (i)	Alternierend ein Auge aufwärts und das andere abwärts mit gleichzeitiger Rotation. Verschiedene, vom Nystagmus zu differenzierende Augenbewegungen.	oraler Hirnstamm und Dienzephalon	Tumor, multiple Sklerose, vaskulär, Syringobulbie
Übriges Down-beating-Nystagmus (k)	Vertikaler Nystagmus mit rascher Komponente nach unten.	Läsion kaudale Medulla oblongata B_{12}-Mangel	wie oben. DPH-Intoxikation, Drogen
Konvergenznystagmus (l)	Auf langsame Abduktion folgt rasche Adduktion beider Bulbi.	(rostrale) Mittelhirnhaube	wie oben
Nystagmus retractorius (m)	Ruckartige Bewegungen beider Bulbi nach hinten in die Orbita. Meist mit anderen Störungen der Okulomotorik verbunden.	Mittelhirnhaube	selten. Tumor, multiple Sklerose, vaskulär
Nystagmus mit Lidretraktion	Vertikaler Nystagmus mit rascher Komponente nach oben, synchrones ruckartiges Heben des Oberlides.	Brücke und um Aquädukt	oft vaskulär
Monokulärer Nystagmus	Bei internukleärer Ophthalmoplegie. Als iktales Phänomen bei Epilepsie.	Fasciculus longitudinalis medialis	iktal sehr selten
Opsoklonus (Blickmyoklonien; dancing eye) (n)	Spontane, gruppierte, wechselnd rasche, nicht rhythmische konjugierte Bewegungen. Regellose Hin- und Herwendung der Bulbi.	Hirnstamm und Kleinhirn	paraneoplastisch, v. a. Neuroblastom; multiple Sklerose; Enzephalitis
Ocular bobbing (o)	Rasches, nicht rhythmisches Schlagen der Bulbi nach unten, hier sekundenlanges Verweilen, langsames Zurückgleiten in Mittelstellung. Einseitig, meist andere Seite durch Augenmuskelparese, in der Regel Okulomotoriusparese, blockiert (kann auch von synchronem Gaumensegelnystagmus begleitet sein).	Brücke, Kompression bei Kleinhirnblutung (Läsion zentrale Haubenbahn)	Tumor, Ischämie, Blutung
Blickdysmetrie (p)	Überschießende Bewegungen beim Ansteuern eines Blickzieles und kompensierende Korrekturen (okuläre Apraxie S. 2.8.1.).	zerebellär	- z. B. multiple Sklerose
Ocular flutter (ocular myoclonus) (q)	Rasche, unregelmäßige Hin- und Herbewegungen um Fixationspunkt.	wie Opsoklonus und Blickdysmetrie	

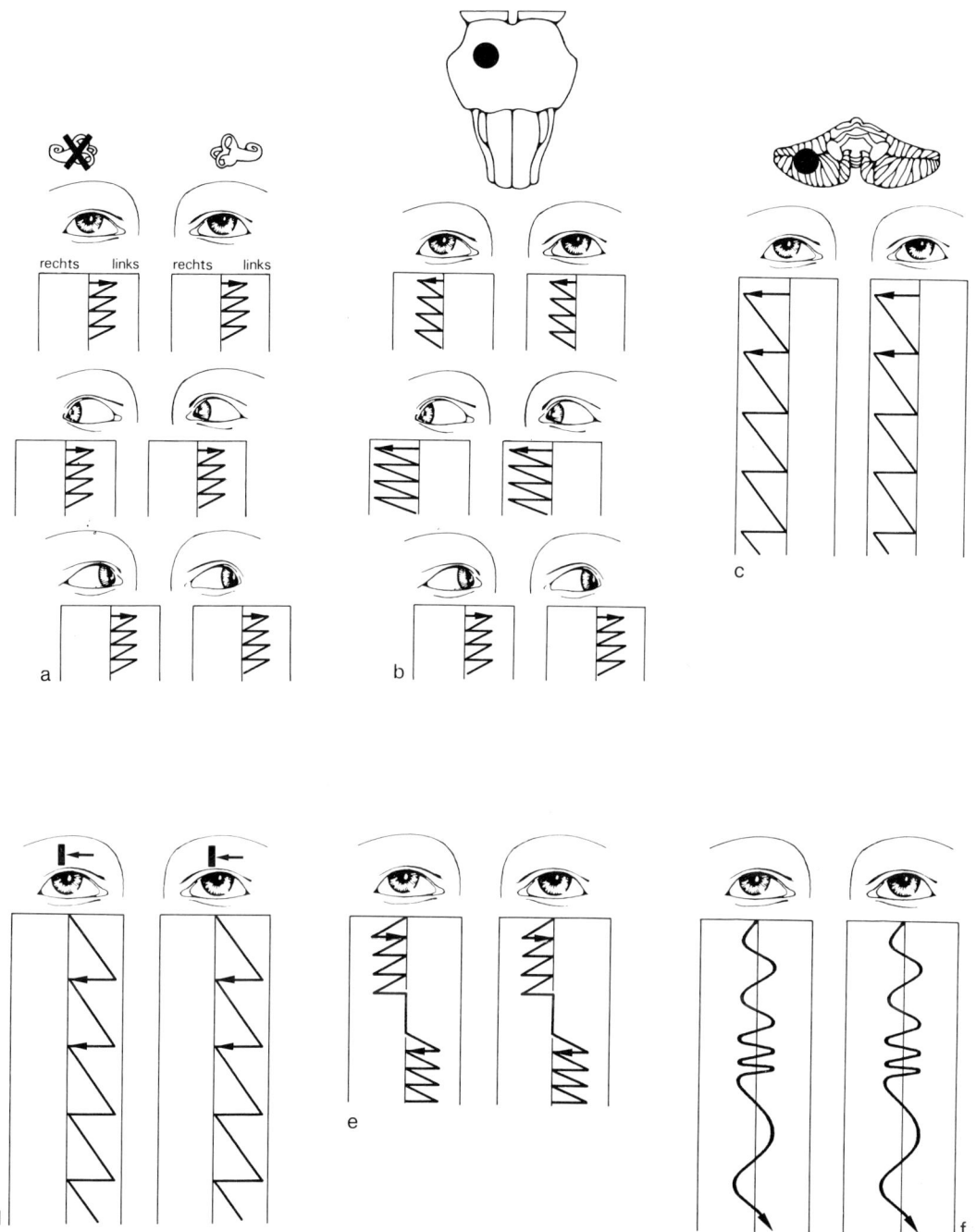

Abb. **24** Nystagmusart, bezogen auf den Ort der Läsion (vgl. auch Tab. 15, auf welche sich die Buchstaben **a–q** beziehen). **a** N. vestibulocochlearis, **b** Hirnstammläsion, **c** Kleinhirnläsion, **d** blickparetischer Nystagmus, **e** optokinetischer Nystagmus, **f** bei früher Visusstörung (Fortsetzung s. S. 74).

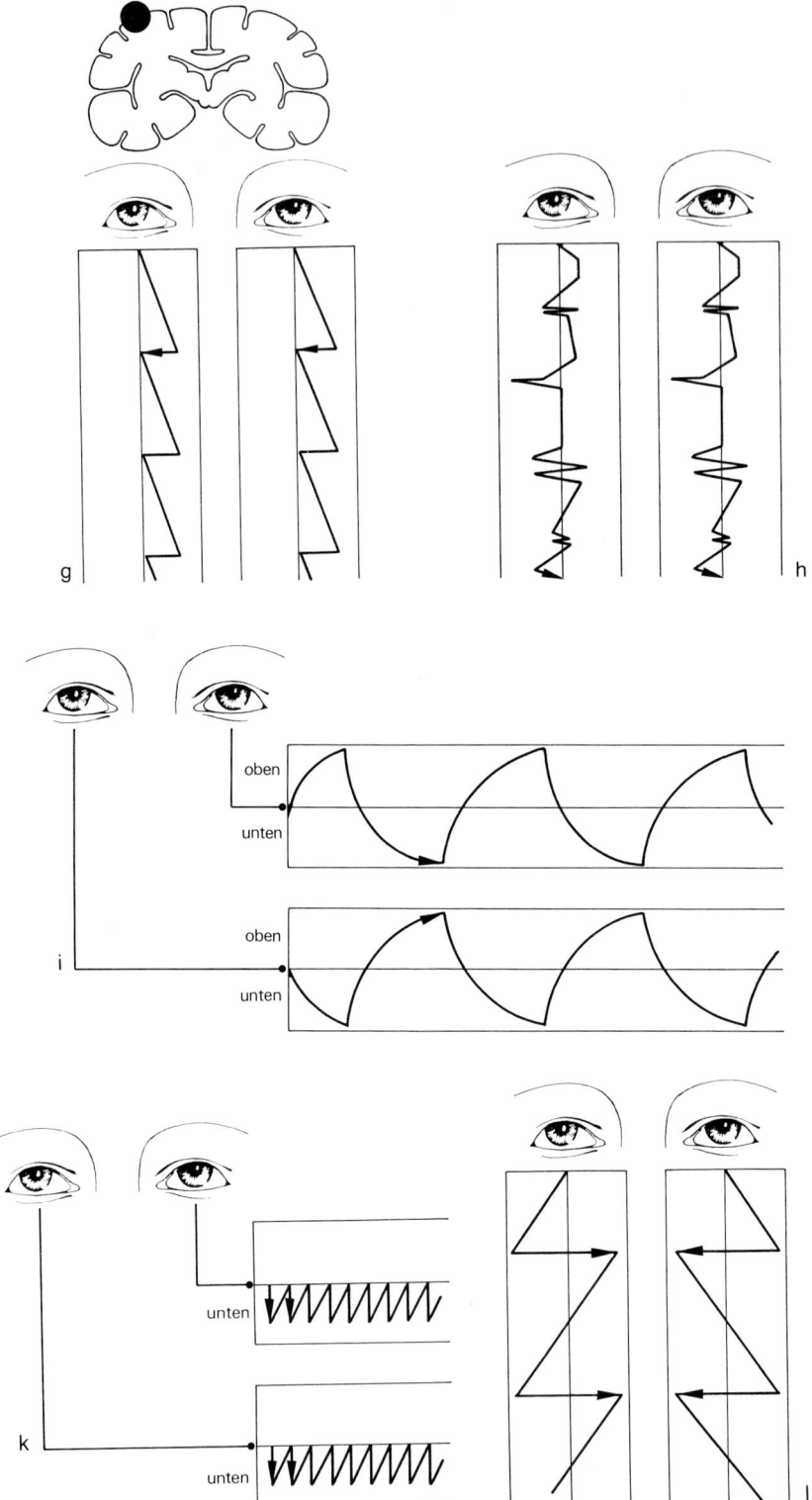

Abb. 24
g Rindennystagmus, **h** willkürlicher Nystagmus, **i** See-saw-Nystagmus, **k** Down-beating, Nystagmus, **l** Konvergenznystagmus, **m** Nystagmus retractorius, **n** Opsoklonus, **o** Ocular bobbing, **p** Blickdysmetrie, **q** Ocular flutter.

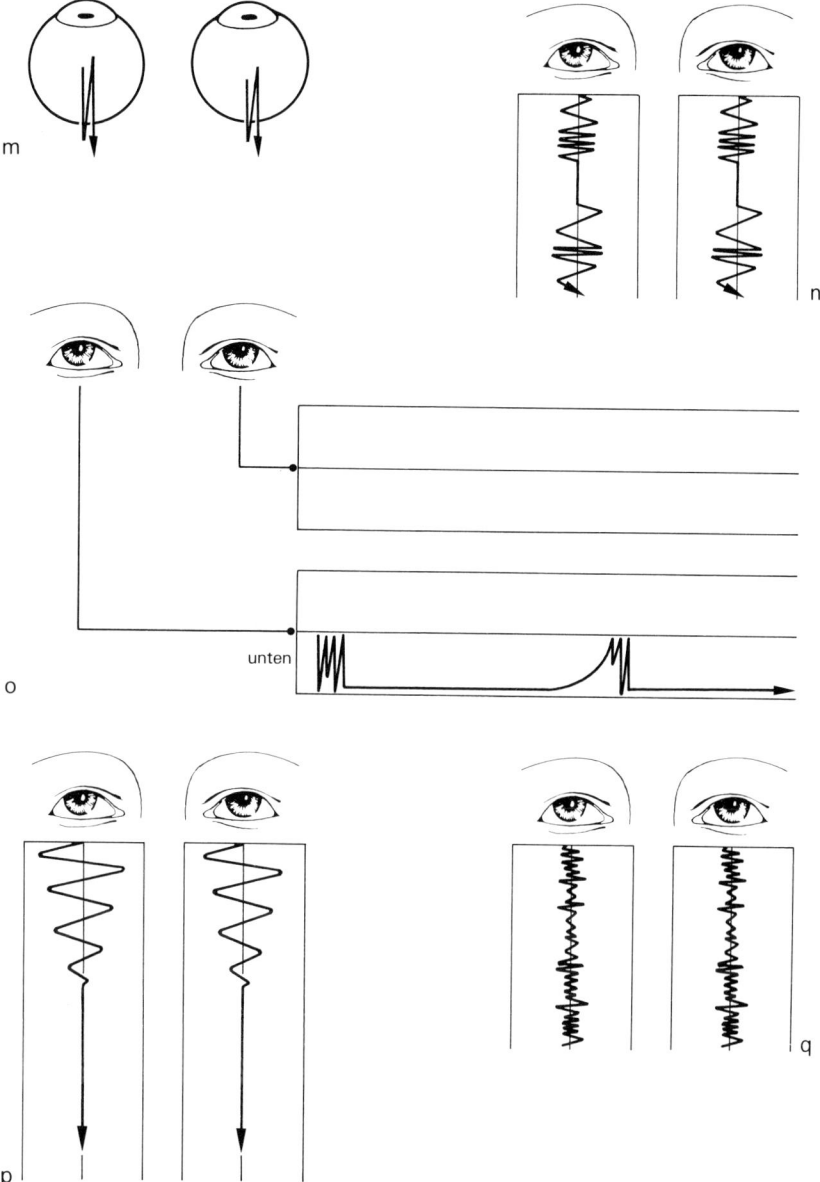

bei Mumps (oft beidseitig, Parotisschwellung, Mumps in der Umgebung, Antikörper),
- Reizung der Bogengänge durch Wasser, z.B. beim Tauchen, falls eine Trommelfellperforation vorliegt,
- Cogan-Syndrom (interstitielle Keratitis, Tinnitus, Nystagmus, progrediente Schwerhörigkeit);
– Läsion des *N. vestibulocochlearis:*
  - Schädelbasisfraktur (Anamnese, Gehörsbeteiligung, Tinnitus),

- Tumoren, insbesondere Akustikustumoren (oft Tinnitus, allmählich progredient, Gehörsabnahme, später andere Hirnnerven befallen, negatives Recruitment),
- chronische basale Meningitis (multiple Hirnnervenausfälle, Liquorbefund) und
- Meningosis carcinomatosa (s. 2.9.2.);
– Läsionen des *zentralen Vestibularapparates* (Kerne und deren Verbindungen, keine Gehörsbeteiligung; akute Symptome, oft länger dauernd als bei peripheren Läsionen; Besonderhei-

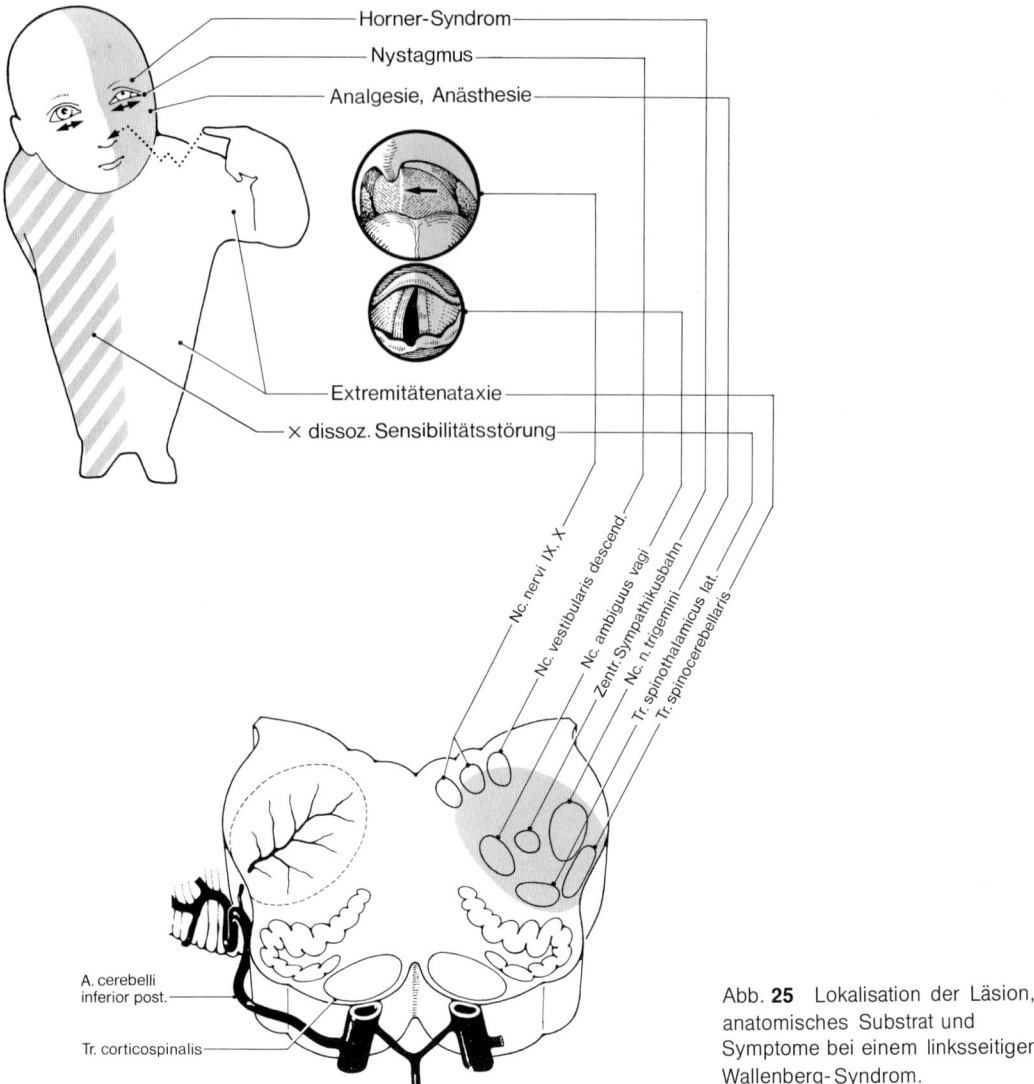

Abb. **25** Lokalisation der Läsion, anatomisches Substrat und Symptome bei einem linksseitigen Wallenberg-Syndrom.

ten des Nystagmus siehe Tab. 15; immer früher oder später andere Hirnstammsymptome):
- vaskuläre Ursachen bei Hirnstamminsult, z.B. Wallenberg-Syndrom (meist ältere Patienten, klares Bewußtsein, akuter Drehschwindel mit Erbrechen, Heiserkeit, Nystagmus, homolateraler Horner, Trigeminusausfall, Gaumensegelparese, Kulissenphänomen, Extremitätenataxie und kontralateral dissoziiert Sensibilitätsstörung der Extremitäten (Abb. 25). Eventuell vorübergehend bei basilärer Migräne,
- Tumoren, z.B. Hirnstammgliom (allmählich zunehmende Symptome, Befall anderer Hirn-

stammstrukturen, bald Hirndruck wegen Aquäduktverschluß),
- multiple Sklerose (s. 2.13.2.5.1.; Suche auch nach pathologischen auditiven evozierten Potentialen).

2.7.2.   „Schwindel" und Unsicherheit bei Störung der sensiblen Afferenzen aus der Peripherie

Hier findet sich nie eine akute Symptomatik, nie Drehschwindel, nie ein Nystagmus. Die Unsicherheit besteht nie bei völlig ruhigem Sitzen, nimmt in der Dämmerung oder beim Augenschluß auffallend zu, ebenso bei sehr raschen Kopfbewegungen (also in Situationen, in denen die zwei noch verbleibenden Afferenzen für das Gleichgewicht ausgeschaltet oder gestört werden).

Als **Ursachen** kommen in Frage:

– diffuse Läsionen *peripherer Nerven* oder *spinaler Wurzeln:*
  - Polyneuropathien (s. 1.3.5.),
  - Polyradikulitis (s. 1.3.1.);
– *Hinterstrangläsionen* (vor allem gestörter Lagesinn auch für Bewegungen von Hautfalten am Rumpf mit massiver Ataxie; keine motorische Schwäche, keine distalen Sensibilitätsstörungen, Reflexe nicht immer fehlend):
  - Tabes dorsalis (Pupillenanomalien, gestörte Schmerzempfindung, Serologie),
  - funikuläre Spinalerkrankung bei Vitamin-B$_{12}$-Mangel (massive Störung des Lagesinns mit Ataxie, eventuell auch Pyramidenzeichen) oder
  - bei Malignomen (allgemeine oder lokale Zeichen eines Tumors),
  - degenerative Erkrankungen, z.B. spinozerebelläre Atrophien, Friedreich usw. (meist familiär, sehr langsam progredient, andere systematisierte Erscheinungen).

2.7.3. „Schwindel" und Unsicherheit bei Läsionen der zerebellären und extrapyramidalen Kontroll- und Regelsysteme

Bei dieser Gruppe liegen keine akuten Störungen, insbesondere kein Drehschwindel, vor. Die Beschwerden treten nur bei Bewegungen auf. Der Bewegungsablauf ist dadurch gestört, in Maß und Koordination beeinträchtigt und verursacht dadurch Normabweichungen im Sinne von Dysharmonien und Unsicherheiten.

– Bei *zerebellären Störungen* finden sich Hypotonie, eine Ataxie, Dysmetrie, beim Gehen ein breitspuriger Gang, beim Sitzen eventuell unstabile Rumpfhaltung. Allgemeine zerebelläre Symptome und lokalisatorische Bedeutung derselben sowie Ursachen zerebellärer Erkrankungen s. 1.1.4.
– Bei *extrapyramidalen Störungen* resultiert die Unsicherheit aus der Störung der Bewegungsautomatismen, aus der Tonuserhöhung (z.B. beim Parkinson-Syndrom) oder aus der Interferenz von unwillkürlichen Bewegungen mit der Willkürbewegung (z.B. Chorea, Athetose oder Torsionsdystonie). Hierzu s. 1.1.3.1.

2.7.4. Verschiedene weitere Ursachen von „Schwindel" und Unsicherheit

Es seien noch aufgeführt:

– Bei *Zervikalspondylose* findet sich das Barré-Liéou-Syndrom oder Syndrom des oberen Körperviertels (unbestimmter Schwankschwindel, Nackenschmerzen, brennende Gesichtssensationen, Ohrgeräusche, Schluckstörungen, oft Brachialgien).
– *Vegetativer Schwindel* (Herzklopfen, Schwitzen, orthostatische Schwierigkeiten, Ängstlichkeit).
– *Tetanisches Syndrom* (s. 2.3.2.).
– Fokaler *epileptischer Anfall* bei Läsion des posterolateralen temporalen Kortex, nahe der Fissura Sylvii (selten, anfallsartige Drehsensationen, dann Ausweitung zu komplexem epileptischem Anfall).
– Bei *Schläfenlappenattacken* (s. 2.3.3.) wird die Störung vom Patienten oft als „Schwindel" etikettiert.

2.8. Störungen der Augenmotilität, Ptose und Pupillenanomalien

2.8.1. Augenmotilitätsstörungen mit Doppelbildern
2.8.2. Augenmotilitätsstörungen ohne Doppelbilder
   – mit Achsenabweichung der Bulbi
   – ohne Achsenabweichung der Bulbi
2.8.3. Ptose und Horner-Syndrom
   – Lidhebermuskelläsion
   – N.-oculomotorius-Läsion
   – Sympathikusläsion
2.8.4. Pupillenanomalie
   – in Ruhe
   – abnorme Pupillenreaktionen

Das *anatomische Substrat* der Augenmotilität ist in Abb. 26 zusammengefaßt. Man kann folgende vier Hauptanteile unterscheiden:

– die *6 äußeren Augenmuskeln,* deren Innervation und Funktion sich aus Tab. 16 und Abb. 27 ergibt;
– die drei *Augenmuskelnerven* und ihre *Kerngebiete* (s. Abb. 26), also das periphere motorische Neuron der Augenmuskeln. Eine Läsion der bisher genannten Strukturen hat immer eine Achsenabweichung der Bulbi und somit praktisch ausnahmslos Doppelbilder zur Folge;
– die *supranukleären Blickzentren* und deren *Verbindungen zueinander und zu den Augenmuskelkernen.*

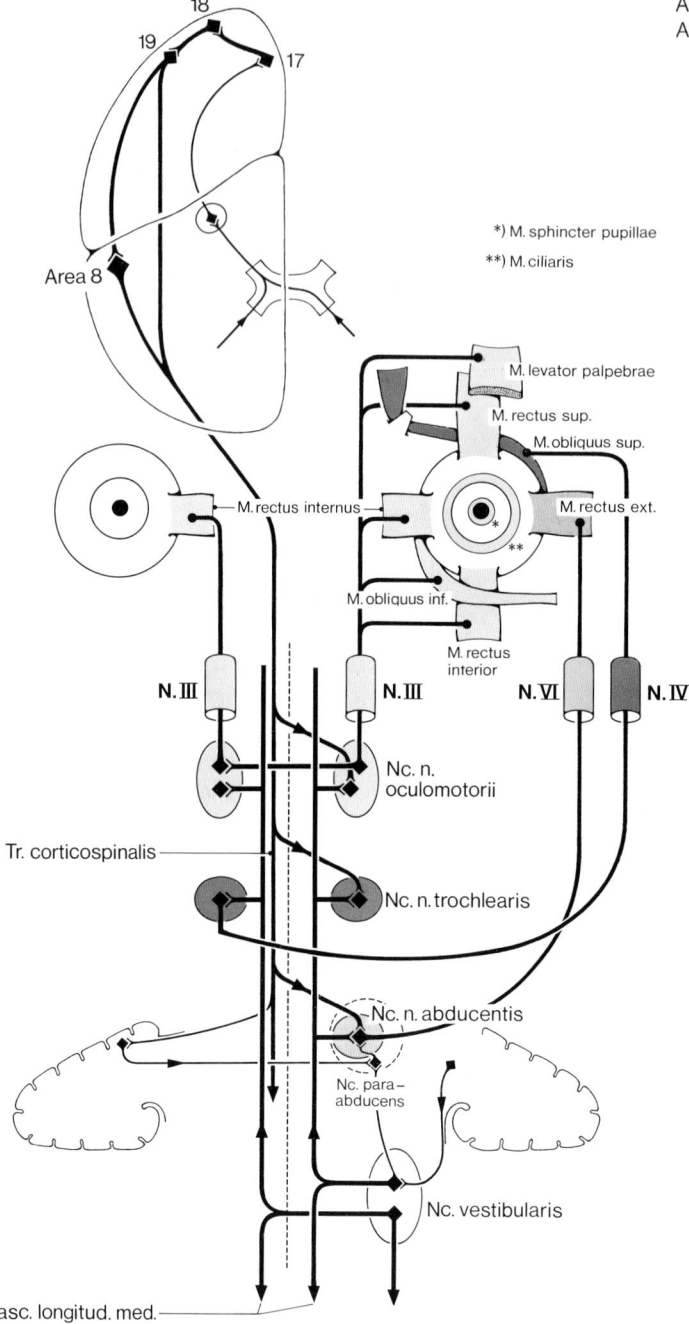

Abb. **26** Anatomisches Substrat der Augenmotilität.

*) M. sphincter pupillae

**) M. ciliaris

Area 8

M. levator palpebrae

M. rectus sup.

M. obliquus sup.

M. rectus internus

M. rectus ext.

M. obliquus inf.

M. rectus interior

N. III

N. III

N. VI

N. IV

Nc. n. oculomotorii

Tr. corticospinalis

Nc. n. trochlearis

Nc. n. abducentis

Nc. para–abducens

Nc. vestibularis

Fasc. longitud. med.

● Im frontalen Blickzentrum in der Area 8 der zweiten Stirnhirnwindung nehmen die Impulse für die willkürlichen Augenbewegungen, insbesondere für die konjugierte Blickwendung (und Kopfwendung) auf die Gegenseite, ihren Ursprung. Die entsprechende Verbindung verläuft durch den Tractus corticonuclearis der Capsula interna und im medialen Hirnschenkel und dann über Zwischenneurone in der Formatio reticularis des rostralen Zwischenhirnes (mit Bezirken für die einzelnen Blickrichtungen nach oben und unten

Tabelle 16 Augenmuskelnerven und äußere Augenmuskeln. Haupt- und Nebenfunktionen. Stellung der Bulbi, Doppelbilder und Stellung derselben bei Paresen (rechtes Auge)

Nerv	Muskel	Hauptfunktion	Nebenfunktion	Stellung des paretischen Bulbus nach... (primäre Abweichung)	Maximum der Doppelbilder beim Blick nach...	Stellung und Art der Doppelbilder
N. oculomotorius	M. rectus internus	adduziert Auge	keine	temporal	nasal	nebeneinander, gekreuzt
	M. rectus superior	Elevation. Wirkung nimmt zu bei abduziertem Auge. Wirkung gleich Null, wenn Bulbus adduziert ist.	adduziert Auge und dreht vertikalen Meridian einwärts. Wirkung nimmt zu, wenn das Auge adduziert ist. Hebt Oberlid.	unten und temporal	temporal und oben (größte Schrägstellung: nasal und oben)	schräg
	M. rectus inferior	senkt Auge. Wirkung nimmt zu bei abduziertem Auge. Gleich Null, wenn Bulbus adduziert ist.	adduziert Auge und dreht vertikalen Meridian auswärts. Diese Wirkung nimmt zu, wenn das Auge adduziert ist. Senkt Unterlid.	oben und temporal	temporal und unten (größte Schrägstellung: nasal und oben)	schräg
	M. obliquus inferior	Elevation. Wirkung nimmt zu bei adduziertem Auge. Gleich Null, wenn der Bulbus adduziert ist.	abduziert Auge und dreht vertikalen Meridian auswärts. Diese Wirkung nimmt zu, wenn das Auge abduziert ist.	unten und nasal	nasal und oben (größte Schrägstellung: temporal und oben)	schräg

Fortsetzung Tabelle **16**

Nerv	Muskel	Hauptfunktion	Nebenfunktion	Stellung des paretischen Bulbus nach ... (primäre Abweichung)	Maximum der Doppelbilder beim Blick nach ...	Stellung und Art der Doppelbilder
N. trochlearis	M. obliquus superior	senkt Auge. Wirkung nimmt zu bei adduziertem Auge. Gleich Null, wenn Bulbus abduziert ist.	abduziert Auge und dreht vertikalen Meridian einwärts. Wirkung nimmt zu, wenn das Auge abduziert ist.	oben und nasal	nasal und unten (größte Schrägstellung: temporal und unten)	schräg
N. abducens	M. rectus lateralis	abduziert Auge	keine	nasal	temporal	nebeneinander, ungekreuzt

bzw. für rotatorische Bulbusbewegungen). Anschließend durch den Fasciculus longitudinalis medialis bis zu den Hirnnervenkernen,

- Im okzipitalen „Blickzentrum", in der Area 19, nehmen die durch optische Afferenzen getriggerten Impulse für die optisch-reflektorischen Blickbewegungen ihren Ursprung. Die Impulse gelangen wahrscheinlich parallel zur Gratiolet-Sehstrahlung zum lektalen Feld für vertikale Blickbewegungen und durch Vermittlung des Fasciculus longitudinalis medialis zum pontinen Feld der Gegenseite für horizontale Blickbewegungen. Es bestehen aber auch subkortikale Verbindungen über Assoziationsfasern vom okzipitalen zum frontalen Blickzentrum, über die teilweise wohl auch die Impulse für reflektorische Blickbewegungen geleitet werden.
- Das pontine Feld für horizontale Blickwendungen (pontines „Blickzentrum"; Nucleus paraabducens) erhält und vermittelt die Impulse aus den beiden oben erwähnten kortikalen Zentren und verteilt sie vor allem durch Vermittlung des Fasciculus longitudinalis medialis auf die Kerne für die koordiniert wirkenden Augenmuskeln.

– In die soeben aufgeführten Strukturen werden *Impulse zur reflektorischen Blickwendung* aus verschiedenen Systemen eingeschleust:

- aus dem optischen System über das kortikale Sehzentrum in der Area 17 und ihre Verbindung zur Area 18 und 19,
- aus dem vestibulären System über den Fasciculus longitudinalis medialis (aber wahrscheinlich auch nach Umschaltung im Kleinhirn) zu den Augenmuskelkernen und auch zu den Bezirken für Blickbewegungen im rostralen Zwischenhirn,
- aus den Propriozeptoren von Extremitäten und Rumpf, besonders auch vom Nacken über aszendierende Fasern des Fasciculus longitudinalis medialis.

All diese Strukturen ermöglichen koordinierte (konjugierte) Blickbewegungen und sorgen dafür, daß reflektorisch das Bild eines Gegenstandes durch den Fixationsreflex auf der Fovea der Retina abgebildet wird, auch wenn der Gegenstand selber oder wir uns im Raum bewegen.

Läsionen der oben beschriebenen Strukturen haben unterschiedliche Störungen der Bulbusmotilität zur Folge, aus denen auf den Ort der Läsion geschlossen werden kann. Man kann dieselben für die differentialdiagnostische Analyse in Störungen

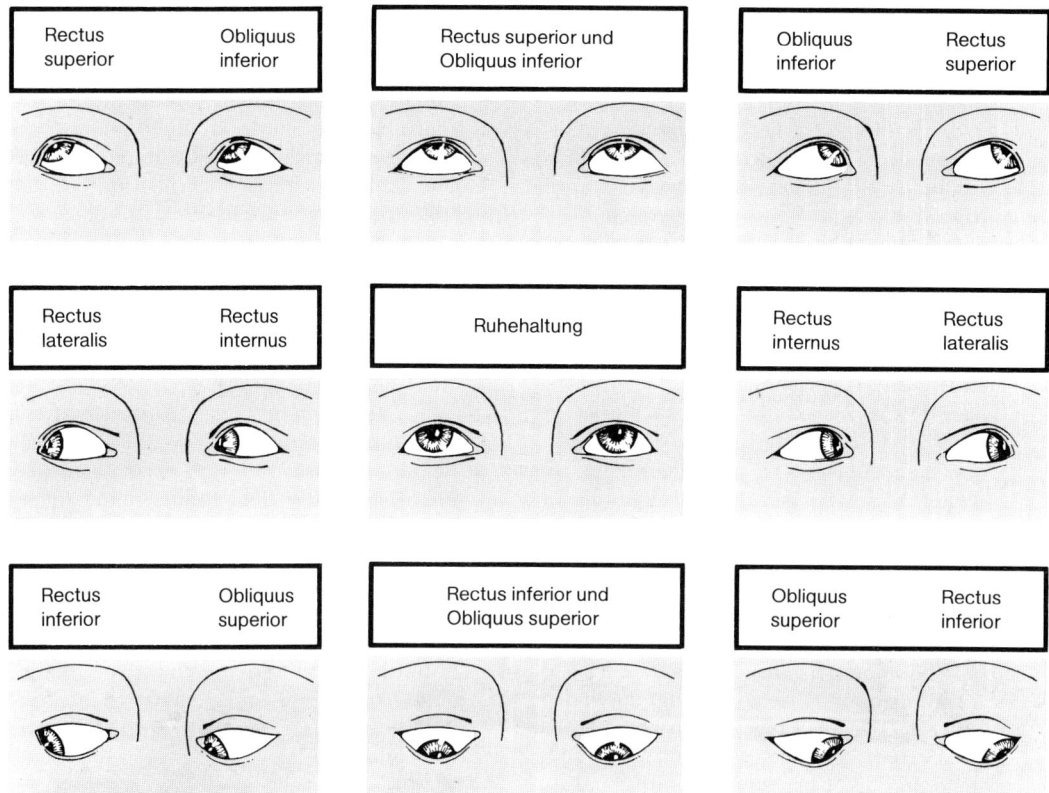

Abb. 27 Schematische Darstellung der Funktion der einzelnen Augenmuskeln. Das Schema nach *Hering* gibt an, in welcher Blickrichtung die *Hauptfunktion* eines jeden Augenmuskels am reinsten zum Ausdruck kommt. Zum Erreichen dieser Ausgangslage werden allerdings andere Augenmuskeln eingesetzt (aus *M. Mumenthaler:* Neurologie, 7. Auflage. Thieme, Stuttgart 1982).

mit und in Störungen ohne Doppelbilder unterteilen.

2.8.1. Störungen der Augenmotilität mit Doppelbildern

Doppelbilder bedeuten immer, daß Augenmuskeln, periphere Augenmuskelnerven oder deren Kerngebiete tangiert sind (eine genügende Sehschärfe beider Augen vorausgesetzt). Immer läßt sich dann ein Abweichen der Bulbi von ihrer Parallelstellung, also ein Schielen, sehen oder instrumentell nachweisen. Man spricht vom Lähmungsschielen (paralytischer Strabismus). Die drei erwähnten Läsionsorte weisen folgende Charakteristika bzw. Läsionsursachen auf:

– *Muskulär (oder orbital-mechanisch) bedingte Augenmotilitätsstörungen* lassen in der Stellung der Doppelbilder die Gesetzmäßigkeiten einer Augenmuskelnervenläsion (siehe unten) vermissen. Sie können sehr langsam progredient (z. B.

Augenmuskeldystrophie), rasch progredient (okuläre Myositis), schlagartig intermittierend (Brown-Syndrom) oder wechselnd intensiv und wechselnd lokalisiert (Myasthenie) sein.
Ätiologisch kommen in Frage:
- *Augenmuskeldystrophie* (über Jahre progredient, immer eindrückliche Ptose, eventuell Nacken- und Schlundmuskelmitbeteiligung),
- akute *okuläre Myositis* = Pseudotumor orbitae (innerhalb Tagen rasch progredient, meist beidseitig, periorbitales Ödem, Proptosis, Schmerzen),
- *Kearns-Sayre-Syndrom* (mit Pigmentdegeneration der Retina kombiniert, Herzblock und oft zusätzlich Ataxie, Taubheit, Kleinwuchs),
- *Orbitatumoren* (einseitig, langsam progredient, Proptosis, eventuell Pupillen- und Optikusmitbeteiligung),
- *Hyperthyreose* (Exophthalmus, eventuell nur

einseitig, positives Graefe-Zeichen; andere Hyperthyreosezeichen s. 2.13.1.1.),

● *Brown-Syndrom* = mechanische Behinderung der Sehne des M. obliquus superior in der Trochlea (plötzliche, vorübergehende, rezidivierende Unfähigkeit, den Bulbus nach oben und innen zu wenden, mit entsprechenden Doppelbildern),

● *Myasthenia gravis* (Augenmuskelbefall mit wechselnder Lokalisation und wechselnder Intensität, meist auch deutliche Ptose, zunehmend im Lauf des Tages, meist auch andere, insbesondere Gesichts- und Schlundmuskeln mitbefallen).
Der typische Aspekt der Myasthenie ist in Abb. **28** sichtbar.

– *Läsionen der Augenmuskelnerven* erzeugen gemäß der Funktion der betroffenen Nerven genau definierte Lähmungsbilder. Diese ergeben sich zum Teil aus Tab. 16 und werden im folgenden präzisiert. Bei einer (rechtsseitigen) *Okulomotoriusparese* entsprechen der klinische Aspekt und die Stellung der Doppelbilder der Abb. **29**. Bei einer Okulomotoriusparese kann auch ein leichter Exophthalmus auftreten, bedingt durch den Ausfall des Zuges der Mm. recti nach hinten und dem weiteren wirksamen Zug der M. obliqui nach vorne. Pupille bei Okulomotoriusparese s. 2.8.4.1. Differentialdiagnose der Ptose bei Okulomotoriusparese s. 2.8.3. Das Aussehen eines Patienten mit einer Okulomotoriusparese zeigt die Abb. **30**. Die klinischen Aspekte und die Stellung der Doppelbilder bei einer (rechtsseitigen) *Trochlearisparese* sind in Abb. **31** dargestellt, jene bei einer *Abduzensparese* (rechts) in Abb. **32**.
Ätiologisch kommen **folgende Ursachen** *einer Läsion eines oder mehrerer Augenmuskelnerven* in Frage:

● *Trauma* (Anamnese; eventuell Brillenhämatom; Extremfall – Abriß des N. oculomotorius),

● Kompression durch *Tumor,* insbesondere parasellärе Tumoren (langsam zunehmende Parese, oft Mitbeteiligung des 1. Trigeminusastes und Optikusläsion) oder

● *andere Raumforderungen,* wie supra- oder infraklinoidale Aneurysmata der A. carotis (vor allem Okulomotoriusbefall, langsam zunehmend, eventuell Schmerzen und Sensibilitätsstörungen im 1. Trigeminusast, eventuell Kalksichel im Röntgenbild, eventuell akutes Auftreten im Rahmen einer Epidose von Subarachnoidalblutung),

● *arteriovenöse Fistel* im Sinus cavernosus (vielfach [leichtes] Trauma vorausgegangen, Exophthalmus, eventuell pulsierend, immer hörbares pulssynchrones Geräusch, gestaute Venen von Konjunktiva und Fundus), bei kompressionsbedingter Okulomotoriusparese ist die Mydriase ein Frühsymptom, die Ptose tritt oft vor der Parese der Bulbusmuskeln auf,

● allgemeiner *Hirndruck,* wobei meist zunächst der N. abducens, eventuell auch der Okulomotorius betroffen werden (Hirndruckzeichen; unter Umständen keine anderen lokalisatorischen Symptome),

● *nach Lumbalpunktion* (Abduzensparese, spontane Rückbildung),

● *Tolosa-Hunt-Syndrom* und *paratrigeminales Syndrom Raeder* (sehr schmerzhaft, äußere Ophthalmoplegie, z. T. Symptome des 1. Trigeminusastes, spontane Rückbildung innerhalb Tagen oder Wochen, prompter Cortison-Effekt, selten Rezidive),

● *Infektionskrankheiten,* wie Diphtherie und Botulismus (Schluckparese bzw. Akkommodationsstörungen), aber auch parainfektiös bei anderen Erkrankungen (auch spontane Rückbildung),

● als Nebenwirkung gewisser *Pharmaka,* so z. B. eine internukleäre oder eine totale äußere Ophthalmoplegie durch trizyklische Antidepressiva und durch Phenytoin, sowie Beeinflussung der Sakkaden und Auftreten von Nystagmus durch zahlreiche andere Pharmaka,

● *unspezifische fieberhafte Infekte* (Abduzensparese, vor allem bei Kindern),

● *Meningitis* (Fieber, Meningismus, Allgemeinsymptome, Befall anderer und beidseitiger Hirnnerven),

● *Meningosis neoplastica* oder *Meningosis leucaemica* (s. 2.9.2.),

● bei *Sarkoidose,* die isoliert verschiedene Hirnnerven, besonders oft den N. facialis, betreffen kann,

● *Polyradiculitis cranialis* als Teil einer auch spinalen Polyradikulitis Guillain-Barré (ausgedehnte schlaffe, vorwiegend motorische Parese mit Areflexie, immer auch Fazialisparese, wenn Augenmuskeln befallen sind; s. 1.3.1.),

● oder isoliert z. B. als *Fisher-Syndrom* (oft nur äußere beidseitige Ophthalmoplegie. Ataxie und Areflexie, eventuell mit Fazialisparese, Liquor mit dissociation albumino-cytologique),

Abb. **28** Gestörte Augenmotilität bei Myasthenia gravis pseudoparalytica (aus *M.
Mumenthaler, J. Lütschg:*
Schweiz. Arch. Neurol. Neu-
rochir. Psychiat. 118 [1976]
23–56).
Verschiedene Blickstellun-
gen vor (**a**, **c** und **e**) und analoge Blickstellungen nach (**b**,
d und **f**) der Injektion von
10 mg Edrophoniumchlorid.

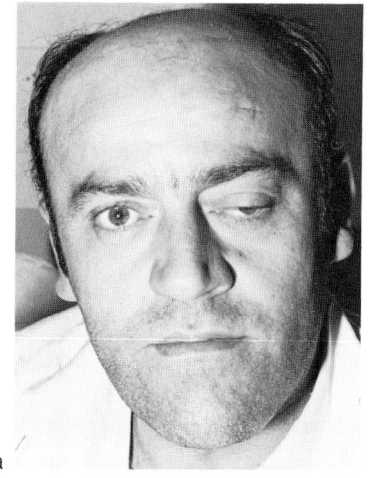
a

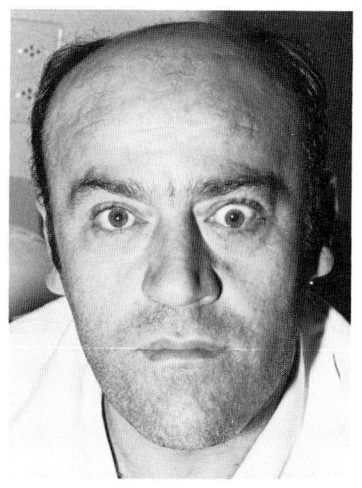
b

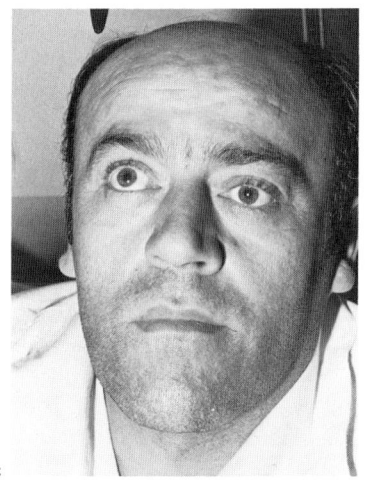
c

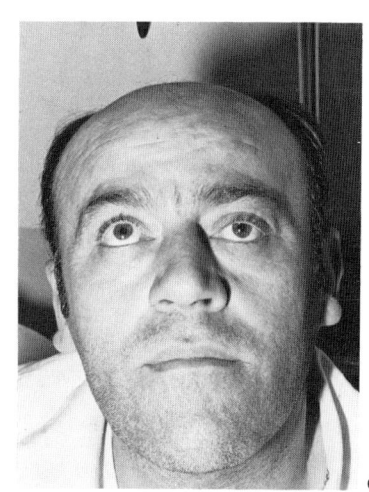
d

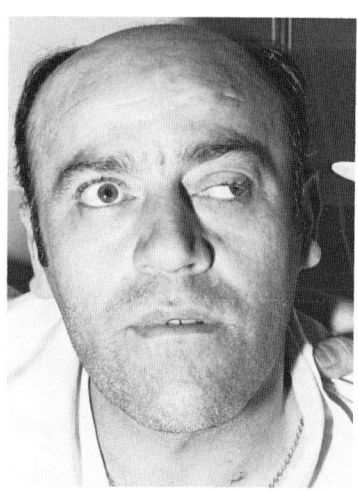
e

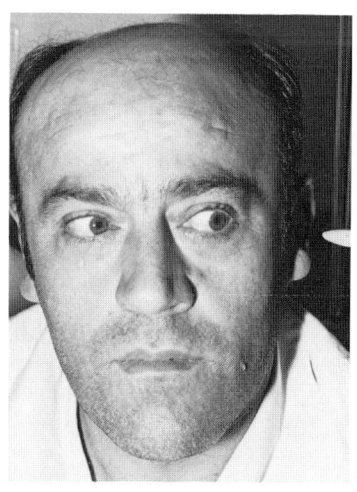
f

Okulomotoriusparese rechts

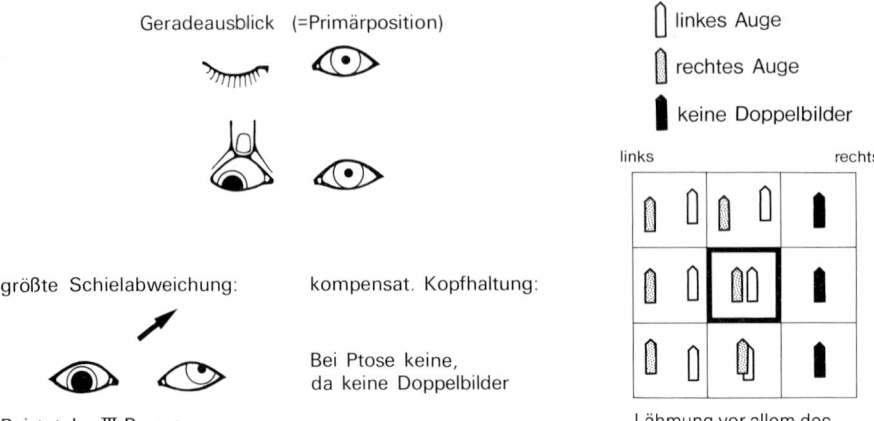

Geradeausblick   (=Primärposition)

linkes Auge

rechtes Auge

keine Doppelbilder

links   rechts

größte Schielabweichung:

kompensat. Kopfhaltung:

Bei Ptose keine,
da keine Doppelbilder

Bei totaler III-Parese
Pupille weit und starr

Lähmung vor allem des
M. rectus internus

Abb. **29** Stellung der Bulbi sowie Stellung der Doppelbilder bei Okulomotoriusparese rechts. Schematische Darstellung.

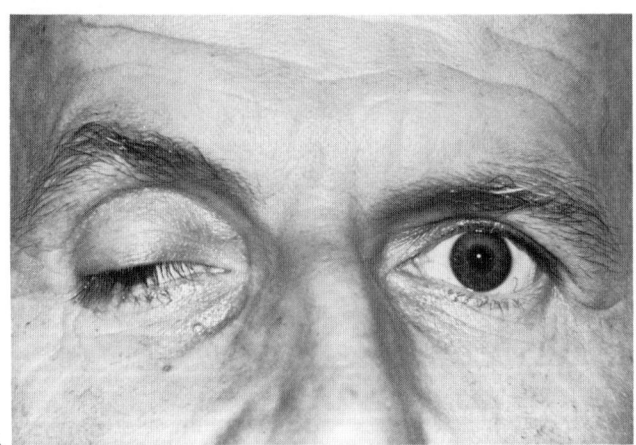

a

Abb. **30** Patient mit totaler rechtsseitiger Okulomotoriusparese bei Karotisaneurysma. **a** Ptose rechts, Abweichen des rechten Bulbus nach temporal. Der Patient versucht durch Kontraktion des M. frontalis den Ausfall des M. levator palpebrae zu kompensieren. **b** Bei passivem Anheben des Oberlides ist die weite (lichtstarre) Pupille sichtbar.

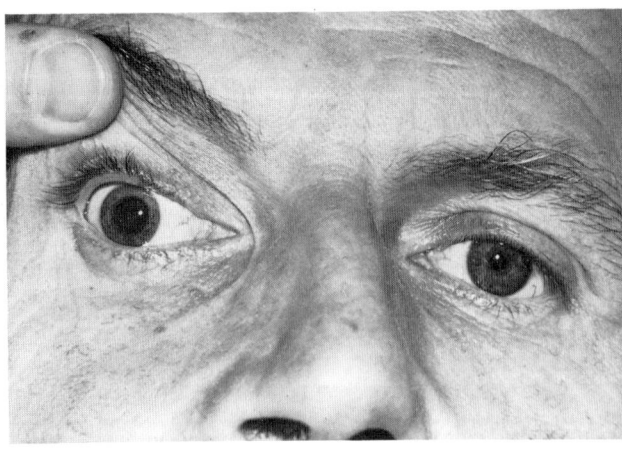

b

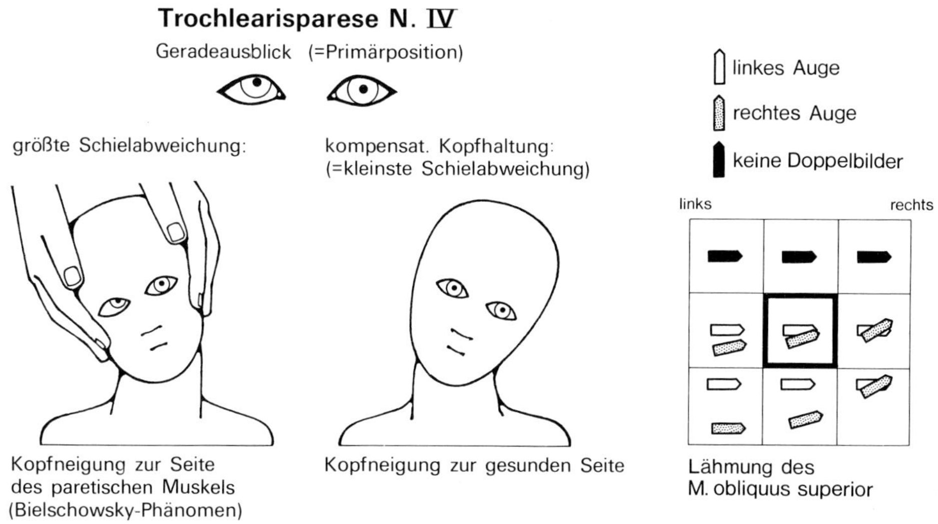

Trochlearisparese N. IV

Geradeausblick (=Primärposition)

größte Schielabweichung: kompensat. Kopfhaltung:
                               (=kleinste Schielabweichung)

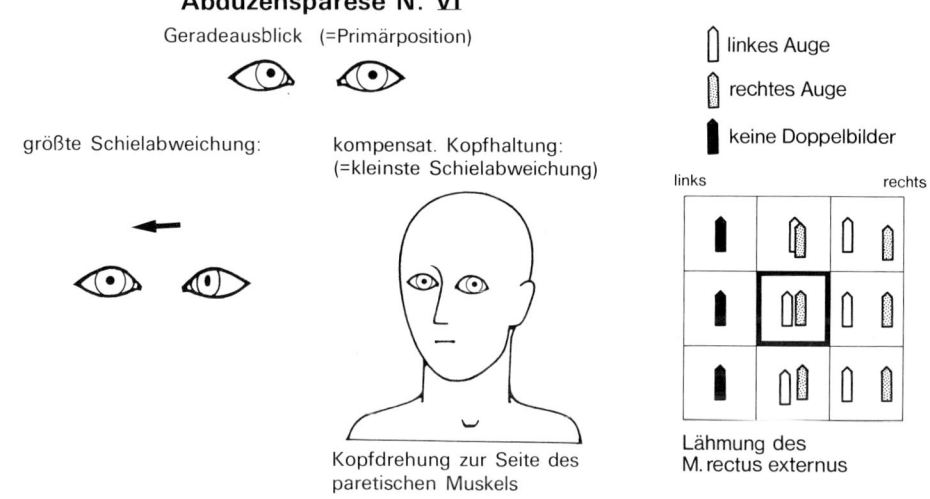

linkes Auge

rechtes Auge

keine Doppelbilder

links   rechts

Kopfneigung zur Seite   Kopfneigung zur gesunden Seite   Lähmung des
des paretischen Muskels   M. obliquus superior
(Bielschowsky-Phänomen)

Abb. 31 Stellung des Kopfes, der Bulbi sowie der Doppelbilder bei Trochlearisparese rechts. Schematisch.

Abduzensparese N. VI

Geradeausblick (=Primärposition)

linkes Auge

rechtes Auge

keine Doppelbilder

größte Schielabweichung: kompensat. Kopfhaltung:
                               (=kleinste Schielabweichung)

links   rechts

Kopfdrehung zur Seite des   Lähmung des
paretischen Muskels   M. rectus externus

Abb. 32 Stellung des Kopfes, der Bulbi sowie der Doppelbilder bei Abduzensparese rechts. Schematisch.

- *Diabetes mellitus* (Diabetes unter Umständen leicht, Okulomotorius oder Abduzens befallen, Pupille verschont, sehr schmerzhaft, spontane Rückbildung innerhalb dreier Monate),
- *Migraine ophthalmoplégique* (Migräne-Anamnese, seltene Komplikation, immer andere Ätiologie suchen),
- *multiple Sklerose* (s. 2.13.2.5.1.; nicht selten erster Schub, jedoch mit Augenmotilitätsstörungen),
- *isolierte Abduzensparese* (besonders bei Kindern) oder *Okulomotoriusparese*, kryptoge-

netisch und völlig reversibel (etwa die Hälfte der isolierten Paresen von Augenmuskelnerven).

In Tab. 17 figurieren die verschiedenen Syndrome mit Beteiligung der äußeren Augenmuskeln und auch einige Syndrome mit kombinierter Lähmung anderer Hirnnerven.

- *Läsionen der Augenmuskelkerne* haben im Prinzip auch eine „periphere" Parese zur Folge und damit Doppelbilder. Wegen der engen Nachbarschaft der Augenmuskelkerne mit anderen Strukturen des Hirnstammes werden aber nukleäre Augenmuskelparesen meist einige Beson-

Tabelle 17 Syndrome mit lokalisatorischer Bedeutung bei Kombination verschiedener Augenmuskelnervenlähmungen und anderen Hirnnervenparesen

Name	Definition	Lokalisation	Einige häufige Ursachen
Syndrom der Orbitaspitze	Paresen III, IV und VI, 1. Trigeminus-ast, N. opticus (Gesichtsfelddefekt einseitig)	Spitze der Orbita	Tumor
Fissura-orbitalis-superior-Syndrom	Parese III, evtl. auch IV und VI; evtl. 1. Trigeminusast	mehr oder weniger großer Anteil der Fissura orbitalis superior	Tumor, Fraktur
Sinus-cavernosus-Syndrom	Parese III, IV, VI und V/1	neben Sphenoid im Sinus caver-nosus	septische Thrombose, Tumor, arterio-venöse Fistel
Gradenigo-Syndrom	VI sowie Schmerzen oder Parese V/1, evtl. Schwerhörigkeit	Pyramidenspitze	Osteitis nach eitriger Otitis
Klivuskantensyndrom	III, evtl. nur Mydriase	s. Name	Hirndruck, z. B. nach Trauma oder Blutung
Kleinhirnbrückenwinkelsyndrom	Gehörstörung, evtl. Tinnitus; Gleich-gewichtsstörungen; später Parese VII, V, zerebelläre und kontralaterale Pyramidenzeichen	Winkel zwischen Brücke und Zere-bellum, der Pyramide aufliegend	Tumor
Siebenmann-Syndrom	IX, X und XI mit Heiserkeit, Gau-mensegelparese, Kulissenphäno-men und Parese des M. sternoclei-domastoideus	Foramen venae jugularis	Trauma, Vena-jugularis-Thrombose, Tumor
Garcin-Syndrom	multiple kaudale Hirnnerven, einseitig	Basis, hintere Schädelgrube bzw. extrakranielle Schädelbasis	Tumor, Osteomyelitis der Schädel-basis

Tabelle 18   Verschiedene Hirnstammsyndrome, auch solche mit nukleären Augenmotilitäts-störungen und mit Pupillenanomalien
(nach *M. Mumenthaler:* Neurologie, 6. Auflage 1979, Thieme, Stuttgart)

Bezeichnung	Lokalisation	Symptome Homolateral	Symptome Kontralateral	Besonderheiten
*Chiray-Foix-Nicolesco-*Syndrom (oberes Ruber-syndrom)	Mittelhirn, Nucleus ruber	keine Okulomotorius-parese	eventuell Hemiataxie, Hyperkinesie, Intentionstremor, Hemiparese (oft kein *Babinski*), aber eventuell mit Sensibilitäts-störungen	
Benedikt-Syndrom (oberes Rubersyndrom)	Mittelhirn Nucleus ruber	Okulomotoriusparese, eventuell Blickparese nach Herdseite	eventuell Hemiataxie, Intentionstremor, Hemiparese (oft kein *Babinski*)	schwankender Gang
Claude-Syndrom (unteres Ruber-syndrom)	Mittelhirn Nucleus ruber	Okulomotoriusparese	Hemiataxie oder Hemiasynergie, Hemi-parese	keine Hyperkinesie
Weber-Syndrom	Mittelhirnfuß	Okulomotoriusparese	motorische Hemiparese	
Parinaud-Syndrom	Vierhügelregion	Blicklähmung nach oben (rostrale Vierhügel). Blicklähmung nach unten (kaudale Vierhügel). Konvergenzschwäche und oft fehlende Lichtreaktion.		
Nothnagel-Syndrom	Vierhügelgegend	Okulomotoriusparese	Hemiataxie	
*Raymond-Céstan-*Syndrom	orale Brücken-haube	Blicklähmung nach Herdseite	Sensibilitätsstörung (eventuell auch Trige-minus), eventuell Hemiparese	
Gasperini-Syndrom	kaudale Brückenhaube	Fazialis-, Abduzens-, Trigeminus- und Akustikuslähmung	Sensibiltätsstörung	eventuell Nystagmus
*Millard-Gubler-*Syndrom	kaudale Brückenhaube	(periphere) Fazialiparese	motorische Hemiparese	
Brissaud-Syndrom	kaudale Brückenhaube	Fazialiskrampf	motorische Hemiparese	
Foville-Syndrom	kaudale Brückenhaube	Abduzens- und even-tuell Fazialislähmung	motorische Hemiparese	
*Babinski-Nageotte-*Syndrom	dorsolaterale Partie des pontobulbären Überganges	zerebelläre Ataxie, *Horner*-Komplex	motorische Hemiparese, Sensibilitätsstörungen	Nystagmus, Late-ropulsion (Gebiet der A. cerebelli posterior inferior)

Fortsetzung Tabelle **18**

Bezeichnung	Lokalisation	Homolateral	Symptome Kontralateral	Besonderheiten
*Wallenberg-*Syndrom	dorsolaterale Oblongata	*Horner*-Komplex, Stimmbandparese, Gaumensegel- und Rachenhinterwands-parese, Trigeminus-ausfall, Hemiataxie	dissoziierte Sensibilitätsstörung	
*Cèstan-Chenais-*Syndrom	laterale Oblongata	*Horner*-Komplex, Stimmbandlähmung, Gaumensegel- und Rachenhinterwands-parese; Hemiataxie	motorische Hemiparese, Hemihypäthesie	
Avellis-Syndrom	laterale Oblongata	Gaumensegel- und Rachenhinterwands-parese, Stimmband-lähmung	motorische Hemiparese, Hemihypästhesie	
Schmidt-Syndrom	laterale Oblongata	Gaumensegel- und Rachenhinterwands-parese, Stimmband-lähmung, Sterno-kleido- und obere Trapeziusparese, Zungenlähmung	motorische Hemiparese, Hemihypästhesie	
Tapia-Syndrom	laterale Oblongata	Gaumensegel- und Rachenhinterwands-parese, Stimmband- und Zungenlähmung	motorische Hemiparese, Hemihypästhesie	
Vernet-Syndrom	laterale Oblongata	Gaumensegel- und Rachenhinterwands-parese, Sternokleido-mastoideuparese, Hemiageusie, hinteres Zungendrittel, Hemi-hypästhesie Schlund	motorische Hemiparese	
Jackson-Syndrom	untere Oblongata	Zungenparese	motor. Hemiparese	
Internukleäre Ophthalmoplegie	Fasciculus longitu-dinalis medialis	Bei Blick auf eine Seite geht kontralaterales Auge nicht über Mittellinie. Bei Nahakkommodation ist aber Konvergenz möglich. Bei kaudaler Läsion Nystagmus, evtl. auch Parese Rectus externus. Rostrale Lokalisation: auch Konvergenz herabgesetzt, kein Ny-stagmus.		

derheiten im Unterschied zu Nervenstammläsionen aufweisen:

- Sie sind mehr oder weniger immer von anderen zentralnervösen Symptomen begleitet,
- bei nukleärer Okulomotoriusparese liegt kaum je ein gleichmäßiger Befall aller vom N. oculomotorius versorgten Augenmuskeln vor. Die Ptose tritt oft erst nach Ausfall der Bulbusmuskeln auf („zuletzt fällt der Vorhang"). Innere Augenmuskeln (am weitesten kranial gelegen) bleiben oft ausgespart,
- internukleäre Ophthalmoplegie s. 2.8.2., Tab. 18 und Abb. 26. Diese hat zwar einen Strabismus bei bestimmter Blickrichtung zur Folge, ist jedoch nicht von Doppelbildern begleitet.

Die häufigsten **Ursachen** einer nukleären Augenbewegungsstörung sind:

- *vaskuläre Hirnstamminsulte* (schlagartiges Auftreten, andere Hirnstammsymptome, vor allem auch gekreuzte Symptomatologie und Schwindel; s. auch 1.1.3.). Die typischen Hirnstammsyndrome mit nukleärer Augenmuskelbeteiligung sind in Tab. 18 aufgeführt,
- *Tumoren,* vor allem Hirnstammgliome und Metastasen (s. 2.7.1.),
- *Traumata* mit Hämatom im Hirnstamm (Anamnese, schwerste Initialphase),
- *Syringobulbie* (lange stationär, eventuell sehr langsam fortschreitend; Symptome der langen Bahnen; eventuell dissoziierte Sensibilitätsstörung im Gesicht).

2.8.2. Gestörte Bulbusmotilität ohne Doppelbilder

Wenn bei einer gestörten Bulbusmotilität keine Doppelbilder auftreten, wird in der Regel eine supranukleäre Störung der Augenbewegungen vorliegen. Es findet sich dann eine Blickparese mit konjugierter Motilitätsstörung der Bulbi, d.h. an beiden Bulbi identisch ausgeprägt unter Wahrung der Parallelstellung in allen noch möglichen Blickrichtungen.

Sofern allerdings eine Achsenabweichung der Bulbi vorliegt, *jedoch keine Doppelbilder* angegeben werden, muß eine von zwei Störungen angenommen werden:

- ein sogenannter *konkomitierender Strabismus,* ein Begleitschielen mit folgenden Charakteristika;
- seit frühester Kindheit bestehend,
- oft mit sehr starker Reduktion der Sehschärfe an einem Auge (Amblyopie),
- bei Prüfung der Bulbusmotilität zugleich an

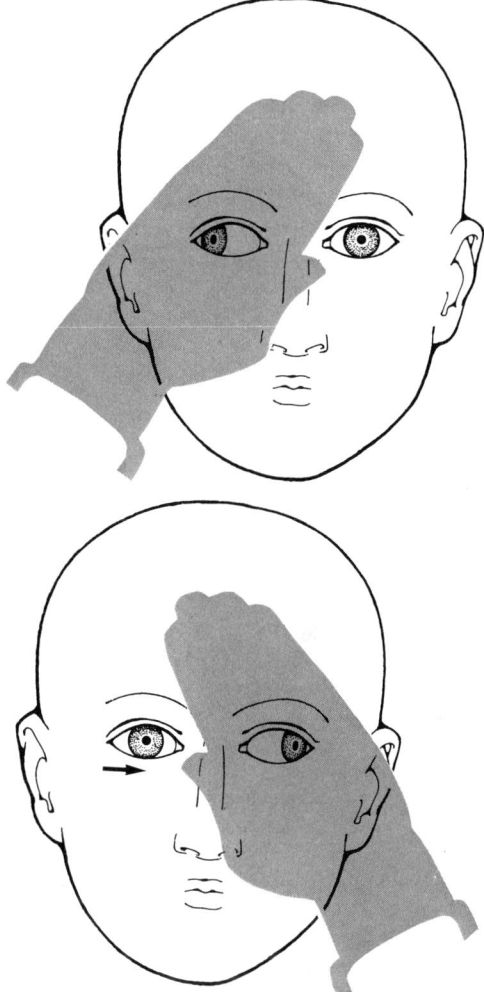

Abb. **33** Cover-Test (Abdecktest). Bei Strabismus divergens alternans concomitans weicht der abgedeckte Bulbus (nicht fixierendes Auge) jeweils nach außen ab. Beim Fixieren nimmt er wieder die Normalstellung ein, während das andere Auge nun nach temporal abweicht.

beiden Augen tritt ein Schielen auf, d.h., ein Auge macht eine Bewegung nicht mit,

- bei Prüfung der Motilität jedes einzelnen Auges unter Abdeckung des anderen ist aber die Beweglichkeit eines jeden Bulbus voll,
- das nicht fixierende Auge (vom Untersucher abgedeckt) weicht auf eine Seite ab (Strabismus concomitans divergens oder convergens), wobei dies sogar wechselnd, sowohl beim rechten wie auch beim linken Auge, der Fall sein kann (Strabismus concomitans alternans, z. B. divergens). Dies ist mit dem Cover-Test (Abdecktest) nachweisbar (Abb. **33**).

Diese Phänomenologie beruht auf einer angeborenen oder sehr früh erworbenen Störung des Augenmuskelgleichgewichtes, geht meist mit einer ausgeprägten Amblyopie eines Auges einher und hat keine spezifische neurologische Bedeutung.

– Auch bei der (inkompletten) *internukleären Ophthalmoplegie* tritt eine Achsenabweichung der Bulbi ohne Doppelbilder auf. Eine Läsion des Fasciculus longitudinalis medialis zwischen dem pontinen Blickzentrum und dem Kerngebiet des N. oculomotorius (s. Abb. 26) hat zur Folge, daß Impulse für die Blickwendung auf eine Seite wohl vom pontinen Zentrum zum homolateralen Abduzenskern, nicht aber nach rostral zum Kern des M. rectus internus des anderen Auges gelangen.

● Der abduzierende Bulbus bewegt sich frei nach lateral,

● der andere, adduzierende Bulbus aber gelangt nicht über die Mittellinie hinaus,

● wird hingegen ein sich der Nasenwurzel nähernder Gegenstand fixiert, dann konvergieren beide Bulbi dank dem vom rostral gelegenen Konvergenzzentrum (Perlia-Kern) ausgehenden Impuls, somit bewegt sich auch der früher „paretische" Bulbus über die Mittellinie hinaus (außer bei rostralen Herden).

● Neben dieser selteneren, vollständig ausgebildeten Form finden sich häufiger lediglich verlangsamte Sakkaden am adduzierenden Auge.

Ursache ist meist eine vaskuläre Hirnstammläsion, gelegentlich eine multiple Sklerose oder ein Tumor.

– Nur selten kommen *andere Ursachen* von Augenmotilitätsstörungen mit Achsenabweichung, aber ohne Doppelbilder in Frage, so z. B. im Rahmen einer Riesenzellarteriitis (s. 2.5.1.2.).

Störungen der Bulbusmotilität ohne Achsenabweichung der Bulbi werden als (konjugierte) Blicklähmungen bezeichnet. Sie beruhen immer auf einer Läsion supranukleärer Zentren, sei es im Hirnstamm, sei es in der Großhirnrinde. Nicht selten findet sich ein blickparetischer Nystagmus (s. Tab. 15). Eine Differenzierung ist gelegentlich gegenüber einer weit fortgeschrittenen Augenmuskeldystrophie mit vollständiger Blockierung aller Augenbewegungen bei paralleler Bulbusstellung nötig (anamnestisch allmählich aufgetreten, oft auch Ptose, Mitbeteiligung pharyngealer Muskeln).

Unfähigkeit der willkürlichen *horizontalen Blickbewegungen* auf eine Seite kann beruhen auf einer

– Läsion des *pontinen Blickzentrums* („Nucleus paraabducens") in der kaudalen Brücke. Bei

Zerstörung Unfähigkeit der Blickwendung auf die Herdseite.

Ursachen: vaskulär (ältere Patienten, Plötzlichkeit, immer auch andere Ausfälle), Tumoren (s. 2.7.1.), multiple Sklerose (s. 2.13.2.5.1.), Intoxikationen (z. B. mit Carbamazepin),

– Läsion des *frontalen, kortikalen Blickzentrums* in der Area 8. Bei Reizung erfolgt Blick- und Kopfwendung zur Gegenseite, eventuell in einen epileptischen Adversivanfall ausmündend. Bei Zerstörung dieser Region wegen des Überwiegens der gesunden Gegenseite erfolgt Blick- und Kopfwendung zum Herd hin (déviation conjuguée): „Er schaut sich die Bescherung an." Nach einigen Tagen blickt der Patient wieder geradeaus, kann aber noch nicht zur Gegenseite schauen. Später ist auch dies wieder möglich, jedoch mit einem blickparetischen Nystagmus (s. Tab. 15) mit der raschen Komponente zur Gegenseite. Folgebewegungen (Nachblicken) sind noch möglich.

Ursache einer Läsion des frontalen Blickzentrums kann sein: vaskulärer Insult (s. 2.3.1.2.), Tumoren (besonders oft auch Reizsymptome, eventuell frontale psychische Symptome [s. 2.1.]), hirnatrophische Prozesse (ältere Patienten, Demenz, andere kortikale, zum Teil neuropsychologische Ausfälle), Trauma (Amnesie, eventuell äußere Verletzung, eventuell Frakturlinie, subjektive Zeichen einer Commotio cerebri, blutiger Liquor, eventuell andere neurologische Ausfälle).

Die *Unfähigkeit der willkürlichen Blickwendung nach oben* ebenso wie eine gestörte Blickwendung nach unten (als Parinaud-Syndrom bezeichnet, wenn auch Konvergenzlähmung vorliegt) weist auf eine Läsion im tektalen Feld des rostralen Mittelhirnes hin. Man beachte jedoch, daß viele Leute, besonders ältere Menschen, schwerkranke oder benommene Patienten schlecht nach oben blicken können! Eine echte Blickparese nach oben kann man auch daran erkennen (und von einer peripheren Parese der Bulbushebermuskeln unterscheiden), daß

– das Bell-Phänomen positiv sein kann: Patient versucht „fest die Augen zuzudrücken", der Untersucher hebt aber passiv die Lider, wodurch die reflektorische Aufwärtsrotation der Bulbi sichtbar wird (Abb. **34a**),

– das Puppenkopfphänomen positiv ist: Der Patient fixiert einen Gegenstand vor seinen Augen. Wird der Kopf nun vom Untersucher passiv nach vorne geneigt, so bleibt der Blick auf den Gegenstand geheftet, wodurch eine Aufwärts-

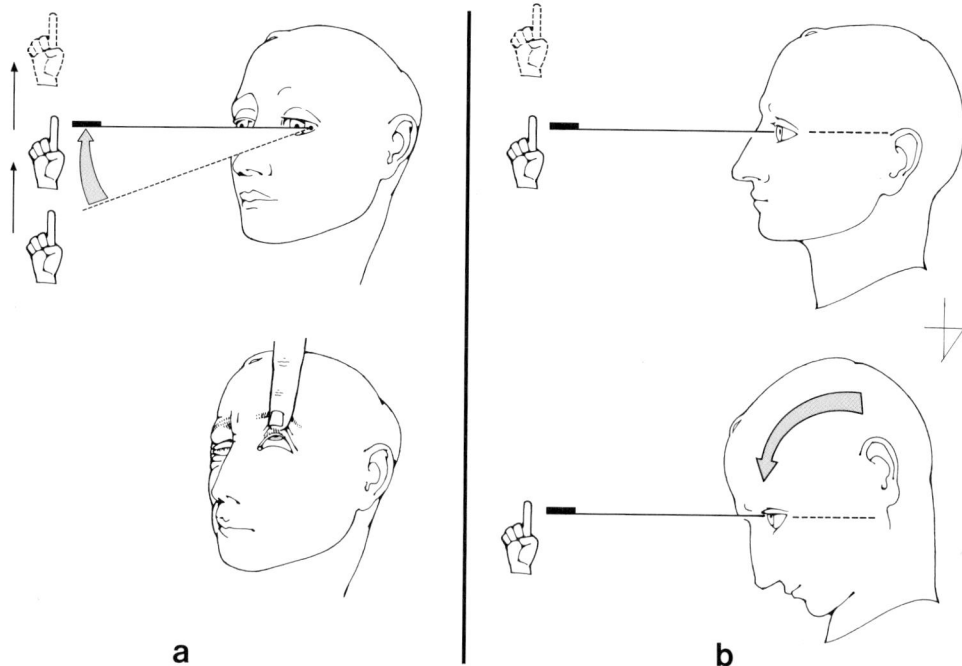

a   b

Abb. 34 Differenzierung einer supranukleären Blickparese von einer Lähmung der Bulbusheber. **a** Während das willkürliche Blicken nach oben nicht möglich ist, kommt es beim Schließen der Augen zum Bell-Phänomen. Dieses wird sichtbar, wenn während des Augenschlusses das Augenlid passiv durch den Untersucher hochgehoben wird. **b** Willkürliches Blicken nach oben nicht möglich. Wenn jedoch der Kopf des Patienten (passiv) nach vorne geneigt wird, während die Augen des Patienten auf einen Blickpunkt fixiert bleiben, kommt es zu einer (relativen) Bulbusbewegung in der Orbita nach oben (Puppenkopfphänomen).

bewegung der Bulbi in der Orbita resultiert (Abb. 34b).

Ursache einer progredienten vertikalen Blickparese kann sein:
– am häufigsten ein *Hirnstammtumor* (andere Störungen der Augenmotilität, Konvergenzparese, andere neurologische Ausfälle, mesenzephale Zeichen, Kopfschmerzen, Hirndruckzeichen; beim Pinealom auch Pubertas praecox)
– *Okklusivhydrozephalus* (Hirndruckzeichen, beim Kind vermehrter Kopfumfang)
– *progressive supranukleäre Lähmung* Steele-Richardson-Olzewski (ältere Patienten, akinetisches Parkinson-Syndrom, Demenz, schließlich vollständige äußere Ophthalmoplegie)
– ein *Morbus Whipple* (mit Uveitis, Demenz, gastrointestinalen Störungen),
– ein *Morbus Wilson* (s. 2.14.1.7.),
– eine *Huntington-Chorea* (s. 2.14.1.8.)
– eine *progressive multifokale Leukoenzephalopathie* als paraneoplastisches Syndrom.

Verschiedene weitere Störungen der Blickbewegungen (die sich zum Teil als Lesestörungen manifestieren) seien noch kurz erwähnt:
– Bei der *Blickdysmetrie* machen die Augen überschießende Bewegungen und pendeln sich so auf ein Blickziel ein. Vorkommen bei Kleinhirnerkrankungen (s. Tab. 15).
– Bei der *kongenitalen okulären Apraxie*, dem Cogan-Syndrom, muß der Patient zum Einstellen einer neuen Blickrichtung den ganzen Kopf über das Blickziel hinaus wenden. Ist dann sein Blick auf das Ziel fixiert, kann er unter Beibehaltung der Fixation den Kopf wieder entsprechend in die gleiche Richtung zurückwenden (Abb. 35). Dies führt zu bizarren Kopfbewegungen, die gegenüber einem Tick unterschieden werden müssen, sowie auch zu Störungen beim Lesen und Schreiben, die ihrerseits gegenüber einer Legasthenie zu differenzieren sind.
– Zwanghaftes Wenden des Blickes nach einer Seite oder, häufiger, nach oben werden als *oku-*

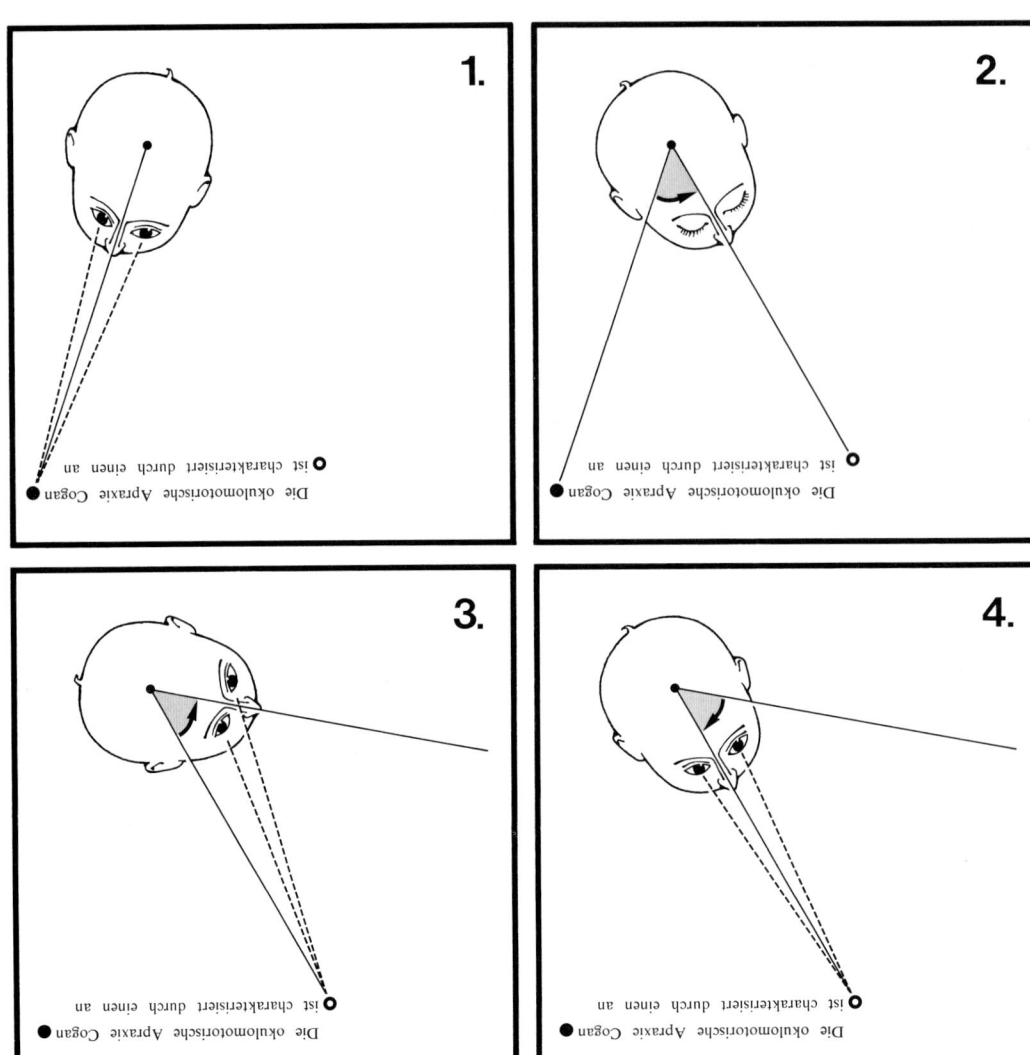

Abb. 35 Okulomotorische Apraxie von Cogan. Wenn beispielsweise beim Lesen der Blick auf einen neuen Fixpunkt nach links geheftet werden soll **1**, dann dreht der Patient den Kopf unter gleichzeitigem Augenschluß nach links **2** über das Ziel hinaus **3**. In dieser letztgenannten Stellung ist nun der Blick auf den neuen Fixpunkt geheftet, wobei dann erst in der letzten Phase **4** der Kopf in die Blickrichtung zurückgedreht wird.

logyre Krisen bezeichnet. Auftreten vor allem im Rahmen eines postenzephalitischen Parkinson-Syndroms, eventuell als Frühsymptom (Vorgeschichte mit fieberhafter Affektion, andere extrapyramidale Symptome, Differenzierung gegenüber hysterischen Störungen).

2.8.3. Ptose, Lidheberparese und Horner-Syndrom

Als Ptose bezeichnen wir das abnorm tiefe Herunterhängen des Oberlides, wodurch der Bulbus stär-

ker als üblich verdeckt wird und der Lidspalt enger erscheint. Sie kann ein- oder beidseitig sein.

Das *anatomische Substrat,* das in Zusammenhang mit diesen Phänomenen relevant erscheint, ist in Abb. 36 dargestellt. Es ergibt sich daraus, daß eine Lidptose grundsätzlich entstehen kann

— bei einer Affektion des quergestreiften Lidhebermuskels (M. levator palpebrae superioris),

— bei einer Läsion des denselben innervierenden N. oculomotorius oder seiner Kerngebiete,

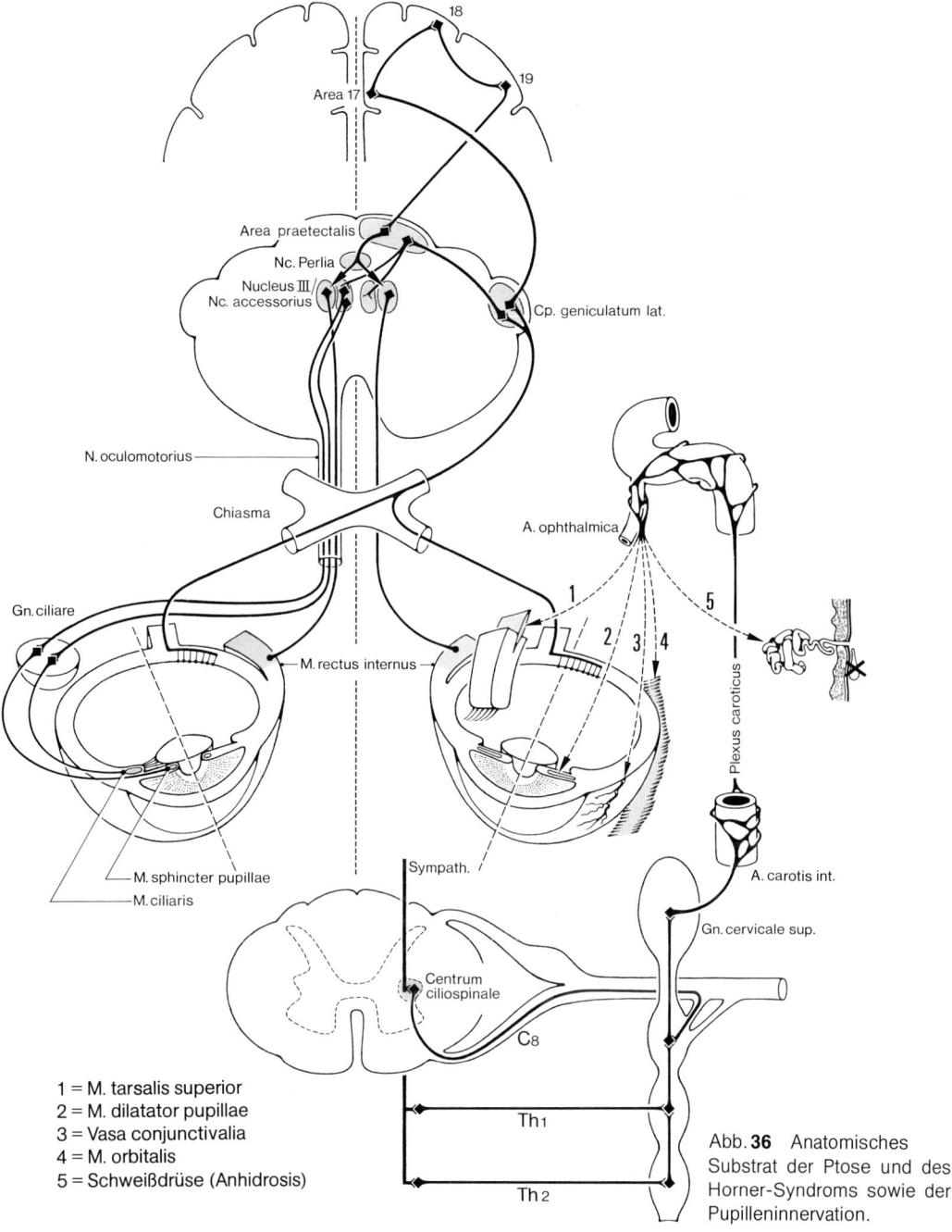

1 = M. tarsalis superior
2 = M. dilatator pupillae
3 = Vasa conjunctivalia
4 = M. orbitalis
5 = Schweißdrüse (Anhidrosis)

Abb. 36 Anatomisches Substrat der Ptose und des Horner-Syndroms sowie der Pupilleninnervation.

– bei Apraxie des Lidöffnens als Ausdruck einer supranukleären Parese, z. B. bei Parkinson-Syndrom, oder anfallsartig als lokalisierte Kataplexie im Rahmen eines Narkolepsie-Kataplexie-Syndromes,

– bei einer Störung der sympathischen Innervation des glatten M. tarsalis superior,
– als scheinbare Ptose bei Retraktion des Bulbus oder bei Protrusio bulbi der Gegenseite.

2.8.3.1. Affektionen des quergestreiften Lidhebermuskels

Die Ptose ist hier meist beidseitig oder (bei Myasthenie) inkonstant bzw. seitenwechselnd.

Als **Ursache** kommen in Frage:
– *kongenitale Ptose* (muskulär oder neurogen?), ein- oder selten beidseitig, von Geburt an und konstant bleibend. Gelegentlich Schwäche äußerer Bulbusmuskeln. Bei Beidseitigkeit typisch nach hinten geneigte Kopfhaltung; oft familiär).
– *progressive Augenmuskeldystrophie* (sehr langsam über Jahre zunehmend, beidseitig, andere äußere Bulbusmuskeln immer mitbetroffen, eventuell auch Nacken- und Schlundmuskulatur (s. 2.8.1.).
– *Dystrophia myotonica Steinert* (s. 2.9.2.).
– *Myasthenia gravis* (wechselnd im Laufe des Tages, zunehmend am Abend, in ausgeruhtem Zustand verschwindend, meist wechselnder Befall anderer äußerer Augenmuskeln; nimmt auffallend zu nach vielfachem forciertem Öffnen und Zudrücken der Augen).
– Mit letzterer kann die zu Beginn einer *Polyradikulitis* gelegentlich auftretende ein- oder beidseitige Ptose ohne Augenmotilitätsstörung, eventuell mit leichter Fazialisschwäche verwechselt werden.
– Eine *Hyperthyreose* kann gelegentlich nicht nur eine Lidretraktion, sondern auch eine Ptose verursachen.

2.8.3.2. Läsion des N. oculomotorius und seines Kerngebietes

Die Ptose tritt bei Läsion des Okulomotoriusstammes oft als Frühsymptom (zusammen mit einer Mydriase) auf, wohl weil die Fasern zum M. levator palpebrae und die parasympathischen Fasern zum M. constrictor pupillae peripher im Okulomotoriusstamm liegen. Die Lidspaltendifferenz wird in diesen Fällen im Vergleich zur normalen Gegenseite bei Blickwendung nach oben noch ausgeprägter (beim Horner gleicht sie sich hingegen aus). Bei Läsion des Okulomotoriuskerngebietes tritt die Ptose oft erst als letztes Symptom zu anderen Augenmuskelparesen hinzu ("am Schluß fällt der Vorhang"). Eine Ptose bei Okulomotoriusläsion ist immer früher oder später von anderen Zeichen der Schädigung dieses Hirnnervs begleitet. Ursachen s. 2.8.1.

2.8.3.3. Läsion der sympathischen Innervation des Auges und Horner-Syndrom

Auf dieser pathogenetischen Basis kann durchaus auch einmal eine bloße Ptose ohne die anderen Zeichen eines Horner-Syndromes auftreten.
– Eine isolierte *Denervation des M. tarsalis superior,* gelegentlich nach chronischem Infekt des Konjunktivalsackes, meist aber ohne faßbare Ursache, kann sich als isolierte Ptose manifestieren. Diagnostisch entscheidend ist die Behebung durch einen Tropfen einer in den Konjunktivalsack eingebrachten 10%igen Phenylephrinlösung.
– Möglicherweise gehört auch das sogenannte *Pseudo-Horner-Syndrom* hierher, bei welchem auf der Seite der erworbenen Ptose zwar auch eine etwas engere Pupille vorliegt, die aber im Gegensatz zum echten Horner-Syndrom auf eine Instillation von 10% Cocain prompt weiter wird.

Diese Form von Ptose (Ausfall des glatten M. tarsalis superior) zusammen mit einer mehr oder weniger ausgeprägten Miose (Ausfall des M. dilatator pupillae), einer oft wenig eindrucksvollen Hyperämie der Konjunktiva (Vasomotorenparese), einem kaum je gut sichtbaren Enophthalmus (Ausfall des glatten M. orbitalis = Müller-Muskel) und vielfach einer gestörten Schweißsekretion des oberen Körperviertels (bei Grenzstrangläsion) stellt das Horner-Syndrom dar. Die Lidspaltendifferenz beim Horner nimmt beim Blick nach oben ab (durch Aktivierung des intakten und kräftigeren quergestreiften M. levator palpebrae superioris).
Ein Horner-Syndrom kann entstehen bei:
– *Läsion der zentralen,* homolateral verlaufenden *Sympathikusbahn* zwischen Hypothalamus, dorsolateraler Oblongata und Seitenstrang des Rückenmarks. Immer sind andere zentralnervöse Ausfälle vorhanden.
Ursächlich kommen in Frage:
● vaskuläre Insulte, besonders im Hirnstamm (z. B. Wallenberg-Syndrom, s. 2.7.1. und Tab. 18),
● Tumoren,
● Syringomyelie,
● Hemiatrophia faciei progressiva (s. 2.9.4.);
– *Läsion des sympathischen Grenzstranges* und seiner radikulären Afferenzen. Sind nur die einzelnen Komponenten des Grenzstranges betroffen, dann sind keine Ausfälle von seiten des animalen Nervensystems vorhanden. Ist das Ganglion stellatum lädiert, dann ist das Horner-

Syndrom immer auch von einer Aufhebung der Schweißsekretion im Gesicht begleitet. Dies ist jedoch nicht der Fall, wenn die (ventralen) Wurzeln C8 bis Th2 Sitz der Läsion sind (wobei dann allerdings radikuläre Ausfallserscheinungen vorhanden sein werden). Eine isolierte Störung der Schweißsekretion im Gesicht ohne Horner-Syndrom findet sich bei Grenzstrangläsion unmittelbar kaudal vom Ganglion stellatum.

Als **Ursache** kommen vor allem in Frage:
● Grenzstrangschädigung durch Tumor (oft auch kaudale Armplexusteile betroffen),
● Wurzel- oder Grenzstrangschädigung durch Trauma (Wurzelausriß mit unterer Armplexusparese als radikuläres Syndrom C8/Th1; prävertebrales Hämatom),
● Horner-Syndrom bei Erythroprosopalgie (s. 2.17.1.).

2.8.4. Anomalien der Pupillen und der Pupillenreaktionen

Das *anatomische Substrat* der Pupillenmotilität ist in Abb.36 dargestellt worden. Anomalien der Pupillen können entweder als
– Anomalie in der Ausgangslage, also in Form, Größe oder im Seitenvergleich bestehen,
– oder als Anomalie der Pupillenreaktion (auf Licht oder/und Konvergenz) sich manifestieren.

2.8.4.1. Anomalien der Pupillen in der Ausgangslage

Beiderseits abnorm weite Pupillen (Mydriase) kommen vor:
– als harmlose Besonderheit (vegetativ labile, sympathikotone Individuen),
– bei Kontaktlinsenträgern,
– bei Mittelhirnläsionen (gestörte Lichtreaktion, oft bei tiefem Koma),
– und bei beiderseits lokal oder intern angewandten Mydriatika (auch heimliche Atropinapplikation!) (s. Abb.37).

Beiderseits abnorm enge Pupillen (Miose) kommen vor:
– als harmlose Besonderheit,
– bei intensivem Licht im Untersuchungszimmer,
– bei Läsion der Brücke (mit anderen neurologischen Symptomen, oft mit Bewußtseinsstörung),
– bei miotisch wirkenden, lokal (Pilocarpin bei Glaukom-Patienten) oder intern applizierten (Morphinderivate) Medikamenten,
– bei Lues (s. 2.8.4.2. und Abb.37).

Seitendifferenz der Pupillen in Ruhe (Anisokorie)

entspricht entweder einer einseitig pathologisch weiten oder einer einseitig pathologisch engen Pupille:
– *Einseitig abnorm weite Pupille* bei
  ● Okulomotoriusparese (mit Ptose und meist Mitbeteiligung äußerer Augenmuskeln, s. 2.8.1.),
  ● dem häufig einseitigen oder einseitig ausgeprägteren Adie-Syndrom (fehlende Lichtreaktion bei guter Konvergenzreaktion mit tonischer Wiedererweiterung, oft fehlenden Muskeleigenreflexen, meist bei Frauen, gelegentlich familiär) (s.Abb.37),
  ● einseitige Applikation eines Mydriatikums,
  ● Ganglionitis ciliaris (s. Abb.37),
  ● einseitige Affektion der vorderen Augenabschnitte (oft tiefe Injektion der Gefäße, Deformation der Pupille [s. unten], Synechien),
  ● als „Eisenmydriase" ohne andere Symptome bei einem Eisensplitter im vorderen Augenabschnitt,
  ● einseitige Mydriase bei Migräneanfall (vielfach, aber auch Miose mit Horner besonders bei Erythroprosopalgie, s. 2.17.1.).
– *Einseitig abnorm enge Pupille* bei
  ● Horner-Syndrom (s. 2.8.3.3.),
  ● einseitiger Applikation eines Miotikums,
  ● gewissen einseitigen lokalen Affektionen der vorderen Augenabschnitte
  ● Lues, selten auch einseitig (s. 2.8.4.2. und Abb.37).
– *Harmlose zentrale Anisokorie* (Differenz selten mehr als 1 mm, Seite oft wechselnd, deutlicher bei schlechter Beleuchtung).

Formanomalien einer oder beider Pupillen (Entrundung und andere Deformationen) kommen vor
– als angeborene Ectopia pupillae (meist nach oben und außen, oft mit Linsenektopie und anderen Bulbusanomalien verbunden),
– als Formanomalie der Pupillen (bei partiellem Fehlen der Iris, bei erworbenen Synechien, bei partieller Irisatrophie, z.B. bei Tabes).

Andere Besonderheiten sind zum Beispiel:
– ein Hippus der Pupille (spontane, zum Teil rhythmische Kontraktion; kann beim Normalen auftreten, jedoch auch bei beginnender Katarakt, multipler Sklerose, Meningitis, meist kontralateralem vaskulärem Insult oder nach Erholung von einer Okulomotoriusparese).

2.8.4.2. Abnorme Pupillenreaktionen

Die Pupille reagiert normalerweise direkt und in gleichem Ausmaß auch konsensuell auf Belichtung,

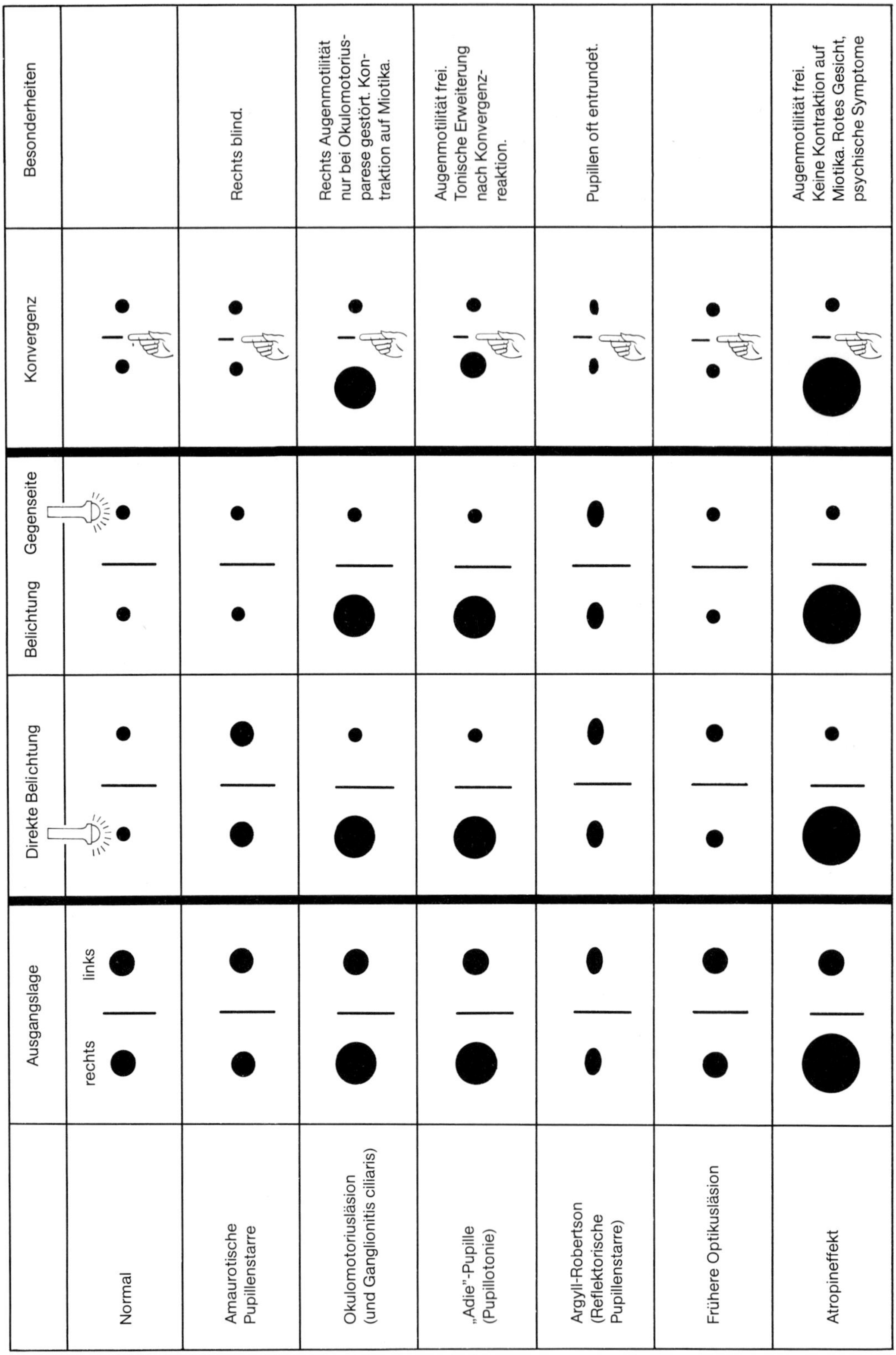

	Ausgangslage rechts / links	Direkte Belichtung	Belichtung Gegenseite	Konvergenz	Besonderheiten
Normal					
Amaurotische Pupillenstarre					Rechts blind.
Okulomotoriusläsion (und Ganglionitis ciliaris)					Rechts Augenmotilität nur bei Okulomotoriusparese gestört. Kontraktion auf Miotika.
„Adie"-Pupille (Pupillotonie)					Augenmotilität frei. Tonische Erweiterung nach Konvergenzreaktion.
Argyll-Robertson (Reflektorische Pupillenstarre)					Pupillen oft entrundet.
Frühere Optikusläsion					
Atropineffekt					Augenmotilität frei. Keine Kontraktion auf Miotika. Rotes Gesicht, psychische Symptome

Abb. **37** Störungen der Pupillenreaktion (rechte Pupille pathologisch) (aus *M. Mumenthaler:* Neurologie, 7. Auflage, Thieme, Stuttgart 1982).

aber auch auf Konvergenz. *Anatomisches Substrat* s. Abb. 36.

Die wichtigsten Abweichungen von der Norm ergeben sich aus der Abb. 37.

Die **Ursachen** der dort aufgeführten Anomalien decken sich

- mit den Ursachen der *Optikusschädigung* (s. 2.5.1.)
- und denjenigen der *Okulomotoriusschädigung* (s. 2.8.1.). Eine weitere Ursache ist das
- *Adie-Syndrom* (s. 2.8.4.1.),
- die *Ganglionitis ciliaris acuta* (einige Tage nach Infekt, eventuell nach Trauma plötzlich auftretende, weite, weder auf Licht noch auf Konvergenz reagierende Pupille; anfangs auch Akkommodationsstörungen; normale Augenmotilität; Pupillenanomalie bleibt bestehen),
- *Pandysautonomie* (s. 2.20.).

Besonders erwähnt sei die *reflektorische Pupillenstarre* mit erloschener Lichtreaktion bei erhaltener Konvergenzreaktion (s. Abb. 37). Diese wurde bei verschiedenen Affektionen beschrieben (Neurosyphilis, Adie-Syndrom [s. 2.8.4.1.], Diabetes mellitus, Pinealom, Fehlsprossung nach Okulomotoriusläsion, Enzephalitis, multiple Sklerose, Zoster ophthalmicus, Bulbustrauma, Dystrophia myotonica, Amyloidose, Pandysautonomie, familiäre Dysautonomia Riley, Fisher-Syndrom und neurale Muskelatrophie Charcot-Marie-Tooth).

2.9. Lähmungen und andere Besonderheiten der Gesichtsmuskulatur und des Gesichtes

2.9.1. Einseitige Gesichtslähmung
2.9.2. Beidseitige Gesichtslähmung
2.9.3. Unwillkürliche Bewegungen
2.9.4. Andere Besonderheiten

Anatomisch wird die mimische Muskulatur inklusive das Platysma vom N. facialis versorgt. Sein motorischer Kern liegt in der kaudalen Brücke. Mit dem N. facialis verlaufen streckenweise efferente Bahnen für die Speicheldrüsen, die Tränendrüsen und die Drüsen der Nasenschleimhaut, dann aber auch afferente Geschmacksfasern aus den vorderen zwei Dritteln der Zunge. Während seines Verlaufs durch die Pyramide hat der Nerv enge Nachbarschaftsbeziehungen zum Mittelohr. Die kortikopontinen Fasern zum motorischen Kern des Fazia-lis erreichen dessen kraniale Portion – mit den Motoneuronen der Stirnmuskulatur – sowohl von der Gegenseite als auch von der homolateralen Präzentralwindung her. Diese Verhältnisse sind in Abb. 38 dargestellt. Ergänzt sei die anatomische Darstellung durch folgende, für die klinischen Aspekte relevanten Hinweise: Der R. marginalis mandibulae, einer der Endäste des Mundastes, verläuft von unten her um den Kieferrand herum zur perioralen Muskulatur. Bei Reinnervation nach vollständiger Unterbrechung der Axone (auch ohne makroskopische Kontinuitätstrennung des Nervenstammes) kommt es im N. facialis in allen peripheren Ästen zu einer Fehlsprossung. Dadurch gelangen Ganglienzellen schließlich mit Muskeln in Verbindung, denen sie ursprünglich nicht zugedacht waren. Es kommt dadurch zu pathologischen Mitbewegungen im Gesicht, zu einer „innervation en masse". Bei Zähnezeigen schließt der Patient auf der früher paretischen Seite zugleich auch etwas das Auge wegen pathologischer Mitbewegungen des M. orbicularis oris oder zeigt andere abnorme Mitinnervationen (Abb. 39).

Der allgemeine *klinische Aspekt* einer Gesichtslähmung ist folgender:

- Bei einer *peripheren Fazialisparese* liegt ein etwa gleichmäßiger Befall aller mimischer Muskeln, also auch der Stirn- und Periorbitalmuskeln vor. Bei ausgeprägter peripherer Lähmung ist der Augenschluß unvollständig, die Sklera bleibt also zum Teil noch sichtbar. Das reflektorische Aufwärtswenden des Bulbus beim Versuch, das Auge kräftig zu schließen, ist sichtbar (Bell-Phänomen) (Abb. 40). Weitere Symptome ergeben sich aus der Abb. 38 (u. a. Geschmacksstörung der vorderen zwei Drittel der Zunge, verminderte Tränen- und Speichelsekretion, eventuell Hyperakusis).
- Bei *zentraler Lähmung* ist der Stirnast immer viel weniger befallen (obwohl auch hier eine gewisse Parese so gut wie immer nachweisbar ist). Die Sklera kann bei Lidschluß immer vollständig bedeckt werden (Abb. 41) (wie aber auch bei einer unvollständigen peripheren Lähmung). Bei zentraler Parese finden sich nicht selten andere Halbseitensymptome, wie zum Beispiel Zungenabweichen zur Lähmungsseite hin, homolaterale Extremitätenparese oder Reflexstörungen.

Sowohl bei zentraler wie bei peripherer Parese läßt sich eine nur geringfügige Lähmung an einigen feinen Zeichen ablesen:

- Der Lidschluß wird etwas weniger kräftig vollzogen, so daß die Wimpern (besser) sichtbar

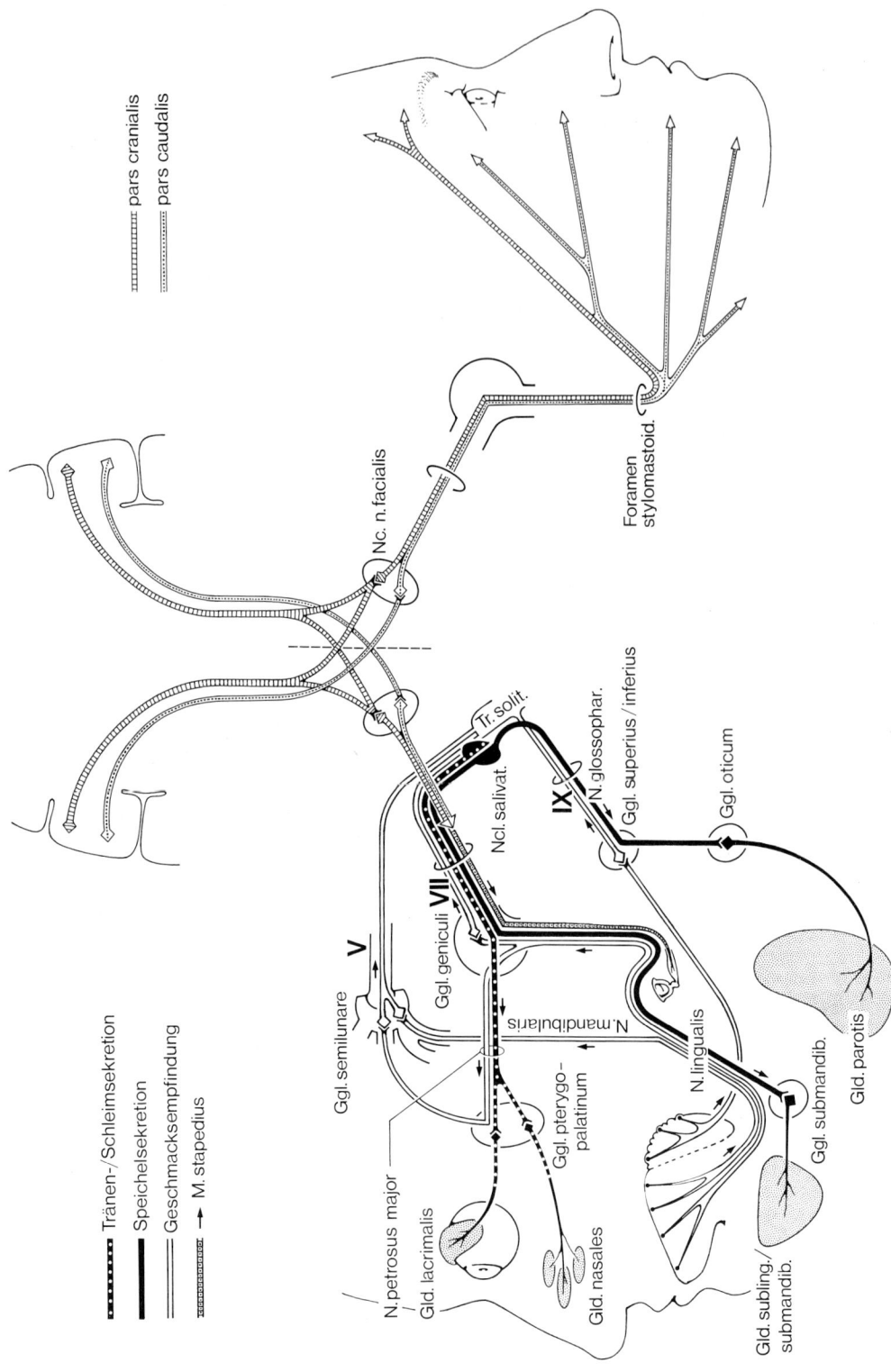

Abb. **38** Anatomie des N. facialis, schematisch (in Anlehnung an *M. Mumenthaler:* Neurologie, 7. Auflage, Thieme, Stuttgart 1982).

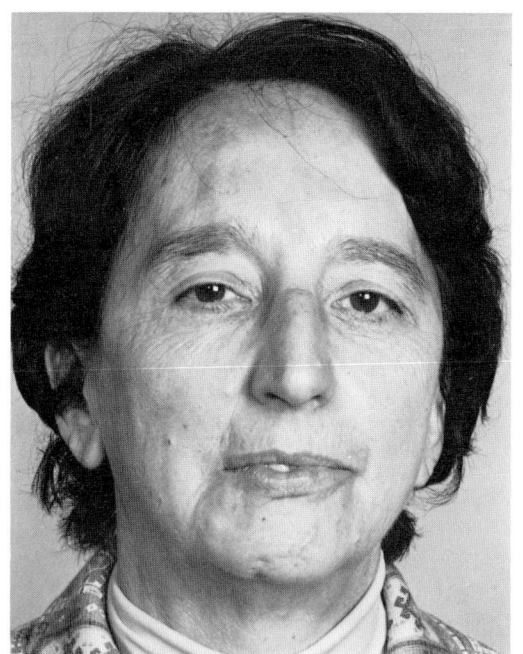
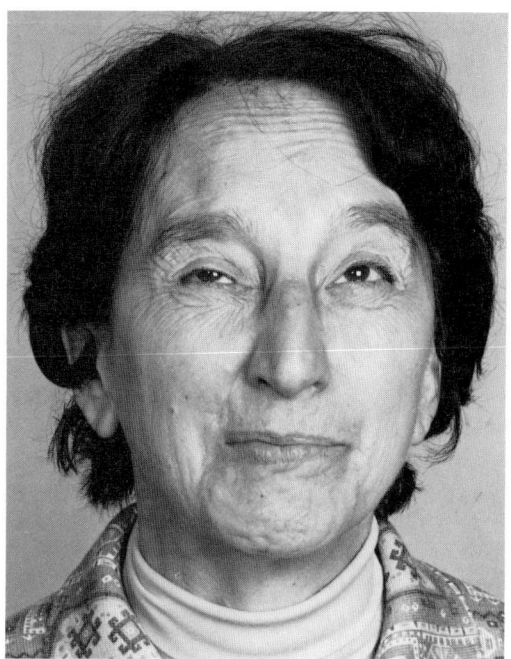

a

b

Abb. **39** 58jährige Patientin. Status nach (kryptogenetischer) peripherer Fazialisparese rechts vor 5 Jahren. **a** In Ruhe keine signifikanten Anomalien. **b** Beim Versuch, die Stirne zu runzeln, kommt es zu einer pathologischen Mitinnervation des M. orbicularis oculi sowie des M. caninus und des M. orbicularis oris rechts.

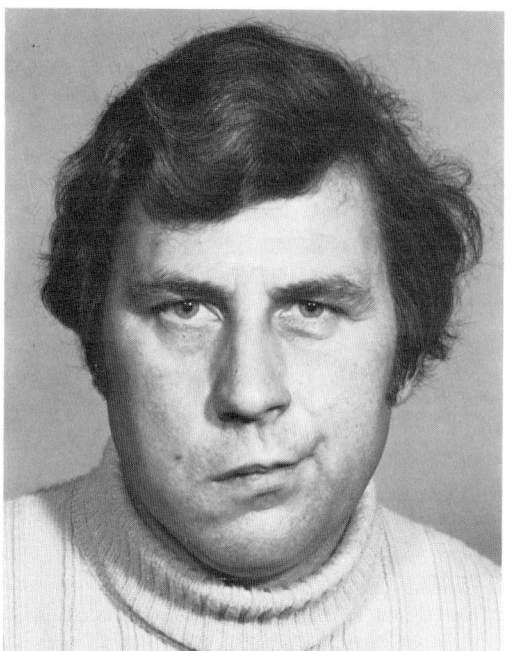
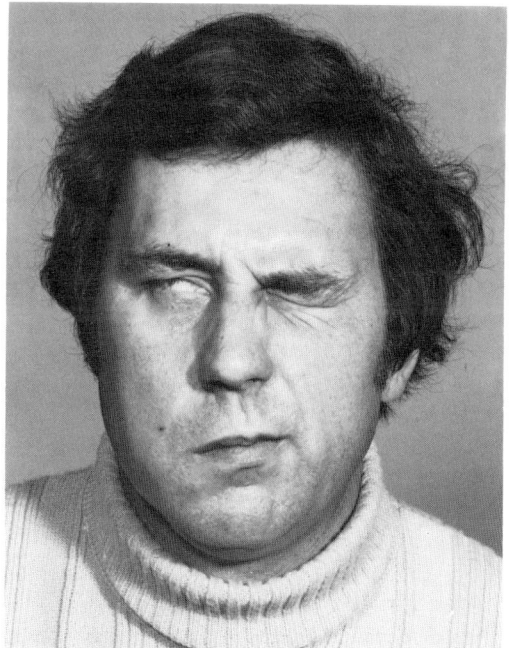

a

b

Abb. **40** 44jähriger Patient mit typischer peripherer (kryptogenetischer) totaler Fazialislähmung rechts. **a** In Ruhe schlaffes Herunterhängen des rechten Mundwinkels und der rechten Wange. **b** Beim Versuch des Augenschlusses gelingt dies auf der gelähmten rechten Seite nicht, und es bleibt ein Teil des Bulbus sichtbar. Man beachte das Bell-Phänomen rechts.

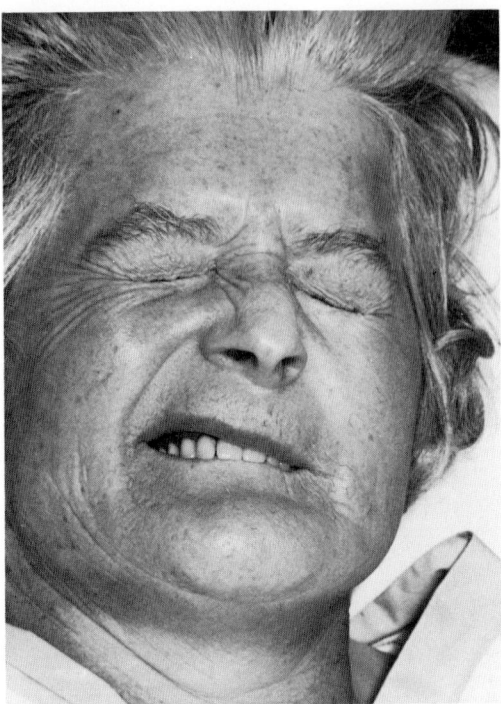

Abb. **41**   62jährige Patientin mit einer linksseitigen Hemiparese (bei Thrombose der A. carotis interna rechts). Im Gegensatz zum Patienten der Abb. 40 ist hier trotz ausgeprägter Parese des Mundastes der Augenschluß auf der gelähmten Seite weitgehend möglich. Es bleiben immerhin hier aber die Wimpern noch sichtbar („signe des ciles").

bleiben („signe des ciles" der Franzosen) (s. Abb. 47).
— Hierbei spürt der leicht auf die geschlossenen Lider aufgelegte Finger des Untersuchers nicht das feine Vibrieren wie auf der kräftiger kontrahierten Gegenseite.
— Schließlich tritt das Platysma beim Zähnezeigen mit gleichzeitigem Vorstrecken des Kinnes gar nicht oder deutlich weniger hervor.

2.9.1.   Einseitige Gesichtslähmung

Am eindrucksvollsten ist die *periphere Fazialisparese bei Läsion des Nervenstammes.*
— Bei einer *akuten Lähmung* sind die *häufigsten* **Ursachen** die folgenden:
   • *unbekannte* Ursache bei der sogenannten kryptogenetischen oder rheumatischen oder „e frigore"-Lähmung (mit retroaurikulären Schmerzen beginnend, über Nacht auftretend, von Geschmacksstörungen begleitet, gele-

gentlich mit gestörter Tränensekretion [s. Abb. 40]),
   • identisches Bild wie oben *postinfektiös*, vor allem nach Zoster oticus oder Zoster colli (Bläscheneruption und Schmerzen),
   • das *Melkersson-Rosenthal-Syndrom* (rezidivierende Episoden, mit Gesichtsschwellung und Lingua plicata einhergehend),
   • das *Heerfordt-Syndrom* (im Rahmen eines Morbus Boeck mit Parotisschwellung und Augensymptomen, eventuell beidseitigem Fazialisbefall),
   • nach *Schädeltrauma mit Basisfraktur* und insbesondere Pyramidenfraktur (bei Querfraktur sofort mit Läsion des Statoakustikus; bei Längsfraktur mit Latenz bis zu 14 Tagen, Fraktur auch otoskopisch sichtbar),
   • nach *Otitiden* und Mittelohrtumoren, z.B. Glomus-caroticus-Tumor (s. 2.6.; immer Gehörsbeteiligung, otoskopischer und radiologischer Befund),
   • *basale Meningitiden* und *Meningosis carcinomatosa* oder *Meningosis leucaemica* (immer auch andere Hirnnerven, sehr oft beidseitig, rasch, aber kaum je innerhalb weniger Stunden auftretend),
   • mechanische *Läsion des R. marginalis mandibulae* durch Druck von außen oder Trauma (lediglich die peribukkale Muskulatur einseitig betreffend),
   • *angeborene Fazialisparese* bei Möbius-Syndrom (immer begleitet von Augenmotilitätsstörungen und insbesondere Abduzensparese, eventuell auch beidseitiger Fazialisbefall),
   • *angeborene Aplasie des M. depressor anguli oris* (seit Geburt, einseitig, beim Weinen sichtbar) (Abb. **42**).
— Eine *langsam progrediente* einseitige periphere Fazialisparese hat folgende häufigste **Ursache:**
   • zunehmende *Kompression des Fazialisstammes* bei Tumoren, besonders Kleinhirnbrückenwinkel (Kombination mit anderen Hirnnervenausfällen, insbesondere Statoakustikus, eventuell zentralnervöse Ausfälle).
Eine ebenfalls „periphere" Fazialisparese findet sich bei *Läsion der motorischen Fazialiskerne* in der kaudalen Brückenhaube. Als **Ursache** kommen am häufigsten in Frage:
— *vaskulärer Hirnstamminsult,* z.B. als Millard-Gubler-Syndrom (mit kontralateraler Hemiparese), als Foville-Syndrom (kombiniert mit homolateraler Abduzensparese und kontralateraler Hemiparese),
— *Hirnstammtumor* (s. 2.7.1.),

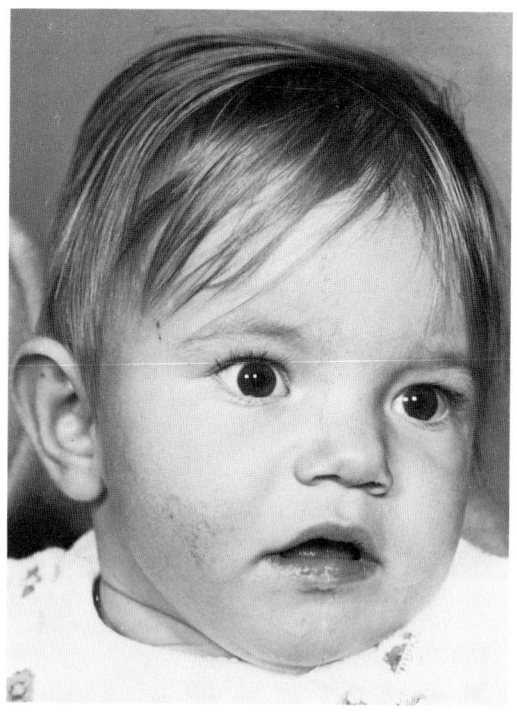 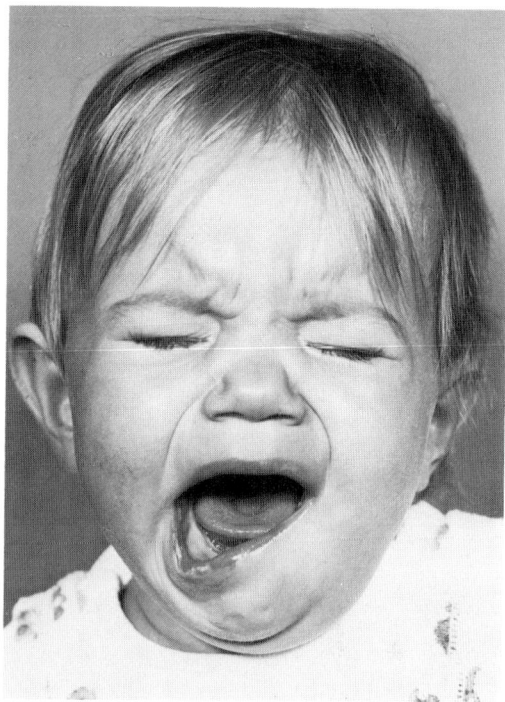

a   b

Abb. 42 Einjähriges Mädchen mit kongenitaler Aplasie des M. depressor anguli oris links. **a** In Ruhe unauffälliges Kindergesicht. Die gelegentlich in solchen Fällen sichtbare Verschmälerung der Unterlippe auf der befallenen Seite ist nicht nachweisbar. **b** Beim Weinen wird auf der linken Seite, im Gegensatz zur gesunden rechten Seite, die Unterlippe nicht nach unten verzogen (Aufnahme der neurologischen Abteilung der Universitätskinderklinik Zürich, Chefarzt Prof. *W. Isler*).

– selten im Rahmen einer *Poliomyelitis* (akut auftretend, immer auch andere nukleäre Muskelparesen mit Atrophien).

Einer *einseitigen zentralen Gesichtslähmung* liegt eine Läsion des kontralateralen zentralen motorischen Neurons zugrunde, sei es im Bereich der vorderen Zentralwindung, sei es im Bereich ihrer Efferenzen (Symptomatologie s. 2.9.). Eine isolierte zentrale Fazialisparese, eventuell mit begleitenden pseudobulbären Zeichen, kommt besonders bei lakunärer ischämischer Läsion in der Capsula interna bzw. Corona radiata vor. Als **Ursache** kommt am häufigsten in Frage:

– ein *vaskulärer Insult* (s. 2.3.1.2.),
– ein *Trauma* (Anamnese, akuter Beginn, andere kortikale Ausfallssymptome, eventuell Psychosyndrom)
– und ein *Tumor* (allmählich progredient, meist auch Handparese, später Hirndruckzeichen, eventuell epileptische Anfälle).

2.9.2. Beidseitige Parese oder Schwäche der Gesichtsmuskulatur

Eine beidseitige *periphere Fazialisparese* bei Läsion des *Nervenstammes* kommt **ursächlich** vor bei:

– *Polyradiculitis cranialis,* im Rahmen eines aszendierenden (Landry-)Guillain-Barré-Syndroms (s. 1.3.1.),
– *Kopftetanus* (lokale Verletzung, Trismus),
– *basaler Meningitis* (Meningismus, Fieber, andere Hirnnervensymptome) oder bei
– *Karzinose der Meningen* (Schmerzen, rasch progredienter Befall mehrerer Hirnnerven, oft bald auch Abduzensparese, erhöhte Zellzahl und pathologische Zellen im Liquor, erniedrigter Liquorzucker).

Eine beidseitige *nukleäre Lähmung* der Gesichtsmuskulatur findet sich:

– selten bei *Poliomyelitis* (siehe oben),

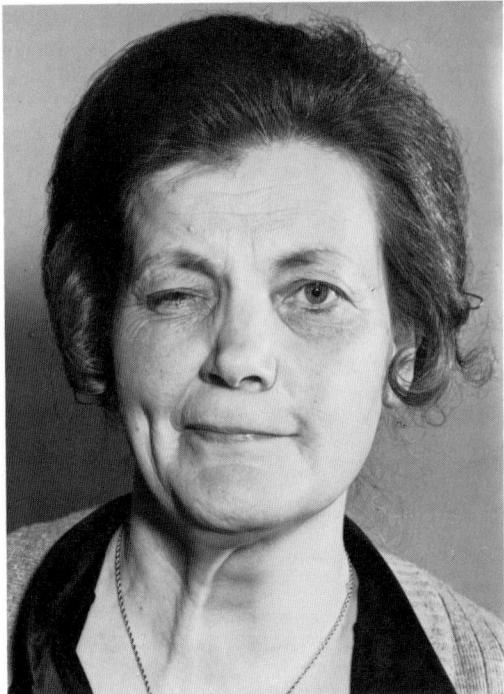

Abb. **43** 47jährige Patientin mit hemifazialem Spasmus rechts. Alle vom N. facialis innervierten Muskeln, inkl. das Platysma kontrahieren sich immer wieder unwillkürlich synchron.

– als kongenitale Parese beim *Möbius-Syndrom* (s. 2.9.1.).

Eine beidseitige *Schlaffheit der Gesichtsmuskulatur* findet sich:
– bei gewissen *Myopathien,* insbesondere bei der Dystrophia myotonica Steinert (sehr langsam zunehmend, beidseitige Ptose, „müder" Gesichtsausdruck, atrophischer M. temporalis beidseits, Stirnglatze, distale Muskelatrophie an den Extremitäten, myotone Reaktion beim Beklopfen der Zunge oder des Thenars bzw. nach kräftigem Faustschluß).

Beidseitige *Steifheit und Bewegungsarmut* der Gesichtsmuskeln finden sich:
– beim *Parkinson-Syndrom* (s. 2.15.1.3.),
– bei *Depression* (Stimmung, Anamnese, Verhalten),
– als Teilausdruck einer *Pseudobulbärparalyse* bei beidseitiger Läsion kortikobulbärer Bahnen (s. 2.11.2.),
– als isolierter Ausfall der Willkürmotorik von Mund- und Schlundmuskulatur bei erhaltener automatischer Motorik infolge beidseitiger Erweichung im vorderen Operculum, das *Foix-*

Chavany-Marie-Syndrom. Bei jüngeren Patienten kommt dies auch bei multipler Sklerose vor und ist dann reversibel.

2.9.3. Unwillkürliche Bewegungen im Gesicht

Typisch ist der *hemifaziale Spasmus* (synchrone Kontraktionen aller vom N. facialis innervierten Muskeln einer Gesichtsseite, insbesondere auch des M. platysma) (Abb. 43). Ursache meist nicht eruierbar bzw. Kompression des austretenden Fazialisstammes durch eine Gefäßschlinge, seltener Status nach peripherer Fazialislähmung oder gutartiger Prozeß im Kleinhirnbrückenwinkel; Hirnstammgliom oder vaskulärer Hirnstamminsult (s. 1.1.3.3.) im Sinne eines Brissaud-Syndroms (homolaterale periphere Fazialislähmung und kontralaterale Hemiparese).

Ein *Hemispasmus der Kaumuskulatur* ist selten, führt zu Episoden von kräftigem Kieferschluß während Minuten und zu einseitiger Hypertrophie der Kaumuskeln. Ursache eventuell wie bei Hemifazialspasmus.

Die *faziale Myokymie* (dauerndes Wogen der Muskeln einer Gesichtsseite) tritt bei multipler Sklerose (ohne Fazialisparese) oder auch bei Hirnstammtumoren (mit Fazialisschwäche) auf und wurde ebenfalls bei Polyradikulitis beobachtet.

Eine *Chorea* (auch andere Muskelgruppen zeigen unwillkürliche Bewegungen) (s. 1.1.3.1. und 2.14.1.8.) oder *faziobukkolinguale Dystonien* (s. 1.1.3.1. und 2.14.1.11.), besonders nach Phenothiazinderivaten und bei älteren Leuten, können im Gesicht beiderseits eindrucksvolle Bewegungen verursachen.

Ein *Blepharospasmus* (beidseitig, unregelmäßiges Zukneifen der Augen, zunehmend bei Streß, Aufregung und wenn beobachtet) kann Ausdruck einer beginnenden organischen extrapyramidalen Erkrankung sein, ist aber von einem *psychogenen Tick* nicht immer leicht unterscheidbar.

2.9.4. Andere Besonderheiten des Gesichtes von neurologischer differentialdiagnostischer Bedeutung

Die *Hemiatrophia faciei progressiva* (oft mit Sklerodermie en coup de sabre beginnend, befällt meist Haut, Muskeln, aber auch Skelett und Gehirn einer Seite, eventuell kombiniert mit Horner und Augenmotilitätsstörungen, mit kontralateralen [fokalen] epileptischen Anfällen) ist langsam progredient. Bei einer *einseitigen habituellen Kieferge-*

lenksluxation kann eine Asymmetrie der Gesichtsmuskulatur vorgetäuscht werden.

2.10. Schluckstörungen

Das *anatomische Substrat* des Schluckaktes besteht
– aus der quergestreiften Zungen-, Gaumen- und Schlundmuskulatur sowie der glatten Ösophagusmuskulatur,
– aus dem N. glossopharyngeus, N. vagus sowie N. hypoglossus,
– aus den motorischen Kernen dieser letzteren,
– aus den sensiblen Afferenzen aus Mund und Schlund, die durch den N. trigeminus sowie den N. glossopharyngeus und N. vagus geleitet werden,
– sowie aus der supranukleären Innervation der Mund- und Schlundmuskeln, die, aus der vorderen Zentralwindung stammend, durch die Tractus corticonucleares verlaufen.

Die *klinische Symptomatologie* ist in erster Linie eine Schluckstörung, eine Dysphagie. Dies kann in einer Schwierigkeit, den Schluckakt in Gang zu setzen, bestehen oder/und in häufigem Verschlucken oder Regurgitieren aus der Nase. Schon die Phänomenologie der Schluckstörung an sich erlaubt gewisse Rückschlüsse auf den anatomischen Ort der Läsion. Das gleiche gilt für die anderen, die Schluckstörungen oft begleitenden Besonderheiten, namentlich für die Sprechstörungen (s. 2.11.). *Topographisch* kommen *folgende Sitze* einer Läsion für das Zustandekommen von Schluckstörungen in Frage:
– *Erkrankungen der Schlundmuskulatur* sind sehr selten **Ursache** von nennenswerten Schluckstörungen.
  • Bei der sehr langsam progredienten *Augenmuskeldystrophie* ist nebst der äußeren Augenmuskulatur bei der *okulopharyngealen Form* auch die Schluckmuskulatur und oft die Nackenmuskulatur mitbetroffen.
  • Bei der *Myasthenie* können wechselnde Schluckstörungen ein eindrucksvolles Initialsymptom sein (wechselnd intensiv, im Laufe der Mahlzeit zunehmend, fast immer von Augenmuskelstörungen begleitet).
  • Bei der *Dystrophia myotonica Steinert* (s. 1.4. und 2.9.2.) sind Schluckstörungen meist diskret.
– Eine Läsion der *peripheren kaudalen Hirnnerven IX bis X und XII* hat bei *Einseitigkeit* eine oft nur leichte, bald kompensierte Störung des Schluckens, bei Läsion von Glossopharyngeus und Vagus eventuell mit Ver-

schlucken zur Folge. Immer ist auch eine Sensibilitätsstörung im Schlund mit gestörten Gaumensegel- und Rachenreflexen vorhanden, eventuell eine allerdings schwer nachweisbare Geschmacksstörung des hinteren Zungendrittels (s. Abb. 38). Typisch ist bei einseitiger Läsion von Glossopharyngeus und Hypoglossus das Kulissenphänomen (Verschieben der Rachenhinterwand und des Gaumensegels beim Würgen auf die gesunde Seite hin). **Ursächlich** finden sich:
  • eine *gutartige isolierte einseitige Gaumensegelparese* besonders im Kindesalter und vor allem bei Knaben, eventuell nach vorausgegangener Viruserkrankung mit spontaner Rückbildung. Selten beteiligen sich auch andere homolaterale kaudale Hirnnerven,
  • ein *Siebenmann-Syndrom* mit Parese von Glossopharyngeus, Vagus und Akzessorius (s. Tab. 17), z.B. bei Schädelbasisfraktur, Thrombose der V. jugularis oder Glomusjugulare-Tumor,
  • ein *Garcin-Syndrom* (s. Tab. 17) bei extrakraniellen Tumoren an der Schädelbasis (man beachte Drüsen hinter dem Kieferwinkel),
  • eine *Sarkoidose,* die ein- oder beidseitig jeden beliebigen Hirnnerv betreffen kann
  • ebenso wie beim *Sjögren-Syndrom,* hier auch rezidivierend,
  • selten eine multiple Sklerose mit Herden im Hirnstamm, die auch den intramedullären Anteil des Hirnnervenstammes mitbetreffen.

Eine *beidseitige Läsion* der kaudalen peripheren Nerven hat schwerste Schluck- (und Sprach-)Störungen zur Folge, **ursächlich** z. B:
  • eine Gaumensegelparese bei *Diphtherie* (offenes Näseln, Augenmuskelparesen),
  • bei ausgedehnten *Tumoren der Schädelbasis,*
  • bei *Polyradiculitis cranialis* (immer mit Fazialismitbeteiligung, fast immer auch mit spinalen Nervenwurzelsymptomen; s. 1.3.1.), die nicht selten Teilausdruck eines Infektes mit Borrelia Burgdorferi ist (in 50% Zeckenbiß, eventuell ein Erythema chronicum migrans vorausgegangen);
  • *chronische Meningitis* oder *Karzinose* der Meningen (s. 2.9.2.),
  • *kryptogenetische gutartige rezidivierende* Hirnnervenausfälle (vor allem V, VII, VIII, aber auch XII).
– Eine Läsion der *motorischen Kerne der am Schluckakt beteiligten Nerven* in der Medulla oblongata hat eine (endgültige) periphere Lähmung der entsprechenden Muskeln zur Folge.

Ursächlich kommen bei *einseitiger Läsion* vor allem *vaskuläre Hirnstamminsulte* in Frage. Hierbei wird die oft sehr hartnäckige Schluckstörung als krikopharyngeale Achalasie bezeichnet. Sie beruht auf einem dauernd erhöhten Tonus des M. cricopharyngeus, der beim Schlucken nicht erschlafft. Ursache ist z. B. ein

- *Wallenberg-Syndrom* (s. 2.7.1.),
- *Céstan-Chenais-Syndrom* (homolateraler Horner, Gaumensegel-, Rachenhinterwand- und Stimmbandlähmung sowie Hemiataxie; kontralateral Hemiparese und Hemihypästhesie),
- *Avellis-Syndrom* (homolateral Schluck- und Stimmbandparese, kontralateral wie oben),
- *Schmidt-Syndrom* (homolateral wie oben, jedoch auch Trapezius- und Zungenlähmung; kontralateral wie oben),
- *Tapia-Syndrom* (homolaterale Gaumensegel-, Rachenhinterwand-, Stimmband- und Zungenparese, kontralaterale motorische und sensible Hemiparese),
- *Vernet-Syndrom* (homolaterale Gaumensegel-, Rachen- und Sternokleidomastoideusparese sowie Hemiageusie des hinteren Zungendrittels, kontralaterale motorische Hemiparese),
- *Jackson-Syndrom* (homolaterale Zungenparese, kontralaterale motorische Hemiparese).

Seltener sind Läsionen durch *Syringobulbie* oder *intramedulläre Tumoren* (z.B. Gliome) mit langsamer oder rascher Progredienz, bald Symptome von seiten der langen Rückenmarksbahnen, eventuell Verschlußhydrozephalus mit Hirndruckzeichen.

- Eine *beidseitige Schädigung der Hirnnervenkerne* hat eine schwere Behinderung des Schluck- und Sprechaktes zur Folge mit Atrophie der betroffenen Muskeln, insbesondere der Zunge, die runzelig erscheint, nicht über die Zahnreihe hinausgeschoben und nicht auf die Seiten bewegt werden kann. Wenn ein chronisch degenerativer Prozeß vorliegt, dann finden sich auch Faszikulationen der Zunge.

Ursächlich kommen vor allem in Frage:

- *degenerative Prozesse*, z.B. echte Bulbärparalyse, meist im Rahmen einer myatrophischen Lateralsklerose (Zunge und Sprache siehe oben; auch Extremitätenmuskeln mit zunehmender Atrophie und Parese, Faszikulationen sowie Pyramidenzeichen), selten z.B. bei einer orthostatischen Hypotonie Shy-Drager (s. 2.20.1.1.),

- auf *vaskulärer Basis* eine ausgedehntere Erweichung in der Oblongata, die zu einer akuten Bulbärparalyse führt (akut, beidseitige kaudale Hirnnervenausfälle, schwere beidseitige Extremitätenparese, Miose).

- Bei der Läsion der *supranukleären Strukturen* steht meist die Schädigung der kortikobulbären Bahnen als das zentrale motorische Neuron des Schluckaktes im Vordergrund (Steigerung der Eigenreflexe im Gesicht, keine Muskelatrophie oder Faszikulationen). Erst die Beidseitigkeit einer solchen Schädigung hat übrigens Schluck- und Sprachstörungen zur Folge, die als *Pseudobulbärparalyse* bezeichnet werden.

Als **Ursache** kommen vor allem in Frage:

- ein *vaskulärer Status lacunaris* (s. 2.15.1.1.),
- aber auch *degenerativer* (oder geburtstraumatischer) *Befall* der beidseitigen motorischen Bahn findet sich z.B. bei der kindlichen Pseudobulbärparalyse (von allem Anfang an Trink- und Ernährungsschwierigkeiten; Speisen bleiben lange im Mund liegen, werden mit dem Finger nach hinten geschoben, Zungenbeweglichkeit vermindert, gesteigerte periorale Reflexe, gestörte Sprachentwicklung bis zur Anarthrie),
- bei der *myatrophischen Lateralsklerose* des Erwachsenen kann der supranukleäre Teil des Prozesses so sehr im Vordergrund sein, daß es zu einem pseudobulbärparalytischen Bild kommt.

Andere, *nicht neurologische Krankheiten* können differentialdiagnostisch von den oben beschriebenen Formen abzugrenzende Schluckstörungen verursachen: Dysphagie bei Sklerodermie, bei Eisenmangel, bei stenosierenden Ösophagusprozessen, wie Tumoren oder Ösophagusdivertikel usw.

2.11.   Sprech- und Sprachstörungen

Die *anatomischen Strukturen,* die das Sprechen erst ermöglichen, sind in Abb. **44** schematisch dargestellt. Daraus ergibt sich, daß die Ursachen von Sprech- und Sprachstörungen *topisch sehr unterschiedlich lokalisiert* sein können und dementsprechend auch eine *unterschiedliche Phänomenologie* haben können. Letztere ist in Tab. **19** zusammengefaßt und soll im folgenden in topischer Reihenfolge im einzelnen dargelegt werden.

2.11.1. Kortikale und subkortikale Läsionen

Bei Schädigung der kortikalen Sprachregion kommt es zu *aphasischen Störungen,* d. h. zu einem gestörten Entwurf und einer gestörten Organisation des Sprechaktes. Charakteristika s. 2.1. Bei Störung der Afferenzen zur motorischen Repräsentation der Sprechmuskulatur im unteren Drittel der vorderen Zentralwindung (s. Abb. **1** und **2**) oder seiner Verbindung zum motorischen Assoziationskortex tritt eine *Gesichtsapraxie* (bukkofaziale Apraxie) auf, die bei einem großen Teil der Patienten mit Aphasie hinzukommt (fehlerhafte Elemente in den Mundbewegungen beim Sprechakt, also Parapraxien, die den Sprechakt zusätzlich stören). Der Sprechakt ist beim Foix-Chavany-Marie-Syndrom hochgradig gestört, während die unwillkürliche Mimik (z. B. Lächeln) erhalten ist (s. 2.9.2.). Bei diffuser kortikaler Störung (z. B. hirnatrophische Prozesse, s. 1.1.2. und 2.1.) verarmt die Sprache bis zur Reduktion auf *Echolalien* (sinnloses Wiederholen gehörter Worte oder Sätze) und *Logoklonien* (gehäuftes Wiederholen einzelner Silben). Die *Sprache des Taubstummen,* der keine akustische Kontrolle des eigenen Sprechens hat, klingt wie eine mühsam gelernte Fremdsprache mit unharmonischem Ablauf.

Ursächlich sind für kortikale Sprachstörungen verantwortlich: Traumata, Tumoren, vaskuläre Insulte, hirnatrophische Prozesse.

2.11.2. Läsionen der kortikobulbären Bahnen

Nur wenn die Schädigung beidseitig ist, hat dies eine dauernde und nennenswerte Sprechstörung zur Folge. Das Sprechen ist schlecht artikuliert und verwaschen (Dysarthrie), die perioralen Reflexe sind gesteigert, der Schluckakt ist oft auch behindert (vgl. Schluckstörungen bei Pseudobulbärparalyse, s. 2.10.). Oft finden sich Zeichen beidseitiger Pyramidenbahnläsion an den Extremitäten und ein kleinschrittiger Gang. Keine Faszikulationen.

Ursächlich sind für diese Störungen gleiche Affektionen wie bei der entsprechenden Schluckstörung im Rahmen der Pseudobulbärparalyse verantwortlich (s. 2.10.), zusätzlich Status nach kindlicher Hirnstammenzephalitis. Bei multipler Sklerose mit Herden im Hirnstamm treten *paroxysmale Dysarthrien* auf, die nur Bruchteile von Minuten andauern.

2.11.3. Läsionen der Stammganglien und des Kleinhirns

Die genannten Strukturen beeinflussen Ablauf, Koordination und Harmonie der willkürlichen und automatischen motorischen Abläufe, also auch des Sprechaktes. Bei den hypokinetisch-rigiden extrapyramidalen Syndromen, besonders beim Parkinson-Syndrom (s. 2.12.1.–2.) ist das Sprechen *leise, monoton,* in Rhythmus und Melodie kaum moduliert. Es finden sich *Iterationen* und *Palilalien* (mehrfaches Wiederholen von Sätzen oder Satzteilen; unwillkürliche Iterationen bei Tick-Krankheit s. 2.11.8.). Bei Läsionen des zentralen Höhlengraus und der Stammganglien kann die Hypokinesie des Sprechaktes so weit gehen, daß es zum *akinetischen Mutismus* kommt (Parkinson-Syndrom, Hirnstammenzephalitis, anoxische Schädigung, medikamentös, basiläre Durchblutungsstörung, Subarachnoidalblutung). Bei hyperkinetischen extrapyramidalen Syndromen (s. 2.14.1.8.) können unwillkürlich einschießende Mund-Zungen-Bewegungen mit dem Sprechakt interferieren und diesen beeinträchtigen.

Bei Kleinhirnaffektionen kann die Sprache schlecht harmonisiert, unregelmäßig, laut und stoßweise wirken, gewissermaßen *explosiv*. Wohl auf Kleinhirnherde ist die Sprechstörung bei multipler Sklerose zurückzuführen: abgehacktes, stoßweises, übertrieben voneinander abgesetztes Vorbringen von Satzteilen und Worten, als *skandierende Sprache* bezeichnet.

2.11.4. Läsionen der Hirnnervenkerne

Eine Läsion der Kerne des VII., wie auch des IX. und X., aber auch des XII. Hirnnervs hat eine periphere Parese der davon abhängigen Muskelfasern mit Atrophie der entsprechenden Muskeln, bei chronischen Prozessen auch mit Faszikulationen, zur Folge. Die daraus resultierende Sprachstörung ist akustisch ähnlich derjenigen bei supranukleärer Lähmung der kortikobulbären Bahnen: Die Sprache ist verwaschen, ungenau artikuliert, wirkt, als ob der Patient beim Reden einen Bissen im Mund hätte. Diese Form der Dysarthrie wird auch als

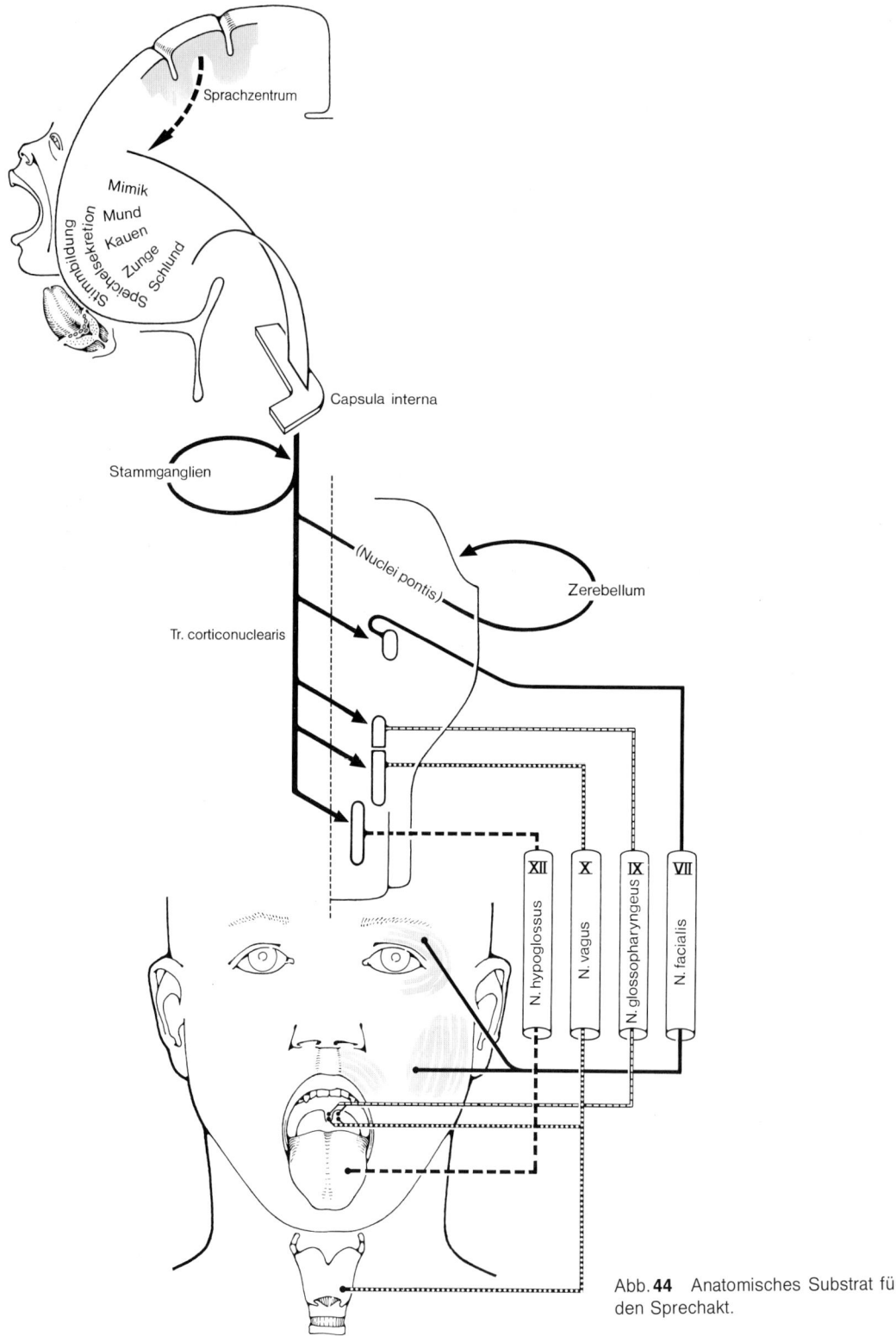

Sprachzentrum

Mimik
Mund
Kauen
Zunge
Schlund

Stimmbildung
Speichelsekretion

Capsula interna

Stammganglien

(Nuclei pontis)

Zerebellum

Tr. corticonuclearis

XII   X   IX   VII

N. hypoglossus
N. vagus
N. glossopharyngeus
N. facialis

Abb. **44**   Anatomisches Substrat für den Sprechakt.

Tabelle 19   Sprach- und Sprechstörungen. Phänomenologie, topische Zuordnung und Ursachen

Bezeichnung	Definition bzw. Phänomenologie	Topische Zuordnung	Ursachen
Aphasien	Störung des Sprachentwurfes, falsche Wortwahl, Verstümmelung von Worten, gestörter grammatikalischer Aufbau des Satzes	Großhirn, dominante Hemisphäre	Trauma, Tumor, Durchblutungsstörung, hirnatrophische Prozesse
Gesichtsapraxie, (bukkofaziale Apraxie)	falsche Mund-Zungen-Bewegungen, meist mit aphasischen Störungen verbunden	motorische Assoziationszentren in der Nähe der kortikalen Mund-Repräsentation	wie oben
Echolalie	unkontrolliertes Wiederholen von Worten oder Sätzen	Großhirn, Kortex, diffuse Schädigung	hirnatrophische Prozesse, auch psychogen bei Tick-Krankheit
Logoklonie	unkontrolliertes Wiederholen von Silben	wie oben	wie oben
Dysarthrie	bei korrekter Sprachplanung verwaschenes und schlecht artikuliertes Sprechen (bei schlechter Koordination der sprachformenden Werkzeuge)	zentrales (pseudobulbär) oder peripheres (bulbär) motorisches Neuron	Läsion der kortikobulbären Bahnen bei vaskulärem Hirnstammprozeß, stets beidseitig. Degenerative Erkrankungen. Läsion der Hirnnervenkerne bei degenerativ-atrophischen Prozessen, z.B. amyotrophische Lateralsklerose. Echte Bulbärparalyse; Syringobulbie; akute Erweichung des Hirnstammes
Dysarthrie, paroxysmale	wie oben, anfallsweise	Hirnstamm, insbesondere Brücke, evtl. Kleinhirnherde	multiple Sklerose
Pseudobulbäre Sprache und bulbäre Sprache	wie bei Dysarthrie	wie bei Dysarthrie	wie bei Dysarthrie
Iterationen	mehrfache, unwillkürliche Wiederholung von Sätzen, verbunden mit monotoner, leiser, schlecht modulierter Sprache	Stammganglienaffektion vom hypokinetisch-rigiden Typ	z.B. Parkinson-Syndrom; auch psychogen. Depression

Fortsetzung Tabelle **19**

Bezeichnung	Definition bzw. Phänomenologie	Topische Zuordnung	Ursachen
Palilalie	wie oben, auf Satzteile bezogen	wie oben	wie oben
Explosive Sprache	unharmonisch, unregelmäßig laut und stoßweise	Kleinhirn	diverse Kleinhirnerkrankungen (s. 1.1.4.)
Skandierende Sprache	abgehackte, stoßweise, übertrieben scharf voneinander abgesetzte Aneinanderreihung der Satzteile	Kleinhirn	multiple Sklerose
Mutismus (akinetischer)	spricht nicht bei erhaltenem Bewußtsein	organische Läsion des zentralen Höhlengraus bzw. Stammganglien psychogen	Enzephalitis, Ischämie, Anoxie, Subarachnoidalblutung Depression, Katatonie, Hysterie
Näseln, offenes	Entweichen von Luft durch die Nase beim Sprechen	Epipharynx	Gaumensegelparese, z. B. bei Myasthenie, bei Läsion der Hirnnerven IX und X, nach Diphtherie
Näseln, geschlossenes	abnormer Abschluß des Epipharynx gegen die Nasengänge zu		Raumforderung im Epipharynx
Dysphonie	gestörte Lautgebung durch die lauterzeugenden Organe, inkl. Kehlkopf	Kehlkopf	z. B. Stimmbandlähmung
Dysphonia spastica (Taschenbandsprache)	wie oben, oft mit begleitender unwillkürlicher Kontraktion der Gesichtsmuskulatur	psychogen	psychogen
Heiserkeit	Form der Dysphonie	Kehlkopf	z. B. einseitige Stimmbandlähmung, vegetative Neuropathie (Alkohol, B$_1$-Mangel)
Aphonie	ungenügende Lautgebung	Kehlkopferkrankungen oder psychogen	beidseitige totale Stimmbandlähmung psychogene Faktoren

bulbäre Sprache bezeichnet. Immer sind auch entsprechende Schluckstörungen (s. 2.10.) nachweisbar. Wenn die verantwortliche Affektion auch eine Beteiligung des zentralen Neurons aufweist (z. B. bei der myatrophischen Lateralsklerose mit bulbärer Beteiligung), dann findet sich eine Steigerung der perioralen Reflexe.

Ursächlich kommen die gleichen Affektionen wie für die oben beschriebenen Schluckstörungen in Frage (s. 2.10.).

2.11.5. Extrazerebrale Läsionen kaudaler Hirnnerven

Diese Läsionen erzeugen eine periphere Lähmung einzelner, beim Sprechen beteiligter Muskeln, oft auch eine Sensibilitätsstörung im Rachen, mit entsprechenden Ausfällen.

Eine Parese des *N. glossopharyngeus* verursacht nur bei Beidseitigkeit eine nennenswerte Sprechstörung, das offene Näseln, zugleich mit einer Areflexie des Rachens, einer Schluckparese und einer Ageusie des hinteren Zungendrittels.

Ursächlich kommen in Frage:

- *Diphtherie* (Vorgeschichte, Augenmuskelbeteiligung),
- *Polyradiculitis cranialis* (s. 1.3.1. und 2.8.1.),
- ausgedehnte *Tumorinvasion der Schädelbasis* oder Karzinose der Meningen (s. 2.9.2.),
- *Frakturen* bis in das Foramen venae jugularis oder Thrombose der Vena jugularis (Siebenmann-Syndrom mit Ausfall von Glossopharyngeus, Vagus und Akzessorius; s. Tab. 17).

Eine *Parese des N. vagus* hat auch bei Einseitigkeit eine Rekurrenslähmung mit Stimmbandparese und Heiserkeit bei leiser Sprache zur Folge. Das Sprechen normalisiert sich bei einseitigem Ausfall in der Regel nach wenigen Wochen. Eine beidseitige Vaguslähmung hat eine Aphonie zur Folge. Bei beidseitiger bloßer Läsion des R. posterior kommt es zu einer Abduktorparese (Postikuslähmung) mit Kadaverstellung der Stimmbänder und Erstickungsgefahr. Proximale Vagusläsionen bewirken gleichartige Symptome wie die Glossopharyngeuslähmung, außerdem parasympathische Störungen mit Tachykardie, einem Ausfall des okulokardialen Reflexes, Dyspnoe und trockenem Mund.

Ursächlich wie bei Glossopharyngeusparese. Zusätzlich für den Rekurrensanteil des Vagus (Stimmbandlähmung) Schilddrüsentumoren, Strumektomien, mediastinale Prozesse, wie Aortenaneurysma, Tumor, entzündliche Lungen- und Ösophaguserkrankungen.

Eine *Hypoglossuslähmung* hat bei Einseitigkeit ein Abweichen der Zunge auf die paretische Seite hin zur Folge, jedoch keine nennenswerte Sprechbehinderung. Eine beidseitige Hypoglossusläsion allerdings bewirkt eine vollständige Zungenparese mit schwerer artikulatorischer Sprechstörung und auch deutlichen Schluckstörungen. **Ursächlich** kommen vor allem Tumoren der Schädelbasis, operative „neck dissection" in Frage.

2.11.6. Erkrankungen der Sprechmuskeln selber

Unter den Myopathien führt nur die Myasthenie zu einer nennenswerten Sprechstörung. Abnorme Ermüdbarkeit der Muskeln mit leise werdender oder mit zunehmend näselnder Sprache, die nach Ausruhen vorübergehend wieder normal ist. Oft zugleich mit Schluckstörungen und Doppelbildern.

2.11.7. Erkrankungen der sprachformenden Strukturen

Hier sind Klang und Deutlichkeit der Wortbildung bei korrekter Wortwahl beeinträchtigt. Einige Beispiele: Heiserkeit bei Kehlkopferkrankungen; geschlossenes Näseln bei Rachenmandelhypertrophie oder Epipharynxtumor; offenes Näseln bei Wolfsrachen; Sprache bei Laryngektomierten.

2.11.8. Funktionelle Sprachstörungen

Psychisch begründet sind wahrscheinlich die allermeisten Fälle von Stottern, ebenso die Fälle von Taschenbandsprache bzw. spastischer Dysphonie mit unregelmäßiger, von Kontraktionen des Gesichtes begleiteter Lautgebung. Das Sprechen bei der Tick-Krankheit (Gilles-de-la-Tourette-Syndrom) – die wohl organischer Natur ist – ist durch das stoßweise und zwanghafte Herausschreien von Worten, oft wenig salonfähigen Ausdrücken (Koprolalie), zum Teil mit Logoklonien oder Iterationen gekennzeichnet. Bei Depression (leise monotone Sprache), bei Schizophrenie (z. B. Neologismen), bei hysterischen Neurosen (Aphonie) kann es auch zu Mutismus kommen.

2.12. Störungen des Muskeltonus (der Muskelspannung)

Als Muskeltonus bezeichnen wir den physiologischen Grundspannungszustand der Muskeln, während wir unter Spannung zusätzlich die willkürliche und unwillkürliche aktive Innervation verstehen. Manche Individuen (gespannte, besonders eif-

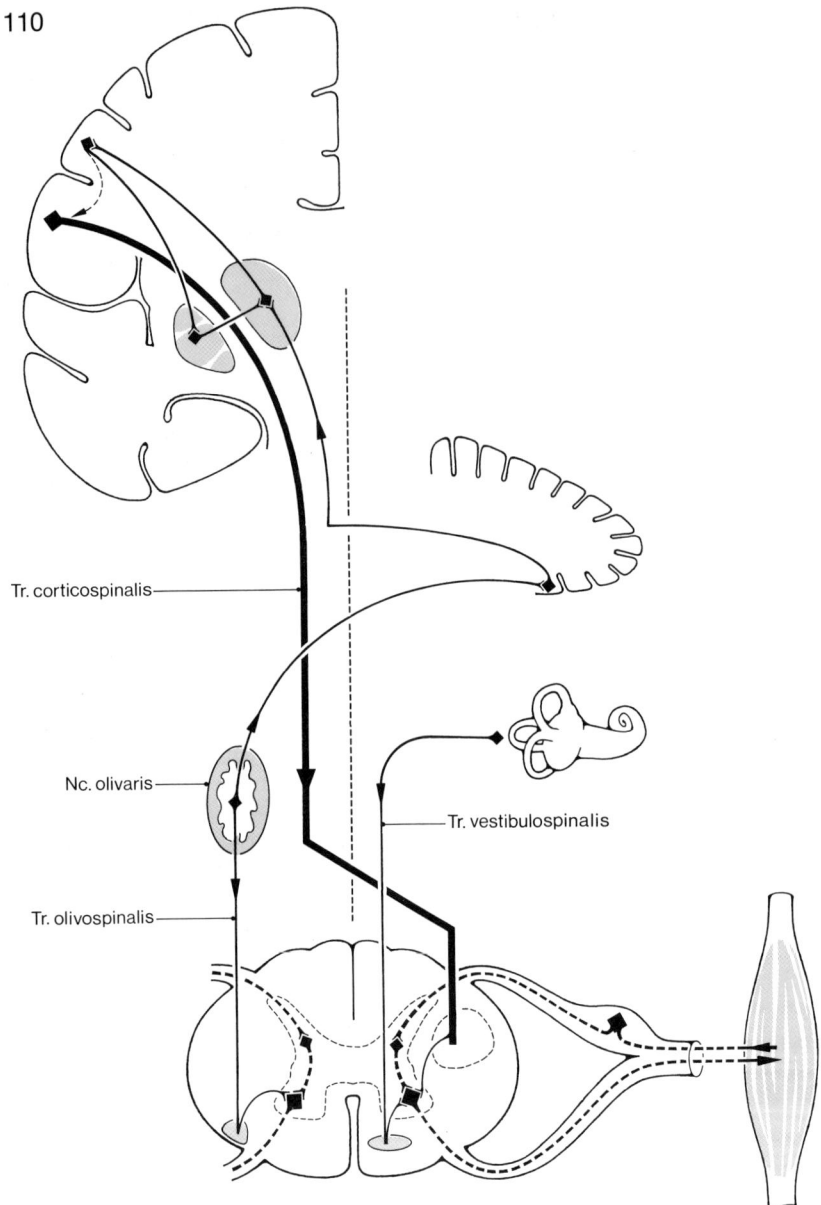

Tr. corticospinalis

Nc. olivaris

Tr. vestibulospinalis

Tr. olivospinalis

Abb. **45**   Für den Muskeltonus wichtige anatomische Strukturen.

rig „kooperierende" Patienten, oft vor allem auch Medizinalpersonen) können nicht „ent"spannen, so daß eine korrekte Tonusprüfung bei ihnen unter Umständen unmöglich ist.

Das *anatomische Substrat* des Muskeltonus ist einerseits mit jenem der zentralen Motorik überhaupt identisch (s. Abb. 1, 3 und 6), andererseits spielen die Elemente der spinalen Reflexbogen ebenfalls eine entscheidende Rolle. Diese Teile sind in Abb. **45** stark schematisiert zusammengestellt.

Die *Beurteilung* des *normalen Tonus* setzt einen entspannten Patienten, eine korrekte Untersuchungstechnik (nicht rhythmische, zum Teil rasche, zum Teil langsame, passive Bewegungen verschiedener Gliedmaßensegmente des Patienten) und einige Erfahrung voraus. Die *Normabweichungen* (Abb. **46**) sind einmal

– als *Steigerung des Tonus* möglich (Hypertonus), und zwar entweder als

  ● *Spastizität* mit einem vor allem zu Beginn

spürbaren erhöhten Bewegungswiderstand, der anschließend rasch nachläßt („Taschenmesserphänomen") (s. Abb. 46 a), oder als

- *Rigor*, der während des ganzen Bewegungsablaufs spürbar ist (s. Abb. 46 b).
- Als Sonderform sei die intermittierend, mehr oder weniger rhythmisch immer wieder spürbare Tonuserhöhung des *Zahnradphänomens* erwähnt (s. Abb. 46 c).
- Im weiteren als *Verminderung des Tonus* (Hypotonie) (s. Abb. 46 d).

2.12.1. Steigerung des Muskeltonus

Eine **Spastizität** wird zwar in der Klinik als Ausdruck einer Läsion der Pyramidenbahnen angesehen, obwohl die Exzision nur der Präzentralwindung – und auch eine Durchtrennung der kortikospinalen Bahn im Pes pedunculi – eine schlaffe Lähmung oder eine nur vorübergehende Parese zur Folge hat. Hingegen bewirkt die Ausschaltung der supplementären motorischen Area an der medialen Hemisphäreninnenfläche eine spastische Lähmung. Da jedoch praktisch gesehen eine zentrale motorische Lähmung so gut wie immer auf die Läsion eines weiteren kortikalen Areals, der Corona radiata, bzw. der Capsula interna oder lateraler Rückenmarksanteile zurückzuführen ist, werden immer auch zahlreiche, aus extrapyramidalen Bezirken stammende Efferenzen sowie afferente Fasern mitgeschädigt. Dies nun hat aber eine spastische Lähmung zur Folge.

Als *Läsionsort* kommt beim Vorliegen einer Spastizität jeder beliebige Teil der (mit anderen Fasern vermischten) Pyramidenbahn in Frage. Bei *leichter* Schädigung kann die spastische Tonuserhöhung während des ganzen passiven Bewegungsablaufes vorhanden sein, ja sogar gegen Schluß etwas zunehmen. Sie ist nur bei *starker* Spastik im Sinne des Taschenmesserphänomens (s. oben) verändert.

Die isolierte, beidseitige Tonuserhöhung der Beine stellt die *Paraspastik* dar und ist meist auf eine Schädigung im thorakolumbalen Rückenmark zurückzuführen (Kompression durch Raumforderung, enger Spinalkanal, degenerative (familiäre) spastische Spinalparalyse, multiple Sklerose, Trauma, Little-Krankheit mit Adduktorenspastizität oder Befall der Pyramidenbahnen bei Stoffwechselstörungen und Intoxikationen, wie eine Hyperthyreose, ein Lathyrismus etc.). Selten beruht eine Paraspastik auf einem parasagittalen zerebralen Prozeß (rein motorisch z. B. bei beidseitiger Ischämie im Bereich der A. cerebri anterior Meningeome, Balkenlipome) oder einem beidseits

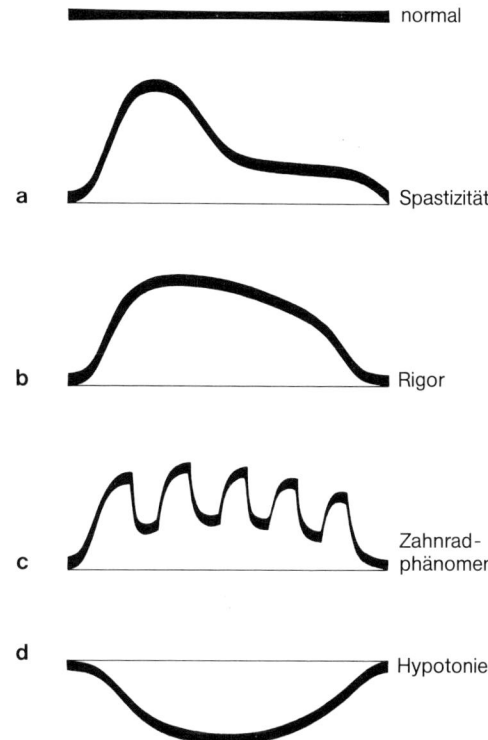

Abb. **46** Anomalien des Muskeltonus, schematische Darstellung.

die Hemisphären beeinträchtigenden Prozeß, z. B. einem beidseitigen Subduralhämatom.

Eine *Tetraspastizität* weist auf eine Schädigung im Halsmarkbereich oder höher hin (Kompression des Halsmarks z. B. bei Zervikalspondylose, Anomalie des kraniozervikalen Übergangs, chronische atlantoepistropheale Luxation, multiple Sklerose, Teilausdruck einer myatrophischen Lateralsklerose mit Läsion der Pyramidenbahnen, zerebrale Bewegungsstörung seit Geburt). Eine *Hemispastik* ist gleich zu bewerten wie eine beginnende motorische Hemiparese (s. 2.13.2.5.).

Eine *intermittierende Hemispastik* stellen die tonischen Hirnstammanfälle dar (s. 2.3.1.1.).

Die *Enthirnungsstarre* (Dezerebrationsstarre) stellt eine plastische, extreme Tonussteigerung aller der Schwerkraft entgegenwirkenden Muskeln dar (Streckerspastizität) mit einer Streckstellung und Einwärtsrotation von Armen und Beinen und oft Opisthotonus. Man spricht auch von *apallischem Syndrom*. Ursächlich liegt eine Mittelhirnschädigung zugrunde, im besonderen eine Einklemmung im Tentoriumsschlitz bei supratentoriellen Prozessen, besonders bei Temporallappentumoren, eine

Hirnblutung mit Durchbruch in den Ventrikel, eine schwere Hirnkontusion, eine Hirnstammblutung, eine Enzephalitis, Anoxie oder Intoxikationen. Sie kann *anfallsartig* als „cerebellar fits" auftreten und akut jeweils durch äußere Reize ausgelöst werden. Eine *Beugespastizität* findet sich bei völliger Unterbrechung der deszendierenden Impulse im Rückenmark. Akute Rückenmarksdurchtrennung siehe unten.

Ein **Rigor** (s. Abb. 46 c) ist Ausdruck einer Schädigung des extrapyramidalen Systems. Er findet sich bei den verschiedenen ätiologischen Varianten des Parkinson-Syndroms (zugleich mit Akinesie, Zahnradphänomen und oft Tremor, kann halbseitig beginnen) und bei anderen degenerativen Erkrankungen mit einer Parkinson-Komponente, wie zum Beispiel bei olivopontozerebellärer Atrophie, orthostatischer Hypotonie, Creutzfeldt-Jakob-Krankheit usw.

Andere Formen eines erhöhten Muskeltonus müssen gegenüber den soeben erwähnten abgegrenzt werden:

- Die *Neuromyotonie* ist wohl nicht ganz identisch mit dem *Syndrom der dauernden Muskelfaseraktivität* und dem *Stiff-man-Syndrom* (allen gemeinsam schmerzhafte, harte, gespannte Muskeln, plastisch hervortretend, manchmal zusätzliche Spasmen, zähflüssige Bewegungen, feines Muskelwogen; diagnostisch entscheidend das EMG mit dauernder Muskelfaseraktivität). Die meisten Fälle sind idiopathisch. Symptomatisch wurde aber ein Syndrom der dauernden Muskelfaseraktivität zusammen mit Myokymien bei Goldtherapie beschrieben.
- Das *Schwartz-Jampel-Syndrom* (Zwergwuchs, Gesichtsanomalien und andere Mißbildungen, steifer, marionettenartiger Gang, Hypoplasie und Steifigkeit der Muskulatur, besonders des Schultergürtels).
- Der *Tetanus* kann auch lokal auftreten (subakut, Verletzung vorausgehend, schmerzhafte, anfallsartige Spasmen und Steifigkeit der Muskeln, rasche Progredienz).
- Gewisse *Myotonieformen* (s. 1.4.) haben immer wieder Episoden von Muskelsteifigkeit, besonders nach aktiver Kontraktion (Myotonia congenita Thomsen) oder bei Kälte (Paramyotonia congenita Eulenburg).
- Schmerzhafte *Krampi* der Waden sind leicht zu identifizieren.

2.12.2. Verminderung des Muskeltonus

Eine nennenswerte Verminderung des Muskeltonus (Hypotonie) geht meist mit Überstreckbarkeit

der Gelenke, oft auch mit Reflexabschwächung und viele Formen mit Areflexie einher. Sie findet sich bei folgenden *Lokalisationen* und **Ursachen:**

- zusammen mit tiefem *Koma* als Ausdruck einer *tiefgreifenden Hirnstammschädigung* als Bulbärsyndrom (meist weite, lichtstarre Pupillen, fehlender vestibulookulärer und zephalookulärer Reflex mit Atemstörungen und gestörter Kreislaufregulation). Ursachen siehe oben unter Enthirnungsstarre,
- zusammen mit *zerebellären Symptomen* besonders bei Läsion einer Kleinhirnhemisphäre, homolateral dazu (eventuell beidseitig). Charakteristika und Ursachen s. 1.1.4.,
- zusammen mit einem *Querschnittssyndrom*
  - vorübergehend bei plötzlicher Unterbrechung der deszendierenden Bahnen im Rückenmark (akutes Querschnittssyndrom) als spinaler Schock (Diaschisis) mit Areflexie und Fehlen von Pyramidenzeichen während maximal dreier Wochen,
  - dauernd bei ausgedehnter zentromedullärer Erweichung, so gut wie immer auf vaskulärer Basis (s. 1.2.1.3.),
- zusammen mit *unwillkürlichen Bewegungen* bei hyperkinetisch-hypotonen extrapyramidalen Erkrankungen (s. 2.14.1.8.),
- zusammen mit einer *isolierten funikulären Störung einzelner sensibler Qualitäten,* insbesondere der Tiefensensibilität, des Lagesinnes und der epikritischen Berührungsempfindung, vielfach ohne gleichzeitige motorische Schwäche, bei Hinterstrangaffektionen (s. 1.2.2.) und ausgedehnten Hinterwurzelläsionen (z.B. Lues),
- zusammen mit *Muskelatrophien und einer motorischen Parese* ohne Sensibilitätsstörungen
  - bei Vorderhornerkrankungen, zum Beispiel Poliomyelitis anterior acuta, oder mit Faszikulationen bei chronischer spinaler Muskelatrophie (s. 1.2.3.),
  - bei (ziemlich weit fortgeschrittenen) Myopathien (Symptome und Ätiologie s. 1.4. und 2.13.1.1.),
- zusammen mit *kombinierten, fortschreitenden motorischen und vor allem distalen sensiblen Ausfällen* bei Polyradikulitis (s. 1.3.1.) und Polyneuropathie (s. 1.3.5.),
- bei *Säuglingen und Kleinkindern* gelegentlich als einziges auffallendes Symptom („floppy child")
  - im Frühstadium einer zerebralen Bewegungsstörung (CP), auf welches bald die spastischen oder dystonen Symptome folgen,
  - als Frühsymptom einer neuromuskulären Er-

krankung, meist einer spinalen Muskelatrophie Werdnig-Hoffmann (s. 1.2.3.),

- als atonisch-astatisches Syndrom Foerster oder als sogenannte Myatonia congenita Oppenheim, wohl beides Sammeltöpfe für (vorerst) ätiologisch unklare Fälle.

– Die theoretisch und aufgrund experimenteller Ergebnisse zu postulierende Hypotonie bei Vestibularisläsionen ist klinisch nie relevant. Deutlich hingegen ist die Hypotonie bei *zerebellären Läsionen.*

2.13. Schwäche

Schwäche ist ein vom Patienten oft geklagtes Hauptsymptom, das ihn auch zum Neurologen führen kann, besonders wenn es sich um eine lokalisierte Schwäche handelt, die als „Lähmung" interpretiert wird. Im folgenden Abschnitt sollen nur diejenigen Fälle besprochen werden, bei denen die Schwäche ganz im Vordergrund des Beschwerdebildes steht.

Einer Schwäche kann eine Allgemeinaffektion mit Asthenie zugrunde liegen, eine Allgemeinaffektion mit direkter Rückwirkung auf den neuromuskulären Apparat oder aber eine Affektion, die primär sei es das zentrale oder periphere Nervensystem, sei es die Muskulatur betrifft. Schließlich existiert auch eine rein neurovegetativ oder psychogen bedingte Schwäche. Eine Differenzierung des Symptoms Schwäche im Hinblick auf seine Zuordnung zu einer bestimmten Krankheit geschieht nach den Kriterien der Lokalisation und der Entwicklung, zusammen mit den die Schwäche allenfalls begleitenden weiteren Symptomen und Befunden.

2.13.1. Allgemeine, nicht präzis lokalisierbare Schwäche

2.13.1.1. Langsam einsetzende, eventuell weiterhin langsam progrediente, allgemeine Schwäche

Diese Patienten klagen über allgemeine Kraftlosigkeit, über Asthenie, fühlen sich physisch müde oder abnorm ermüdbar, sie „mögen nicht".

Ursächlich kommen in Frage:

– *internistische Allgemeinerkrankungen ohne direkte Beeinträchtigung der neuromuskulären Funktionen,* wie zum Beispiel ein chronischer Infekt, eine Tuberkulose, eine Sepsis, ein Morbus Addison, ein Malignom usw. (meistens auch spezifischere Symptome der betreffenden Krankheit; internistischer Allgemeinstatus ist entscheidend),

– *internistische Affektionen* mit bekannter *direkter Auswirkung* auf den *neuromuskulären Apparat.* Nicht selten ist hier die motorische Schwäche proximal, d.h. im Rumpfgürtelbereich besonders deutlich. Hierzu gehören

   • vor allem zum Beispiel viele *Endokrinopathien,* wie Hypothyreose (kalte, blasse, teigige, trockene Haut, Antriebsarmut, Obstipation, dicke Zunge, rauhe Stimme, Bradykardie, Myödem, verzögerte Erschlaffung des Wadenmuskels nach Auslösen des ASR usw.; eventuell mit anderen neurologischen Symptomen, wie Parästhesien, Ataxie, Karpaltunnelsyndrom, Muskelkrämpfe); Hyperthyreose (proximale Muskelschwäche, Schwierigkeiten, aus der Hocke aufzustehen: „signe du tabouret", Schwitzen, Tachykardie, Tremor, heiße Haut, Wärmeunverträglichkeit, Durchfälle usw.; selten auch neurologische Symptome, wie Pyramidenzeichen); Hypoparathyreoidismus (Muskelschwäche und Muskelkrämpfe, Tetanie, Kopfweh, Ermüdbarkeit, Ataxie, Nausea, Epilepsie, eventuell Halluzinationen, choreatische Symptome); Hyperparathyreoidismus (echte diffuse Myopathie mit Muskelatrophien; Depressionen, psychische Labilität, Unruhe, Verwirrtheit, Konstipation); Morbus Cushing usw. usf.,

   • gewisse *Stoffwechselstörungen,* wie einzelne Glykogenosen (Herz- und Leberbeteiligung), eine Hyperkalzämie (sei es bei Hyperparathyreoidismus oder bei anderer Ursache) oder ein Diabetes mellitus.

   • Gewisse *Intoxikationen und Medikamente* können als Leitsymptom eine generalisierte, langsam zunehmende Muskelschwäche haben: die chronische Form der Alkoholmyopathie entwickelt sich im Verlauf von Wochen und Monaten und ist von Atrophien an den stammnahen Muskeln begleitet. Bei Chloroquin-Medikation entwickelt sich eine vakuoläre Myopathie, bei Cortison-Applikation (insbesondere Fluor-Hydrocortison) eine chronische stammnahe Muskelschwäche, bei Kolchizinbehandlung sind reversible Myopathien bekannt.

● Bei *Malignomen* kann nebst einer generalisierten Muskelschwäche auch eine Polymyositis (siehe unten) entstehen.

● Unter den *Kollagenosen* gehen besonders der Lupus erythematodes und die Sklerodermie mit Muskelsymptomen im Sinne einer Polymyositis (siehe unten) einher.

● Die *Sarkoidose* kann zum Teil sogar klinisch isoliert durch Granulomatose der Muskeln, besonders der stammnahen Muskeln, sich manifestieren.

– Viele unter den *eigentlichen Myopathien,* wie zum Beispiel die hereditären Muskeldystrophien. Näheres siehe 1.4.

– Manche *Schmerzsyndrome* beeinträchtigen die Kraft (siehe 2.17.).

– *Psychogene Schwäche* s. 2.13.3.

2.13.1.2. Akut einsetzende bzw. sehr rasch progrediente allgemeine Schwäche

Auch hier sind besonders die proximalen Muskeln betroffen. **Ursächlich** kommen in Frage:

– Unter den *internistischen Affektionen* zum Beispiel die Hypokaliämie verschiedener Genese, die innerhalb Stunden zu hochgradiger generalisierter Schwäche führen kann (s. 2.3.1.2.2.).

– Verschiedene *Substanzen stören die Reizübertragung an der motorischen Endplatte:* Curare, Alkylphosphate (Insektenvertilgungsmittel, Nervengifte) oder auch das Tetrodotoxin des Puffer-Fisches des Pazifiks.

– Unter den *Myopathien* besonders die akute paroxysmale Myoglobinurie (Rhabdomyolysis) (Schmerzen, roter Urin); die Myasthenia gravis in ihrer (seltenen) generalisierten Form, unter Umständen auch symptomatisch bei Penicillaminmedikation; medikamentös provozierte mytheniforme Symptome finden sich z.B. bei Einnahme von Betablockern, von Carnitin, Lithiumcarbonat, zahlreichen Antibiotika, Chlo-

roquin, Lidocain, Phenytoin usw. usf. (bei Belastung zunehmende Schwäche, rasche Erschöpfbarkeit, nach Ruhe Erholung, am Morgen besser als am Abend); die Polymyositis (oft Hautbeteiligung mit rot-violetten Flecken, auch im Gesicht, schmerzhafte Muskeln, vor allem proximal); als Rarität in unseren Breiten eine Trichinose (schmerzhafte, generalisierte Muskelschwäche, Eosinophilie).

– Eine *diffuse Fasziitis* mit begleitender Eosinophilie und hoher Blutsenkung (Shulman-Syndrom) geht mit einer sklerodermieartigen Hautveränderung und Ödem einher und ist gelegentlich von einer schmerzhaften Muskelschwäche begleitet und muß deshalb von einer Polymyositis abgegrenzt werden.

– Unter den eigentlichen *Affektionen des Nervensystems* kann eine infektiöse Vorderhornganglienzellerkrankung als mehr oder weniger akute generalisierte Schwäche sich manifestieren, zum Beispiel bei Poliomyelitis (ohne Sensibilitätsstörungen, mit Fieber, Areflexie, Liquorbefund), bei verschiedenen Viruserkrankungen und auch toxisch, so z. B. nach Tetanus (des Neugeborenen). Die Polyradikulitis Guillain-Barré weist meist, wenn auch oft diskrete, distale Parästhesien und Sensibilitätsstörungen auf (s. 1.3.1.), ebenso die seltenen akuten Polyneuropathien (s. 1.3.5.), zum Beispiel bei Porphyrie (abdominelle Symptome, Obstipation, epileptische Anfälle, Tachykardie, am Licht nachdunkelnder Urin).

– Psychogene Schwäche s. 2.13.3. Akuter Tonusverlust (Sturzanfälle) s. 2.3.1.21.

2.13.1.3. Intermittierende oder rezidivierende allgemeine Schwäche

In diese Kategorie können folgende Krankheiten eingereiht werden:

– unter den *Muskelerkrankungen* die Myasthenie (s. oben), die hypokaliämischen Lähmungen, die bei allgemeiner Muskelanstrengung zugleich mit Schmerzen auftretenden Schwächen bei Muskelphosphorylase-Mangel (McArdle),

– unter den *zentralnervösen Affektionen* die intermittierende Rückenmarkskompression durch einen abnorm beweglichen Dens mit intermittierender Tetraparese, Drop seizures bei basilärer Durchblutungsstörung (s. 2.3.1.2.1.). Weiteres siehe 2.3.1.2.1.

2.13.2. Mehr oder weniger lokalisierte Schwäche

Viele der nachstehend aufgeführten Affektionen können in verschiedenen Muskelgruppen zu Schwäche führen. Es gibt allerdings bei gewissen Erkrankungen Prädilektionsorte der Manifestation, was nachstehend berücksichtigt ist. Manche Affektion ist in anderen Kapiteln schon aufgeführt, auf die jeweils dann verwiesen wird.

2.13.2.1. Schwäche, vorwiegend im Bereich der Kopf-, Nacken- und Gesichtsmuskulatur

Als **Ursache** kommen folgende Affektionen in Frage:
— Besonders bei Lähmungen der *Augenmuskeln* (Ptose und Doppelbilder s. 2.8.3. und 2.8.1.), besonders wenn auch Schluckstörungen (s. 2.10.) vorliegen, eine Myasthenie.
— Lähmungen der *mimischen Muskulatur* sind einmal auch auf eine Myasthenie oder aber auf gewisse muskeldystrophische Prozesse (z.B. Dystrophia myotonica Steinert, s. 1.4. und Tab. 11) zurückzuführen. Des weiteren kann eine Läsion des N. facialis vorliegen (akute Fazialisparese s. 2.9.1.).
— Paresen der *Kaumuskulatur* können mehr oder weniger isoliert wiederum bei Myasthenie vorkommen. Eine Seltenheit ist die Kiemenbogenmyopathie („hypertrophic branchial myopathy") mit Schwäche und Hypertrophie der Kaumuskulatur. Eine Läsion des motorischen Anteiles des dritten Trigeminusastes hat eine einseitige Kaumuskelparese (meist mit sensiblen Trigeminussymptomen) zur Folge, u.a. mit Abweichen des Kiefers beim Öffnen auf die Lähmungsseite hin.
— Die Paresen der *Schluckmuskulatur* sind in 2.10. beschrieben worden.
— Die *Nacken- und Halsmuskeln* können z.B. bei einer beidseitigen Läsion des N. accessorius im Sinne einer Parese des M. sternocleidomastoideus betroffen sein (z.B. beidseitiger Schädelbasistumor, Neck-dissection, Schädelbasisfraktur mit doppelseitigem Siebenmann-Syndrom, s. Tab. 17). Ähnliche Bilder können nach Poliomyelitis zustande kommen oder bei Myasthenia gravis. Bei langdauernder Mangelernährung kommen z.B. in Kriegsgefangenenlagern myasthenische Symptome mit Ptose, aber vor allem auch mit Ermüdbarkeit der Nackenmuskulatur (das japanische Kubisagari, „einer, der den Kopf hängen läßt") vor.

2.13.2.2. Schwäche vorwiegend im Schulter-, Arm- und Handbereich

Eine *etwa symmetrische,* auf diesen Bezirk beschränkte, nur langsam progrediente *Schwäche* hat meist eine neuromuskuläre Affektion als Ursache: vor allem *proximal lokalisiert* eine der progressiven Muskeldystrophien, zum Beispiel fazioskapulohumerale Form (Typ I) oder Rumpfgürtelform (Typ II) (sehr langsame Progredienz, früher oder später Mitbeteiligung anderer Muskeln, meist familiär, von Atrophien begleitet). Bei einer Polymyositis ist die Progredienz schneller, bei einer Myasthenie die Verteilung oft asymmetrisch und die Lähmungsintensität sehr wechselnd (s. 1.4.). Bei der pseudomyopathischen spinalen Muskelatrophie Typ Kugelberg-Welander oder Typ Vulpian-Bernhardt finden sich Faszikulationen, bei der erstgenannten ist in der Regel schon zu Beginn auch die Beckengürtelmuskulatur betroffen. Die Poliomyelitis kann proximal oder distal, symmetrisch oder asymmetrisch, akut zu einer Armschwäche führen.

Eine *mehr oder weniger symmetrisch und vorwiegend distal lokalisierte Schwäche* findet sich zum Beispiel bei der Dystrophia myotonica Steinert oder bei der seltenen Myopathia distalis hereditaris von Welander bzw. den juvenilen Fällen von Biemond (Erblichkeit, meist andere Muskeln auch betroffen, sehr langsame Progredienz). Die distalen, langsam progredienten Atrophien und Paresen der Hände bei der neuralen Muskelatrophie Charcot-Marie-Tooth folgen immer erst auf solche der distalen unteren Extremitäten („peroneale" Muskelatrophien) (s. 2.13.2.4.2.).

Intramedulläre Prozesse im Halsmark, zum Beispiel eine Syringomyelie oder Tumoren, können von langsam progredienter, distal oder proximal betonter, gelegentlich auch asymmetrischer Armschwäche mit Atrophie, selten auch von Faszikulationen begleitet sein. Dies kann bis zur schlaffen atrophischen Plegie der Arme führen. Die Zeichen des Befalls der langen Rückenmarksbahnen können lange fehlen, nicht jedoch die (segmentale) dissoziierte Sensibilitätsstörung.

Auch Läsionen einzelner peripherer Armnerven können ausnahmsweise einmal beidseitig sein und verursachen dann differentialdiagnostisch schwierige Probleme. Dies gilt für das gelegentlich beidseitige Karpaltunnelsyndrom (beidseitige Atrophie des lateralen Thenars, meist mit nächtlichen Schmerzen und mit Sensibilitätsstörungen); beidseitige Halsrippe mit unterer Armplexusläsion (meist Arbeitshand überwiegend oder vorauseilend); seltener beidseitige Druckparese beider Nn. radiales oder ulnares nach längerem Koma bei ungünstiger Lagerung oder bei bestimmten habituellen Haltungen unter außergewöhnlichen Bedingungen.

Einseitige motorische Schwächen in bestimmten Armbezirken können die Initialphase bei einer später generalisierten Muskelschwäche sein (z.B. spinale Muskelatrophie, Myasthenie, Polymyositis, Muskelsarkoidose usw.). Sie können aber auch auf die initial betroffenen Muskeln beschränkt bleiben, wobei es allerdings auch Muskeln irgendeiner anderen Körperpartie sein können. Treten solche rein motorischen Paresen akut auf, dann denke man an einen entzündlichen Befall der Vorderhornganglienzellen, wie zum Beispiel die Poliomyelitis oder andere Virusaffektionen. Bei Kindern tritt ein solches Bild gelegentlich nach einem Anfall von Asthma bronchiale in Erscheinung. Eine lokalisierte proximale Armschwäche, besonders für die Abduktion und Elevation, zusammen mit einer Extremitätenapraxie und einer Parese der Hüftmuskulatur, findet sich bei einer Läsion des prämotorischen Kortex auf der Gegenseite (vaskulär, Tumor). Meist wird aber eine lokalisierte Affektion einer Wurzel, eines Plexus oder eines peripheren Nervs vorliegen. Bei klassischem Befall einer zu einem einzigen peripheren Nerv gehörenden Muskelgruppe mit entsprechenden sensiblen Ausfällen bzw. Schmerzen oder Parästhesien oder beim Vorliegen einer entsprechenden Verletzung wird die Diagnose klar sein. Schwierigkeiten ergeben sich erfahrungsgemäß, wenn keine eindeutige äußere Ursache vorliegt, wenn Schmerzen und wenn Sensibilitätsstörungen fehlen. Alle oder einzelne dieser Charakteristika finden sich zum Beispiel bei *Schulter-Oberarmmuskel-Paresen* nach neuralgischer Schulteramyotrophie (initial akute intensive Schmerzen, dann Schulterschwäche, oft mit Scapula alata ohne sensible Ausfälle), nach unbeachteter iatrogener Verletzung des N. accessorius am Hinterrand des M. sternocleidomastoideus (Drüsenexstirpation seitlich am Hals, dann Schulterschmerzen mit Trapeziusparese, kein sensibler Ausfall), nach kryptogener Läsion (Lastentragen?) des N. thoracicus longus (Scapula alata) oder des N. musculocutaneus (Bizepsparese).

Am *Vorderarm* (Extensorenmuskeln) lokalisierte Paresen nach Schlafdrucklähmung des N. radialis oder (zusammen mit Trizepsausfall) nach Krückenlähmung desselben (Fallhand, nur bei gezielter Suche nachweisbare Sensibilitätsstörung am Dorsum der Hand über dem 1. Spatium interosseum). Beim Supinatorkanalsyndrom wird der R. profundus nervi radialis isoliert chronisch geschädigt (allmählich zunehmende Dorsalextensionsparese der Finger und der Hand ohne sensible Ausfälle). Eine ischämische Nekrose der tiefen Vorderarmstrecker ist ein seltenes Kompartmentsyndrom, das z.B. nach einer Vorderarmfraktur oder bei chronischem Druck entstehen kann und eine Beeinträchtigung der Handextension bewirkt. Bei der ischämischen Volkmann-Kontraktur (meist nach suprakondylärer Fraktur des Humerus mit Dislokation) kommt es zu narbiger Verkürzung der langen Hand- und Fingerflexoren, initial besteht oft auch ischämische Läsion des N. medianus und N. ulnaris. Irreführend sind auch Sehnenabrisse, besonders des M. extensor pollicis longus („Trommlerlähmung") mit isolierter Parese für die Dorsalextension des Daumens. Bei starker Ulnardeviation der Finger in den Metakarpophalangealgelenken gleitet die lange Streckersehne seitlich ab, kommt dann bei gebeugtem Gelenk unter dessen Drehpunkt zu liegen und kann aus rein mechanischen Gründen dann das Gelenk nicht mehr strecken.

An der *Hand* kann der rein motorische R. profundus des N. ulnaris meist durch Druck oder ein Ganglion isoliert geschädigt werden (Interosseusparese). Differenzierung gegenüber einer spinalen Muskelatrophie, die durchaus asymmetrisch beginnen kann (auch medianusinnervierte Muskeln der Hand sind dann betroffen, meist auch Faszikulationen auch in nicht offensichtlich paretischen anderen Muskeln nachweisbar).

2.13.2.3. Schwäche, vorwiegend im Rumpfbereich

Dies ist eine ungewöhnliche Situation und findet sich selten einmal nach Poliomyelitis oder als Schwäche beim Aufsitzen (Parese der Hüftbeuger) bei Befall von Beckengürtelmuskeln (s. unten). Eine einseitige Zwerchfellparese kommt vor bei Läsionen der 4. zervikalen Wurzel, eventuell als monosymptomatischer Ausdruck einer neuralgischen Schulteramyotrophie und nach Läsion des N. phrenicus (z.B. durch Kälte nach herzchirurgischen Eingriffen).

2.13.2.4. Schwäche, vorwiegend im Hüft- und Beinbereich

Hier gelten einerseits analoge Überlegungen wie für die oberen Extremitäten (s. 2.13.2.2.). Andererseits können die unteren Extremitäten bei intakten oberen Extremitäten besonders auch durch eine

Läsion des Rückenmarks und der Mantelkerne des Gehirns motorisch beeinträchtigt werden.

2.13.2.4.1. Etwa symmetrische, globale oder vorwiegend proximale Schwäche der Beine

Dieses Bild entspricht der Paraparese (bei totaler Lähmung der Paraplegie). Eine derartige Lähmung kann durch folgende **Ursachen** hervorgerufen werden:

– Ein *kortikal atrophischer Prozeß*, der im wesentlichen auf die vorderen Zentralwindungen beschränkt ist, kann eine ein- oder beidseitige, über Jahre progrediente motorische (Para)Parese bis Tetraparese verursachen. Die Hirnatrophie kann im CAT nachgewiesen werden. Bei Einseitigkeit spricht man von einer Mills-Lähmung (s. 2.13.2.5.2.).

– Eine *Läsion des Rückenmarks* oberhalb des Sakral- und unterhalb des Zervikalmarks, vor allem intraspinale Raumforderungen (gürtelförmige Schmerzen, eventuell beidseitiger radikulärer Ausfall, spastische Paraparese mit Pyramidenzeichen, sensibler Ausfall zu Beginn unter Umständen sehr diskret, später sensibles Niveau; Miktionsstörungen erfragen; Lumbalpunktion bzw. Myelographie). In erster Linie kommen Tumoren in Frage, die sehr langsam innerhalb Monaten bis Jahren wachsen können (Meningeome, Neurinome) oder aber innerhalb Tagen bis weniger Wochen zur Paraplegie führen können (Metastasen). Auf Wirbelsäuleleeraufnahmen beachte man eine etwaige Erweiterung des Bogenwurzelabstandes, eine Eindellung der dorsalen Wirbelkörperkonturen, eine Zerstörung der Bogenwurzeln oder eine Ausweitung eines Wirbelloches. Ein epidurales Hämatom kann mit oder ohne vorausgegangenem Trauma, eventuell bei Antikoagulation, eine rasch progrediente Paraparese mit Schmerzen verursachen. Eine chronische, manchmal zystische spinale Arachnitis kann ein langsam progredientes Querschnittssyndrom oder die Zeichen einer intramedullären Läsion verursachen. Eine Querschnittsmyelitis, die in einer Minderheit der Fälle Ausdruck einer multiplen Sklerose ist, hat dann eine besonders intensive Lähmung mit schlechter Prognose zur Folge, wenn der Beginn sehr akut und mit Rückenweh verbunden ist. Eine Myelopathie mit Paraparese, kombiniert mit einer Periphlebitis und Blutungen der Retina, findet sich bei der Eales-Krankheit und beim Vogt-Koyanagi-Hara-da-Syndrom. Eine spastische Paraparese zeichnet auch die Myelopathie bei Zervikalspondylose oder selten bei Verkalkung des Ligamentum longitudinale posterior im Zervikalbereich aus (zugleich mit Parästhesien und oft handschuhförmigen Sensibilitätsstörungen, besonders deutlich für Temperatur- und Schmerzsinn an den oberen Extremitäten, ataktischen Störungen; Röntgenbefund mit sagittalem Durchmesser des Zervikalkanals von weniger als 13 mm, im Mittel 9,5 mm). Vaskulär bedingte Paraplegie s. 1.2.1.3., spastische Spinalparalyse (vor allem Spastizität und weniger Schwäche, keine Sensibilitätsstörung) als familiäres Leiden oder zum Beispiel bei Adrenoleukodystrophie, bei der ektodermalen Dysplasie Typ Bloch-Sulzberger (Incontinentia pigmenti), bei Hyperglyzinämie, beim Sjögren-Larsson-Syndrom, bei Hyperthyreoidismus.

– *Spinale Muskelatrophien,* vor allem die Atrophia musculorum spinalis progressiva pseudomyopathica Kugelberg-Welander (s. 2.13.2.2.) oder die selten initial schon symmetrische Form der myatrophischen Lateralsklerose (rein motorisch, Faszikulationen entscheidend, bei myatrophischer Lateralsklerose auch abnorm lebhafte Reflexe oder Pyramidenzeichen).

– Unter den *Myopathien* befallen nicht wenige initial ausschließlich oder betont Beckengürtel- und Oberschenkelmuskeln: Rumpfgürteltyp der Dystrophia musculorum progressiva (Typ II), die Duchenne-Dystrophie (Typ III), verschiedene andere frühkindlich manifeste Myopathien, die (Dermato)Myositis usw. Seltener ist diese Lokalisation bei der Myasthenie. Die Muskelbeteiligung bei manchen der internen Affektionen (s. 2.13.1.1.) sind oft am Beckengürtel besonders ausgeprägt (z.B. bei Hyperthyreose, beim Morbus Cushing, bei Hyperparathyreoidismus, zum Beispiel auch im Rahmen einer Urämie).

2.13.2.4.2. Etwa symmetrische, vorwiegend distale Schwäche der unteren Extremitäten

Ursachen:
– Eine *Läsion der Mantelkante* beider vorderen Zentralwindungen hat eine spastische, vorwiegend distale Paraparese zur Folge. Gleiche Ätiologien wie bei Paraspastik, s. 2.12.1.1.
– Eine *Rückenmarksläsion* hat höchstens dann eine distal betonte, spastische Paraparese zur Folge, wenn ein Prozeß beiderseits von der Peripherie her das Rückenmark tangiert, wobei

dann die im Tractus corticospinalis oberflächlich gelegenen Fasern zu den unteren Extremitäten stärker betroffen werden. Ein intramedullärer Prozeß im Bereich des unteren lumbalen und oberen sakralen Marks (Tumor, Syrinx) kann die Vorderhornganglienzellen der Unterschenkelmuskeln besonders betreffen (langsame Progredienz, immer auch zumindest dissoziierte Sensibilitätsstörung, meist auch Miktionsstörungen). Spinale Muskelatrophien betreffen seltener zuerst distale Beinmuskeln und dann eher nicht in symmetrischer Weise. Ausnahmen aber doch einmal, z.B. bei myatrophischer Lateralsklerose.

— Beidseitige distale Beinlähmungen entstehen bei *Konus- und Kaudaläsionen* (immer auch schwere Sensibilitätsstörungen, meistens auch Miktionsstörungen). Näheres s. 1.3.1. und Tab. 4.

— Exquisit beidseitige, symmetrische, distale Unterschenkelatrophie mit Fußparese kennzeichnen die „peroneale", *neurale Muskelatrophie Charcot-Marie-Tooth* in ihren verschiedenen Varianten (familiär, sehr langsam progredient, früh Hohlfuß, fehlende ARS, gut entwickelte Oberschenkelmuskeln [„Storchenbeine", „umgekehrte Champagnerflasche"], spätere Mitbeteiligung von Handmuskeln, gelegentlich distale Störung des Vibrationssinnes an den unteren Extremitäten; Nervenleitgeschwindigkeit bei einigen Formen stark verlangsamt). Ähnlicher Aspekt bei dem rein motorischen, meist familiären skapuloperonealen Syndrom (jedoch auch mit Schultergürtelbeteiligung).

— Unter den *Myopathien* (letztgenanntes Syndrom ist in einzelnen Sippen myopathisch) sind nur wenige symmetrisch distal an den unteren Extremitäten betont: die Dystrophia myotonica Steinert (s. 1.4., 2.9.2. und Tab. 11), die Myopathia distalis tarda hereditaria Welander (und Biemond) (s. 2.13.2.2.) (bei all diesen rein motorischer Ausfall, aber auch meist Befall der distalen oberen Extremitäten).

— Die *Polyneuropathien* sind zu Beginn klinisch ausschließlich und auch später betont an den distalen unteren Extremitäten lokalisiert (immer auch Parästhesien, subjektive Sensibilitätsstörungen, Fußheberschwäche mit beidseitigem Steppern, immer fehlende ASR) (s. 1.3.5.).

— Eine *beidseitige mechanische Peronäusdruckparese* (bei mageren Individuen, bei Bewußtlosen oder besonders Exponierten) hat nebst einer beiderseits ausschließlich die Muskeln der Tibialisloge und die Mm. peronaei betreffenden Pa-

rese (bei erhaltener Wadenmuskulatur und vorhandenem ASR) einen Sensibilitätsausfall am Fußrücken und am lateralen Unterschenkel zur Folge.

2.13.2.4.3. Einseitige motorische Schwäche in bestimmten Beinbezirken

Derart lokalisierte motorische Ausfälle können nicht so selten die Initialphase von später generalisierteren Affektionen sein. Dies gilt zum Beispiel für die spinale Muskelatrophie im Rahmen einer myatrophischen Lateralsklerose, die häufig einseitig, distal oder proximal beginnt. Auch die Polymyositis kann vorwiegend einseitig anfangen, ebenso eine Myasthenie.

Bei lokalisierten motorischen Ausfällen wird meist **ursächlich** aber ein Befall einer Wurzel, eines Beinplexusanteiles oder eines peripheren Nervs vorliegen. Die motorischen Ausfälle sind dann unter Umständen von Schmerzen, in der Regel auch von Sensibilitätsstörungen begleitet. Bei typischer topographischer Verteilung der Ausfälle – erst recht, wenn sich eine klassische Ursache aus der Anamnese ergibt – ist die Diagnose nicht problematisch.

Erfahrungsgemäß ergeben sich Schwierigkeiten, wenn keine der typischen lokalen Ursachen evident sind, wenn die Verteilung der motorischen Ausfälle atypisch ist oder wenn Sensibilitätsstörungen fehlen. Eine einseitige Schwäche der Hüftbeuger und Oberschenkelmuskeln bei Beinplexusläsionen im Rahmen eines retroperitonealen Hämatoms oder eines Diabetes mellitus sind mit intensiven Schmerzen verbunden (s. 2.17.5.). Ähnlich präsentiert sich das nach einem Trauma (Elektroautomobile auf Jahrmärkten!) entstehende subperiostale Hämatom der Darmbeinschaufel. Hingegen geht eine seltene Beinplexusläsion nach Röntgenbestrahlung oder bei gewissen retroperitonealen Tumoren gelegentlich ohne Schmerzen (aber mit entsprechenden sensiblen Ausfällen) einher. Eine Quadrizepsparese bei Femoralisläsion (Unfähigkeit, Treppen zu steigen, fehlender PSR) ist von Sensibilitätsausfällen an Oberschenkel- und Unterschenkelinnenseite begleitet (Läsionen z.B. nach operativen Eingriffen). Quadrizepskontraktur (ohne Parese) bei Säuglingen nach wiederholten intramuskulären Injektionen. Glutaeus-medius- und -minimus-Parese (Duchenne-Hinken oder Trendelenburg-Hinken) als Spritzenlähmung oft ohne Schmerzen. Am Unterschenkel akute Parese der Dorsalextensoren von Fuß und Zehen im Rahmen des ischämischen Arteria-tibialis-anterior-Syndroms (nach Überlastung oder primär ischämisch schmerzhafte Schwellung in der Tibialisloge, anfangs mit fehlendem Puls der A. dorsalis pedis, nicht selten vorübergehend ischämische Nervus-peroneus-profundus-Beteiligung: später Kontraktur der Muskeln in der Loge und deshalb Krallenstellung der Großzehe; dadurch kein Fallfuß). Bei Riß der Achillessehne (Schmerz!) keine vollständige Plantarflexionsparese (der M. tibialis posterior und die Mm. peronaei wirken gemeinsam als Flexoren des Fußes).

2.13.2.5. Halbseitenschwäche

Die hierfür verantwortlichen **Ursachen** sind zum größten Teil schon im Zusammenhang mit anderen Besonderheiten ihrer Symptomatik behandelt worden (siehe Hinweise im nachfolgenden Text). Wichtig ist es, sich zu vergewissern, daß tatsächlich nur eine Körperseite Symptome aufweist (manchmal liegt eine beginnende Tetraspastik vor, während der Patient nur auf der stärker betroffenen Seite die Störung empfindet). Zur Diagnostik und zu den Ursachen einer zerebralen Halbseitensymptomatologie siehe auch 1.1.1., „Schlagartige" Parese bei Hirntumor siehe unten.
- Bei einer Läsion des *Hirnstammes* kann auch eine akute Halbseitenschwäche auftreten (z.B. ischämischer Hirnstamminsult). Diese ist jedoch von gekreuzten Ausfällen an der Gegenseite im Gesicht oder an den Extremitäten begleitet (s. 1.1.3.).
- Ähnliches gilt für eine im hohen *zervikalen Rükkenmark* gelegene Läsion (Trauma, Ischämie, Blutung zum Beispiel bei Angiom). Es liegen auch hier gekreuzte Symptome (dissoziierte Sensibilitätsstörung) auf der Gegenseite vor (s. 1.2.1.2.).

2.13.2.5.1. Subakut oder allmählich aufgetretene Halbseitenschwäche

Auch hier ist das Häufigste der *zerebrale Sitz der Läsion* (siehe oben). Das Erscheinungsbild einer diskreten motorischen Halbseitenschwäche ist in Abb. **47** dargestellt. **Ursächlich** kommen hierfür in Frage:
- *vaskuläre Prozesse* im Sinne des „stroke in progress". Meist liegt eine schubartige Verschlimmerung in Stufen vor (Alter der Patienten, Schübe, Risikofaktoren, Stenosegeräusche, frühere vaskuläre Episoden),
- *intrakranielle Raumforderung*, sei es als Tumor (meist Progredienz über Wochen bis Monate,

eventuell epileptische Anfälle, bei Meningeom auch während Jahren, eventuell Hirndruck, Kopfweh, zunehmende psychische Alteration), als chronisches Subduralhämatom (meist Trauma, eventuell leichtes, in der Vorgeschichte; immer Kopfweh, wechselnde psychische Alteration, relativ diskrete neurologische Symptome, Liquor meist pathologisch), als Abszeß (Abszeßquelle, Entzündungszeichen wie hohe Blutsenkung, sehr rasche Progredienz). Hirntumoren können (durch Blutung ins Innere) plötzlich zu einem akuten Hemisyndrom führen und wie eine „Apoplexie" imponieren. Dies gilt besonders auch für Metastasen. Man denkt an Tumorzellembolien in Gefäßen.

- *Lokalisierte* einseitige *Hirnrindenatrophien* der Präzentralregion können zu einer langsam, über Jahre progredienten, *rein motorischen Halbseitenlähmung* führen (Mills-Lähmung) und sind im CAT nachweisbar. Eine ebenfalls rein motorische Halbseitenlähmung kann übrigens selten einmal auch durch einen ischämischen Herd in der Capsula interna, in der Corona radiata oder im Brückenfuß verursacht werden.

- Bei der *multiplen Sklerose* kann eine Halbseitenschwäche rasch innerhalb 1–2 Tagen sehr hochgradig werden (jüngere Patienten, frühere Schübe mit anderer Lokalisation und rascher Rückbildung, Augensymptome, wie Retrobulbärneuritis und vorübergehende Doppelbilder, imperativer Harndrang; oft blasse Papillen, pathologische visuelle evozierte Potentiale, Nystagmus, Pyramidenzeichen; Liquorbefund mit vermehrt Plasmazellen und vermehrtem IgG). Die seltene Sonderform einer Demyelinisation, die konzentrische Sklerose Baló, verursacht ein Hemisyndrom.

- Selten impliziert eine *Enzephalitis* rasch progrediente Halbseitensymptome, vor allem die akute hämorrhagische Herpesenzephalitis (schweres zerebrales Krankheitsbild, epileptische Anfälle, bald Koma, Liquor).

- *Hirnstammprozesse* werden selten, *spinale Prozesse* noch seltener eine klinisch als progrediente Halbseitenschwäche imponierende Symptomatik verursachen. Der Nachweis gekreuzter Symptome ist für die topische Diagnostik entscheidend. In beiden Lokalisationen sind vor allem raumfordernde Prozesse zu suchen (Tumor, Aneurysmen, spinal auch Spondylose, epidurale Hämatome und Abszesse). Brown-Séquard-Syndrom s. 1.2.1.2.

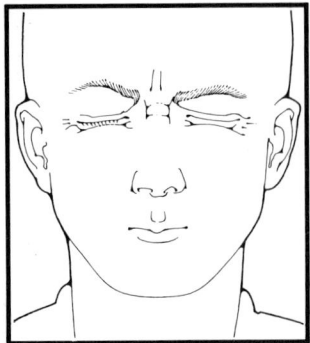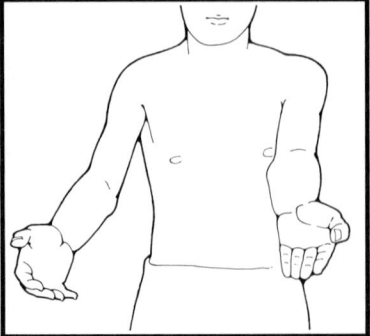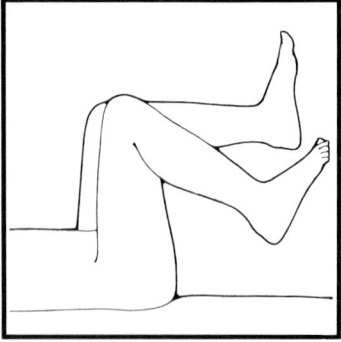

Abb. 47 Die diskreten Zeichen einer zentralen Hemiparese rechts. Auf dem linken Bild: ungenügender Augenschluß rechts mit Sichtbarbleiben der Wimpern (signe des ciles) (vgl. Abb. 41). Mittleres Bild: im Positionsversuch der Arme leichtes Absinken rechts, Flexion von Ellenbogen und Finger sowie Pronation des Vorderarmes. Im rechten Bild: im Positionsversuch der Beine Absinken rechts.

2.13.2.5.2. Schlagartig bzw. sehr rasch aufgetretene Halbseitenschwäche

Der häufigste, der *zentrale* Sitz der Läsion ist bei Mitbeteiligung des Gesichtes oder z.B. der Gesichtsfelder sicher. *Ursächlich* wird hierfür in Frage kommen:

— Fast immer ein *vaskulärer Prozeß*

- als Apoplexie bei zerebraler Ischämie (s. 2.3.1.2.),
- bei Embolie (Herzinfarkt, Vorhofflimmern bei Mitralklappenerkrankung, Mitralklappenprolaps, ulzerierende Plaque an einem Halsgefäß),
- bei Migraine accompagnée und bei Hypoglykämien bei Diabetes mellitus (beides besonders bei Jugendlichen, oft rezidivierend und rückbildungsfähig),
- bei Enzephalorrhagie im Rahmen einer Hypertonie oder einer Gefäßmißbildung (A-V-Angiom oder sackförmiges Aneurysma). Dies kann sich z.B. bei einer Blutung im Putamen auch einmal als rein motorische Hemiparese manifestieren,
- bei Hirnvenenthrombose (Puerperium oder anderes Risiko, bei M. Behçet, mit Kopfweh, epileptische Anfälle, Bewußtseinstrübung, xanthochromer Liquor),

— seltener ein *Tumor* bzw. eine Tumormetastase, meist mit Blutung (vorgängig eventuell Kopfweh, epileptische Anfälle, Manifestationen eines Primärtumors),

— ein *Schädeltrauma* (Vorgeschichte! Beachte die Möglichkeit eines akzidentellen Sturzes mit Hirnkontusion, der von einem primären zerebralen Ereignis mit sekundärer Bewußtseinsstö-

rung und dadurch ausgelöstem Sturz differenziert werden muß).

An einen *Sitz der Läsion im oberen Halsmark* muß man beim Fehlen jeglicher Beteiligung der Hirnnerven, bei klarem Bewußtsein und beim Vorhandensein von Sensibilitätsstörungen (siehe Brown-Séquard-Syndrom Tab. 4) denken. Akut kann dies bei Rückenmarksischämie oder Rückenmarkskontusion in Erscheinung treten.

Ohne eigentliche Parese, aber mit einem mehr oder weniger ausgeprägten Nichtgebrauch der Extremitäten einer Körperseite geht der *motorische Neglekt* einher. Dieser findet sich vor allem bei Prozessen der rechten Hemisphäre, sowohl bei parietalen, wie auch bei frontalen und bei thalamischen Herden (vaskulär oder auch Tumor)

2.13.3. Nichtorganische Schwäche

Das Gefühl einer *allgemeinen Schwäche* kommt im Rahmen einer echten Depression vor, jedoch auch als Teilsymptom eines neurasthenischen Syndroms auf neurotischer Basis (Schlaflosigkeit, Reizbarkeit, Ermüdbarkeit, Ängste, Körpersensationen und hypochondrische Züge, nicht selten mit demonstrativer Note).

Echte hysterische (unbewußte) Mechanismen werden seltener eine diffuse globale, aber um so öfter eine *lokalisierte Schwäche* zur Folge haben. Für einen psychogenen Mechanismus sprechen:

— Lokalisation der Schwäche in einem begrenzten, aber keinem einzelnen peripheren Nerv oder einer peripheren Wurzel entsprechenden motorischen Bereich.

— Fehlen von sensiblen Störungen. Falls solche vorhanden sind, halten sich deren Grenzen nicht an einen peripheren Innervationsbereich (oft zirkulär an einer Gliedmaße oder exakt in der Körpermitte begrenzte, totale Analgesie und Anästhesie).

– Fehlen sogenannter objektiver Ausfälle, namentlich (nennenswerte) Atrophien (eine Inaktivität über längere Zeit kann leichte Muskelatrophien zur Folge haben), von Reflexanomalien oder pathologischen Reflexen.

– Widersprüche in der Kraftentfaltung in unterschiedlichen Situationen. Zum Beispiel: angeblich totale schlaffe Plegie für die Dorsalextension des Fußes, jedoch kein Steppern beim Gehen; angeblich totale schlaffe Plegie eines Armes, jedoch beim raschen aktiven oder passiven Drehen des Körpers im Kreise kein Emporschwingen des Armes entsprechend der Zentrifugalkraft; angeblich totaler Ausfall der Extension von Hand und Fingern, jedoch beim Faustschluß reflektorisches Anspannen der Streckermuskeln (was aber auch bei organischer zentraler Schwäche der Hand nachweisbar ist, allerdings hier dann mit den objektiven Zeichen [Reflexe, Tonus] einer zentralen spastischen Lähmung).

Diese Besonderheiten der psychogenen Lähmungen gelten übrigens mutatis mutandis auch für angebliche sensible Ausfälle (siehe 2.16.4.). Sie sind sowohl bei unbewußten hysterischen Lähmungen, als auch bei (bewußt) simulierten Lähmungen zu beachten.

2.14. Unwillkürliche Bewegungen und gestörte Bewegungsabläufe

2.14.1. Spontan auftretende motorische Abläufe
- Epileptische Anfälle
- Spasmen
- Krampi
- Faszikulationen
- Myokymien
- Myoklonien
- Tremor
- Chorea
- Athetose
- Ballismus
- Torsionsdystonie
- Lokalisierte Dystonien
- Tick
- Spasmus nutans
2.14.2. Störungen aktiver Bewegungsabläufe
- Ataxie
- Intentionstremor
- Aktionsmyoklonus
- Störungen der Muskelkontraktion

Das *anatomische Substrat* der Motorik wurde bei 1.1.1. und in Abb. 1 dargelegt. Die den Bewegungsablauf regulierenden und harmonisierenden Einflüsse der Stammganglien gehen aus Abb. 3, jene des Kleinhirnes aus Abb. 6 hervor.

Pathophysiologisch kommt es zu unwillkürlichen (unkontrollierbaren) Bewegungen, entweder im Rahmen epileptischer Entladungen bei pathologischen Erregungsabläufen in der Großhirnrinde oder wenn eine Läsion der Stammganglien vorliegt. Diese letztere Läsion kann funktioneller (biochemischer) oder anatomischer Art sein. Die Charakteristika der unwillkürlichen Bewegungen hängen vom Ort und vom Ausmaß der Läsion ab. Zu einer Störung des in bezug auf Tempo und Zweckmäßigkeit idealen Bewegungsablaufes kommt es einerseits wiederum bei Stammganglienerkrankungen, zum Beispiel als Hypokinesie beim Parkinson-Syndrom (s. 1.1.3.1.), andererseits bei Kleinhirnläsionen (s. 1.1.4.).

Der *klinische Aspekt* der unwillkürlichen Bewegungen und der gestörten Bewegungsabläufe ist in Tab. **20** zusammengefaßt. Im folgenden sollen die einzelnen klinischen Bilder und deren wichtigste Ursachen aufgeführt werden.

2.14.1. Unwillkürliche, spontan auftretende motorische Phänomene

Diese sind von einer aktiven, gewollten Bewegung des Individuums unabhängig, treten also aus der Ruhe heraus unkontrollierbar in Erscheinung. Sie sollen nach Regelmäßigkeit der Lokalisation und des Ablaufs, nach Ausgiebigkeit, nach Frequenz, nach Verstärkung, Abschwächung oder Provozierbarkeit durch äußere Umstände analysiert und beschrieben werden.

2.14.1.1. Epileptische Anfälle

Sie seien der Vollständigkeit halber und zur Abgrenzung gegenüber nichtepileptischen, unwillkürlichen Bewegungen hier erwähnt. Die epileptischen Anfälle als anfallsartige Störungen sind in 2.3.1. schon dargelegt worden. Sie sind Ausdruck einer Läsion eines Bezirkes der Großhirnrinde oder aber einer Läsion zentrenzephaler Strukturen mit Projektion von Erregungsabläufen zunächst in die Großhirnrinde. Das Anfallsartige dieser unwillkürlichen Bewegungen, vor allem deren schlagartiger, klonischer, heftiger, zuckender Charakter und oft auch die damit verbundenen Störungen des Bewußtseins werden kaum je ernstliche Schwierigkeiten in der Deutung angemessen beobachteter und beschriebener Anfälle aufkommen lassen. Einzig

Tabelle 20   **Unwillkürliche Bewegungen und gestörte Bewegungsabläufe. Phänomenologie, topische Zuordnung und Ursachen**

Bezeichnung	Phänomenologie	Topische Zuordnung	Ursachen	Bemerkungen
Epileptische Anfälle (s. 2.3.1 und 2.14.1.1.)	Anfallsartig, zeitlich begrenzt, in unregelmäßigen Abständen, klonisch, heftig zuckend. Oft mit Bewußtseinsstörungen einhergehend.	Großhirnrinde	Hirnschädigung verschiedener Ursache, mit anatomischer Alteration bzw. toxisch	Jackson-Epilepsie und andere fokale Epilepsien sowie die Epilepsia partialis continua Koževnikov ohne Bewußtseinsstörung
Spasmen (s. 2.14.1.2.) z.B. hemifazialer Spasmus oder Blepharospasmus	In unregelmäßigen Abständen, unterschiedlich häufige und unterschiedlich ausgiebige Kontraktionen von Muskeln oder Muskelgruppen. Manchmal schmerzhaft.			
	Beim hemifazialen Spasmus synchron alle vom N. facialis innervierten mimischen Muskeln.	Nervus-facialis-Stamm, evtl. Fazialiskern	mechanische Läsion	
	Beim Blepharospasmus beidseitig periorbitale Muskeln, zeitlich unregelmäßig, kann sehr lange andauern.	evtl. Stammganglienaffektion	extrapyramidale Erkrankung, evtl. psychogen	vergl. Tick
Krampi (s. 2.14.1.2.)	Langdauernde, tonische Kontraktionen einzelner Muskeln oder Muskelgruppen. Fixierte Stellung der Gelenke, meist mit Schmerzen verbunden, besonders oft an der Wade.	muskulär	verschiedene	s. unten, Schreibkrampf
Faszikulationen (s. 2.14.1.3.)	Unregelmäßige, kurze Kontraktionen einzelner Muskelfaserbündel ohne Bewegungseffekt auf Gelenk, mit bloßem Auge sichtbar.	peripheres motorisches Neuron	vor allem chronische Läsion der Vorderhornganglienzellen, seltener des periph. Nervs bzw. Nervenwurzel, evtl. benigne	durch Beklopfen provoziert, durch Injektion von Cholinesterasehemmern aktiviert
Myokymien (s. 2.14.1.4.)	Kontraktionswellen in immer neuen Faszikelgruppen einzelner Muskeln oder Muskelgruppen ohne nennenswerten Bewegungseffekt. Als Wogen sichtbar.	?	?	selten

Fortsetzung Tabelle **20**

Bezeichnung	Phänomenologie	Topische Zuordnung	Ursachen	Bemerkungen
Myorhythmien (s. 2.14.1.5.) z. B. Gaumensegel-nystagmus	Rhythmische Zuckungen, in der gleichen Muskelgruppe mit Bewegungseffekt.	zentrale Strukturen zentrale Haubenbahn mit Olive	vaskulär, degenerativ	1–3/Sek.
Myoklonien (s. 2.14.1.6.)	Nicht rhythmische, rasche, ausgiebige, evtl. sogar heftige Zuckungen einzelner oder mehrerer Muskeln mit nennenswertem Bewegungseffekt.	Hirnrinde, Kleinhirnrinde	erblich, anoxisch, Stoffwechselstörungen	Aktionsmyoklonus s. unten
Tremor (s. 2.14.1.7.)	Rhythmisch, individuell weitgehend konstante Frequenz, unter bestimmten Bedingungen besonders auftretend, mehr oder weniger konstant lokalisiert mit meist geringem Bewegungseffekt.	zentrales Nervensystem	erblich, toxisch, degenerativ	
Chorea (s. 2.14.1.8.)	Nicht rhythmisch, regellos, wechselnd lokalisiert. Distal betont, kurzdauernd und relativ rasch, kurzdauernd extreme Gelenkstellungen.	Stammganglien	vaskulär, degenerativ, evtl. erblich, Stoffwechselstörungen, infektiös	eventuell halbseitige Hemichorea
Athetose (s. 2.14.1.8.)	Wie Chorea, aber langsamer, mit übertriebener und lange andauernder Extremstellung der Gelenke.	Stammganglien	Icterus gravis, andere Geburtsschäden	Hemiathetosen oder Athetose double
Ballismus (s. 2.14.1.9.)	Unregelmäßige, weitausholende, schleudernde, blitzartige Bewegungen mehrerer Gliedmaßenabschnitte.	Nucleus subthalamicus	wie Chorea	

Fortsetzung Tabelle **20**

Bezeichnung	Phänomenologie	Topische Zuordnung	Ursachen	Bemerkungen
Torsionsdystonie (s. 2.14.1.10.)	Unregelmäßige, langsame, gegen den Widerstand der Antagonisten sich durchsetzende Bewegungen, oft rotierende Komponente. Zahlreiche Muskelgruppen verschiedener Körperabschnitte betreffend, führt zu bizarren Stellungen.	Stammganglien	vor allem Icterus gravis, erbliche Form	lokalisierte Formen s. unten
Lokalisierte Dystonien (s. 2.14.1.11.)	Wie oben, aber lokalisiert an wenigen Muskelgruppen.	Stammganglien		
z.B. Torticollis spasticus	Wiederholte, langsame Kopfbewegungen, meist drehend, evtl. forcierte Reklination (Retrocollis), regellos.	Stammganglien	eventuell nach Nackentrauma	kann in generalisierte Dystonie übergehen
Schreibkrampf	Nur bei Schreibakt dystone Fingerstellungen.	Stammganglien	organisch	bleibt lokalisiert
Faziobukkolinguale Dystonie	Auf Mund-Zungen-Muskeln beschränkt.	Stammganglien	besonders medikamentös; senildegenerativ	
Tick und tickartige Bewegungen (s. 2.14.1.12.)	Unregelmäßig, auf bestimmte Körperteile begrenzt, rasch, aber nicht blitzartig.	Psychogen	nicht organisch	Differenzierung gegenüber organischen Spasmen und Dystonien
Tick-Krankheit	Rascher als psychogener Tick, mit Zwangshandlungen und Koprolalie einhergehend.	?	organisch, eventuell erblich selten nach Neuroleptikaentzug	
Spasmus nutans (s. 2.14.1.13.)	Unregelmäßiges Kopfnicken, Geneigthaltung des Kopfes, Nystagmus, der an einem Auge ausgeprägter ist.	?	Psychogen? Aufenthalt in dunklem Zimmer? Ähnliche Symptome bei Tumor des dritten Ventrikels und Chiasmas	Auftreten im 1. Lebensjahr, Verschwinden mit 2 Jahren

Fortsetzung Tabelle **20**

Bezeichnung	Phänomenologie	Topische Zuordnung	Ursachen	Bemerkungen
Ataxie (s. 2.14.2.1.)	Bei Willkürbewegungen während des ganzen Ablaufs von Anfang an Abweichen von Ideallinie.	Störungen der sensiblen Afferenzen, Kleinhirnaffektionen oder Störung der motorischen Efferenzen	multiple	siehe Abb. 49
Intentionstremor (s. 2.14.2.2.)	Erst mit Annäherung an das Ziel zunehmend ausgiebiges und heftiges Abweichen von der Ideallinie.	Nucleus dentatus und seine Efferenzen	besonders häufig multiple Sklerose	
Aktionsmyoklonus (s. 2.14.2.3.)	Von Anfang an bei aktiven Bewegungen auftretende, heftige, blitzartig einschießende, ausgiebige, ruckartige Bewegungen.	Kleinhirn	Anoxie, degenerativ, akute Urämie	

können Probleme bei jenen Formen der Epilepsie auftauchen, die ohne Bewußtseinsstörung einhergehen, insbesondere wenn die motorischen Phänomene kurz dauern. Es seien erwähnt:

– die motorische Jackson-Epilepsie (s. 2.3.1.1.) (an einem Ort beginnend und sich auf ganze Gliedmaße oder ganze Körperseite ausbreitend („march of convulsion"), klonisch, rhythmisch, meist in Bruchteilen von Minuten ablaufend, unregelmäßig sich wiederholend),

– die Epilepsia partialis continua Koževnikov (s. 2.3.1.1.) (in gleichem Körperbezirk lokalisierte, unregelmäßige, kurze, schlagartige, klonische Zuckungen, die über Stunden oder gar Tage andauern),

– die oralen und anderen Automatismen der Absenzenepilepsie (s. 2.3.3.) und besonders der Schläfenlappenepilepsie (s. 2.3.3.). Abgrenzung zum Beispiel gegenüber fazioorolingualen Dystonien (s. 2.14.1.11.).

2.14.1.2. Spasmen und Krampi

Spasmen sind in unregelmäßigen Abständen mehr oder weniger oft sich wiederholende Kontraktionen von Muskeln oder Muskelgruppen. Sie sind phänomenologisch und in ihren Ursachen recht heterogen.

– Im *Gesicht* kann die ganze mimische Muskulatur einer Gesichtshälfte sich im hemifazialen Spasmus völlig synchron kontrahieren (s. 2.9.3.).

– Beim Blepharospasmus werden beiderseits in unregelmäßigen Abständen die *periorbitalen Muskeln* sich zusammenziehen, so daß es auch zu lang andauerndem und behinderndem Augenschluß kommen kann. Ursächlich entweder psychische Momente (Tick), wobei allerdings erfahrungsgemäß meist klinische Zeichen einer psychischen Anomalie fehlen. Ein Bleopharospasmus kann aber auch Frühsymptom einer komplexeren extrapyramidalen Erkrankung sein oder ein isoliertes dystones Syndrom darstellen.

– Gelegentlich statt einer spastischen eine klonisch-repetitive, *rhythmische Kontraktion* der *Augenschließmuskeln*, ein Blepharoklonus.

– Eine *rhythmische Retraktion der Oberlider*, zugleich mit einem aufwärtsschlagenden Vertikalnystagmus der Bulbi, findet sich vor allem bei Läsionen der Brücke (s. 2.7.1. und Tab. 15).

– *Andere* dystone Bewegungsstörungen der *Gesichtsmuskeln* siehe auch unter 2.14.1.11. Psychogener Tick s. 2.14.1.12.; okulogyre Krisen s. 2.8.2.2.

– In anderen Körperregionen können generalisierte Spasmen z. B. bei Hyperthyreose auftreten, oder dann zum Beispiel als Pfötchenstellung der *Hände* oder Karpopedalspasmen der *Füße* bei Tetanie (s. 2.3.2.). Sehr schmerzhafte Krämpfe der *Hüftbeuger und der Abdominalmuskeln* mit rasch sich einstellenden Kontrakturen kommen beim Addison vor.

– Ein echter infektiöser Tetanus kann auch lokalisiert auftreten und sich durch wiederholte *schmerzhafte lokale Spasmen* manifestieren (sehr schmerzhaft, lokal oder später generalisierend, progressive Zunahme der Intensität und der Ausdehnung der Spasmen).

Krampi sind sehr schmerzhafte, unwillkürliche Kontraktionen von Muskeln, die zu einer vorübergehenden Kontraktur mit fixierter Stellung führen. Sie treten vorwiegend in den Waden, besonders nachts, auf. Die Ursachen sind meist nicht bekannt (s. a. 2.17.5.). Schreibkrampf s. 2.14.1.11.

2.14.1.3. Faszikulationen

Dies sind zwar keine Bewegungen, jedoch immerhin spontane, nicht kontrollierbare, unregelmäßige, kurze Kontraktionen einzelner Muskelfaserbündel. Sie sind mit bloßem Auge sichtbar, sofern nicht allzu reichliches Fettgewebe den Muskel bedeckt (wie zum Beispiel bei Säuglingen und Kleinkindern). Sie werden durch Beklopfen provoziert oder gesteigert, ebenso durch die Injektion von Cholinesterasehemmern (Edrophoniumchlorid-Injektion).

Oft sind Faszikulationen harmlose Phänomene („benign fasciculations"), besonders die gelegentlichen lokalisierten Faszikulationen im Orbicularis oculi oder in der Wade. Generalisierte, gutartige, spontan nach Monaten abklingende Formen können selten nach verschiedenen Infektionen, auch verzögert nach vollständiger Erholung nach Poliomyelitis oder Myelitis oder bei lokalisierten chronischen Infekten (Sinusitiden) auftreten (keine Muskelschwäche, keine Muskelatrophien oder Reflexanomalien, gelegentlich von Schmerzen und Krampi begleitet). Häufiger sind ausgedehntere oder gar generalisierte Faszikulationen Ausdruck einer chronischen Denervation, in den allermeisten Fällen eines chronisch progredienten Untergangs von Vorderhornganglienzellen (begleitende motorische Schwäche, im Elektromyogramm Umbau von motorischen Einheiten, eventuell andere Zeichen einer Systemaffektion, wie zum Beispiel Pyramidenzeichen), ätiologisch vor allem die chronische spinale Muskelatrophie (s. 1.2.3.).

Faszikulationen finden sich selten auch bei (chronischen) Läsionen einer Spinalwurzel oder eines peripheren Nervs (auf die zugeordneten Muskeln beschränkt, von entsprechenden Paresen und eventuell Reflexabschwächungen und allenfalls auch von Sensibilitätsstörungen begleitet). Sie können auch einmal bei einer Hyperthyreose vorkommen sowie bei einem Hexosaminidasemangel. In beiden Fällen können sie dann zusammen mit Muskelatrophien und Muskelschwäche eine myatrophische Lateralsklerose vortäuschen. Selten sind sie Ausdruck einer chronischen Polyradikulitis, täuschen dann wegen der begleitenden Atrophie und Parese eine spinale Muskelatrophie vor, bilden sich aber wieder zurück.

2.14.1.4. Myokymien

Dies sind Kontraktionswellen, die immer wieder, neue Fasergruppierungen betreffend, über Muskeln oder Muskelgruppen hinwegziehen. Sie haben keinen nennenswerten Bewegungseffekt, sind aber als dauerndes Wogen deutlich sichtbar. Sie können Teilsymptom des Syndromes dauernder Muskelfaseraktivität sein (s. 2.12.1.). Im Gesicht als faziale Myokymien auftretend (s. 2.9.3.).

2.14.1.5. Myorrhythmien

Dies sind rhythmische Zuckungen mit einer Frequenz von 1–3/Sek., die immer wieder ein und dieselbe Muskelgruppe betreffen, mit deutlichem, aber nicht heftigem Bewegungseffekt. Sie werden durch organische Störungen zentraler Strukturen verursacht, die nur in einigen Fällen genauer präzisierbar sind. Myorrhythmien finden sich als kurzdauernde harmlose Besonderheit zum Beispiel im Bereich des Orbicularis oculi oder Platysmas. Im Mundbereich können sie zu rhythmischen Vorstrecken der Zunge führen (Differentialdiagnose gegenüber der faziobukkolingualen Dystonie s. 2.14.1.11.). Der Singultus ist eine Myorrhythmie des Zwerchfells (bei Enzephalitis und anderen organischen Hirnerkrankungen, bei stoffwechseltoxischem Koma, bei zervikalen und mediastinalen Tumoren, bei pleuropulmonaler und kardialer Lokalerkrankung, bei lokaler Affektion in Zwerchfellnähe, nach abdominaler oder thorakaler Operation, meist aber als kryptogenetisches, harmloses Phänomen).

Der Gaumensegelnystagmus, gelegentlich mit synchronen, rhythmischen Bulbusbewegungen kombiniert, läßt immer auf eine Läsion der zentralen Haubenbahn oder des Dentatums schließen (meist vaskulär), Myorrhythmien und Myoklonien der

Bulbi mit besonderen Nystagmusformen s. Tab. 15.

2.14.1.6. Myoklonien

Es sind dies nicht rhythmische, rasche, meist ausgiebige Zuckungen einzelner oder mehrerer Muskeln, oft mit beachtlichem Bewegungseffekt mit Anschlagen oder bis zum Hinstürzen. (Aktionsmyoklonus s. 2.14.2.3.). **Ätiologisch** z. B. Teilsymptom gewisser Epilepsieformen: myoklonisch-astatisches Petit mal (Kinder im ersten Lebensjahrzehnt mit Hinstürzen, Bewußtsein oft nur ganz kurz gestört, eventuell als klonische Krämpfe; typisches EEG; s. 2.3.1.2.1.); myoklonische Epilepsie (im Kindesalter, kurze, ruckartige, unsystematische heftige Zuckungen, einzeln oder in Salven, besonders an den oberen Extremitäten, ohne Bewußtseinsstörung, besonders am Morgen, oft mit Grand-mal-Anfällen kombiniert); Myoklonusepilepsie (familiär; asymmetrisch, oft nur Muskelteile betreffende Myokloni ohne großen Bewegungseffekt; provoziert durch sensible Reize und aktive Bewegungen; mit Grand-mal-Anfällen und zunehmender Demenz kombiniert). Möglicherweise sind die Myoklonien bei Urämie und bei der Dialyse-Enzephalopathie auch Ausdruck eines Anfallsleidens. Eine myoklonische Enzephalopathie wurde auch auf Silbersalzintoxikation zurückgeführt und bei Bismutintoxikationen beobachtet. Myoklonien werden bei Lipidosen, bei spinozerebellärer Degeneration, bei Alkohol- und Medikamentenentzug, bei Encephalitis lethargica, subakuter sklerosierender Panenzephalitis, Jacob-Creutzfeldt-Erkrankung und postanoxisch beobachtet.

Häufig sind die harmlosen, kryptogenetischen Myoklonien in der Einschlafphase (heftiges Schleudern der Beine, oft mit gleichzeitigem Erwachen als „sleeping jerks").

Seltene Affektionen sind der Paramyoclonus multiplex (über Jahre andauernde, spontane, unregelmäßige Zuckungen, besonders der Schultermuskeln), der Myoclonus multiplex fibrillaris oder Chorea fibrillaris Morvan (unregelmäßig, immer wieder andere Muskelgruppen oder Muskelteile ergreifende Zuckungen, zugleich Schmerzen und vegetative Störungen, Schlafstörungen und psychische Alterationen; Quecksilberintoxikation?) und die infantile Polymyoklonie (unregelmäßige Myoklonien, tanzende Augenbewegungen, Ataxie, Reizbarkeit, schubweise protrahiert). Myoklonien zeichnen die sehr seltene frühinfantile Glyzinenzephalopathie aus. Ebenfalls selten kommen lokale Myoklonien einzelner Muskelgruppen eines Armes nach traumatischer Armplexusläsion vor.

2.14.1.7. Tremor

Ein feines, mit bloßem Auge nicht sichtbares Zittern von etwa 10 Hz ist beim Normalen mit besonderen Instrumenten immer nachweisbar. Der mit bloßem Auge sichtbare spontane Tremor ist rhythmisch, wobei die Frequenz bei ein und demselben Individuum weitgehend konstant ist. Er ist meist gleichbleibend lokalisiert, kann mehr oder weniger grob (ausgeprägt) sein und tritt besonders unter bestimmten Bedingungen auf, so zum Beispiel als Ruhetremor oder als Haltetremor. Ihm liegt entweder eine harmlose (erbliche) „vegetative" Besonderheit zugrunde, eine Stoffwechselstörung oder eine Erkrankung des zentralen Nervensystems.

Der *essentielle „vegetative" Tremor* ist in seiner Phänomenologie mit dem autosomal dominant vererbten *familiären Tremor* identisch, ebenso mit dem *senilen Tremor*. Bei allen drei Formen handelt es sich um einen meist symmetrischen, fein- bis mittelschlägigen Haltetremor, wobei die Frequenz entweder derjenigen des nicht sichtbaren physiologischen Tremors, also zwischen 8 und 13 Hz entspricht, oder mit dem Alter langsamer wird. In anderen Fällen ist er von Anfang an um 4–6 Hz. Er befällt in der Regel die Hände, eventuell aber auch den Kopf und nimmt bei psychischer Spannung und beim Versuch, einen Gegenstand ruhig zu halten, zu. Besserung durch Alkoholgenuß. Schon im Kleinkindesalter finden sich bei Kindern mit späterem familiärem Tremor kurzdauernde Anfälle von Schaudern. Bei *chronischer Polyneuropathie,* aber auch bei der *chronisch-rezidivierenden Polyradikulopathie* kann Tremor auftreten.

Der *Tremor der Parkinson-Krankheit* kann initial als isoliertes Symptom auftreten. Er ist ein Ruhetremor, die Frequenz beträgt um 4–6 Hz, und er ist besonders oft zunächst einseitig. Er nimmt bei Bewegungen, insbesondere bei Intentionsbewegungen, (z. B. im Finger-Nase-Versuch) ab oder verschwindet gar. Ausnahmen im Sinne eines Haltetremors kommen allerdings vor. Zu Beginn ist derselbe feinschlägig, tendiert mit Zunahme der Krankheit dazu, grobschlägiger zu werden, und weist dann oft eine drehende Komponente auf („Pillendrehen", „Geldzählen"). Man suche besonders nach Rigor und Zahnradphänomen.

Toxische Tremorformen sind mehr oder weniger symmetrisch, meist ein Haltetremor, oft etwas frequenter und unregelmäßiger als der essentielle

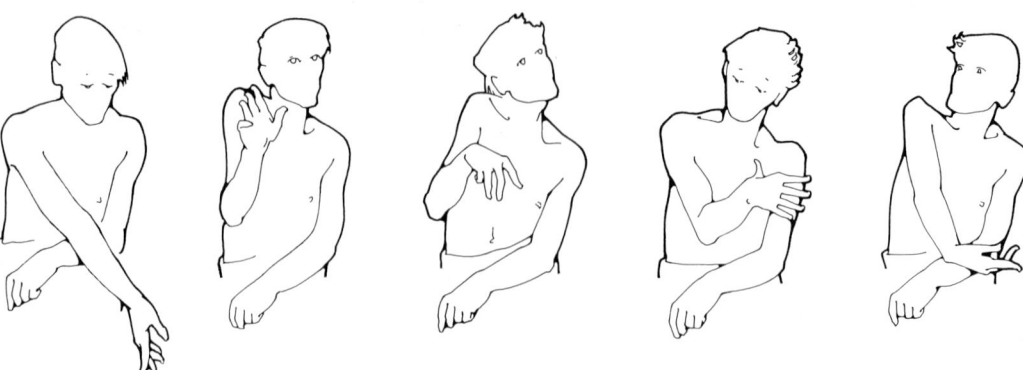

Abb. **48** Verschiedene Kopf- und Armstellungen bei rechtsseitiger Hemichorea. Zeichnungen nach Filmaufnahmen.

und sind besonders deutlich im Positionsversuch mit gespreizten Fingern sichtbar. Sie kommen bei Hyperthyreose, bei Quecksilberintoxikation, bei gewissen Medikamenten, wie z. B. Sodium Valproat, bei Konsumenten diverser Drogen und dann vor allem bei chronischem Alkoholismus vor bis zum Delirium „tremens" (oft an den Beinen deutlicher, psychisch auffällig, gespannt, unruhig bis zum Halluzinieren, meist Zeichen einer Alkoholpolyneuropathie oder epileptische Anfälle). Die Wahrscheinlichkeit, daß ein Patient mit essentiellem Tremor später einen Parkinson entwickelt, ist etwa 25mal größer als bei der Durchschnittsbevölkerung. Bei Säuglingen kann anfallsartiger Tremor zusammen mit epileptischen Anfällen Ausdruck einer Hypomagnesiämie sein.

Bei *Läsionen des Nucleus ruber* und des *Brachium conjunctivum* findet sich nebst einer Ataxie (s. 2.14.2.1.) manchmal auch ein grobschlägiger Haltetremor mit ausgiebiger, halbseitiger Flexions- und Extensionsbewegung, zum Beispiel der Finger einer Hand. Als „Flügelschlagen" („flapping tremor") werden grobe, oft unregelmäßige Extensions- und Flexionsbewegungen der seitlich horizontal ausgestreckten Arme bezeichnet. Sie kommen bei *Leberaffektionen* und auch bei der *hepatolentikulären Degeneration* (Morbus Wilson) vor. Der seltene *hysterische Tremor* ist unregelmäßig, oft sehr grobschlägig, meist an einer Extremität lokalisiert. Wird diese vom Untersucher festgehalten, dann tritt das Zittern oft an einem anderen Körperteil auf. Wird die Aufmerksamkeit des Patienten vom zitternden Körperteil abgelenkt, dann nimmt der psychogene Tremor ab, während der organische dadurch verstärkt wird.

2.14.1.8. Chorea und Athetose

Die unwillkürlichen Bewegungen der *Chorea* sind regellos, wechselnd lokalisiert, distal betont, kurz-

dauernd und recht rasch, in unregelmäßiger Folge auftretend. Sie gehen mit höchstens kurz eingenommenen, wenig übertriebenen Gliedstellungen einher und können auch halbseitig als Hemichorea auftreten. Demgegenüber sind die Bewegungen bei der *Athetose* zwar ebenso regellos, wechselnd lokalisiert und distal betont, jedoch langsamer, im Zeitlupentempo und mit weitaus übertriebeneren Endstellungen, insbesondere Überstreckung oder gar Subluxation („Bajonettfinger") der Gelenke einhergehend (Abb. **48**). Auch die Athetose kann halbseitig als Hemiathetose vorkommen. Bei Beidseitigkeit spricht man auch von „athetose double". Häufig sind Mischbilder, die zum Beispiel als *Choreoathetose* bezeichnet werden, ebenso aber können ballistische oder dystone Momente (siehe unten) vorliegen. All diese unwillkürlichen Bewegungen können im Schlaf sistieren. Meistens werden sie durch Affekte oder intendierte Bewegungen verstärkt. Pathophysiologisch liegen diesen Anomalien ähnliche Ursachen zugrunde, nämlich Läsionen im Bereich von Kaudatum, Putamen, äußerem Pallidumglied und Nucleus subthalamicus.

Vorwiegend *choreatische Bewegungen* haben folgende **ätiologische Ursachen:**

– *Chorea minor* oder *Chorea rheumatica* bzw. Chorea infectiosa (fast immer Kinder, einige Wochen nach Streptokokken-Angina, eventuell mit Gelenkrheumatismus oder Endokarditis. Müde, psychisch labil und reizbar, „zappelig" bis zur eigentlichen Chorea).

– *Chorea gravidarum* (phänomenologisch wie Chorea minor; oft hatten diese Frauen in der Kindheit eine Chorea minor).

– *Chorea Huntington* (autosomal dominant, chronisch-progressiv, Beginn zwischen dem 30. und dem 50. Jahr, besonders Gang beeinträchtigt; zunehmende Demenz, zeitlich von Chorea unter Umständen dissoziiert).

- *Gutartige familiäre Chorea* (autosomal dominant, in Kindheit beginnend, nicht dauernd progredient, keine Demenz).
- *Senile Chorea* (nicht hereditär, eventuell schon im Präsenium, progredient).
- *Postapoplektische Chorea* (nach Insult, mit Hemiparese einhergehend, oft auch Hemiballismus vorhanden [siehe unten]).
- Eine Reihe von *selteneren Ursachen* sei kurz aufgezählt: bei Enzephalitiden, Neurolues, tuberkulöser Meningitis, Pertussis und Typhus, nach akuten Exanthemen, eine Polyradikulitis begleitend, nach hypoxischer Enzephalopathie bei der Geburt, nach Icterus gravis neonatorum (mit Athetose kombiniert), bei Lupus erythematodes, bei Polycythaemia rubra vera, bei Akanthozytose (ohne vermindertes Betalipoprotein), bei portokavaler Enzephalopathie, bei Hallervorden-Spatz-Krankheit, bei Creutzfeldt-Jakob-Krankheit, beim Lesch-Nyhan-Syndrom, bei anderen Stoffwechselanomalien wie Glutamyldehydrogenasedefekt, bei Thyreotoxikose, bei chronischem Subduralhämatom und mit Latenz nach Operation eines solchen, bei Behçet-Syndrom, bei hepatolentikulärer Degeneration, bei progressiver Pallidumatrophie (Hunt), bei Intoxikationen mit CO, mit Mangan oder mit Schwefelkohlenstoff und bei Medikamenten, wie Ovulationshemmer, Amphetamin, Neuroleptika, Phenytoin, Chlorpromazinderivaten und L-Dopa, sowie bei Tumoren.
- *Paroxysmale Choreoathetosen* s. 2.3.1.1.

Vorwiegend *athetotische Bewegungen* gehen auf folgende **ätiologische Ursachen** zurück:
- Am häufigsten auf *perinatale Schädigungen* (Auftreten sofort oder aber unter Umständen mit Latenz von Monaten bis einigen Jahren; von Anfang an auch andere Zeichen einer zerebralen Bewegungsstörung). Pathologisch-anatomisch äußern sich diese Fälle als Status marmoratus oder als Status dysmyelinisatus (infolge Icterus gravis neonatorum).
- Einige der bei Chorea genannten *seltenen Ursachen* haben unter Umständen ebenso athetotische oder choreoathetotische Bewegungen zur Folge (siehe oben).
- Eine *Hemiathetose* kommt selten bei allen oben genannten Ursachen vor, ebenso postapoplektisch (mit Hemiparese, aber unter Umständen mit einem freien Intervall von Wochen bis Monaten derselben folgend).

2.14.1.9. Ballismus und Hemiballismus

Charakteristisch sind weit ausladende, schleudernde, blitzartig auftretende Bewegungen, an denen mehrere Gliedmaßenabschnitte, vor allem auch proximale, beteiligt sind. Heftiges Anprallen gegen ein Hindernis mit Verletzungen oder Herumreißen des ganzen Körpers kommen vor. Der Störung, die besonders oft halbseitig vorkommt und dann meist von einem motorischen Hemisyndrom begleitet wird, liegt eine Läsion des Nucleus subthalamicus zugrunde bzw. primär eine Schädigung des Striatums oder des Globus pallidus.

Ätiologische **Ursachen** sind eine Reihe der oben bei der Chorea schon erwähnten Affektionen, vor allem aber vaskuläre Insulte und lokale raumfordernde Prozesse (bei letzteren kann durchaus auch der Hemiballismus plötzlich auftreten). Der seltene heredodegenerative Ballismus ist beidseitig. Transitorische, rezidivierende Episoden von Hemiballismus kommen bei basilärer Durchblutungsstörung vor.

2.14.1.10. Torsionsdystonie

Die Bewegungsabläufe sind bei der Dystonie langsam, werden gegen den Widerstand der Antagonisten ausgeführt und wirken deshalb oft gequält. Oft haben sie eine rotierende Komponente. Bei den lokalisierten dystonen Syndromen (s. 2.14.1.11.) sind nur einzelne Muskelgruppen in begrenzten Körperregionen beteiligt, bei der voll ausgebildeten Torsionsdystonie werden zahlreiche Muskeln, vor allem auch Rumpf- und proximale Extremitätenmuskeln, in die pathologischen Bewegungsabläufe einbezogen. Dadurch verrenken sich die Patienten oft in grotesker Weise, und ihre Willkürmotorik muß sich in sichtlich anstrengender Weise gegen die torsionsdystonen Abläufe durchsetzen. Wenn keine Hyperkinesien (mehr) vorliegen, sondern eine fixierte abnorme Haltung mit starkem Hypertonus einzelner Muskelgruppen vorliegt, spricht man von einer myostatischen Form der Torsionsdystonie.

Ursächlich sind für die vollausgebildeten Torsionsdystonien (Dystonia musculorum deformans) unter den oben bei der Chorea erwähnten Affektionen (s. 2.14.1.8.) vor allem Geburtsschädigungen, und zwar im besonderen ein Kernikterus verantwortlich (von früher Kindheit an, andere Zeichen zerebraler Bewegungsstörungen). Gewisse Stoffwechselstörungen können zunächst zu intermittierenden, schließlich dann zu dauerhaften dystonen oder choreoathetotischen Syndromen führen, zum Beispiel ein enzymatischer Defekt mit gestörtem Abbau der Glutarsäure oder ein Beta-Ga-lactosidase-Mangel mit GM1-Gangliosidose. Eine idiopathische (familiäre) Form kommt besonders oft, aber nicht ausschließlich, in jüdischen Sippen vor (Krankheitsbeginn im ersten oder zweiten Lebensjahrzehnt mit lokalisierter Dystonie). Symptomatische Formen kommen vor bei Enzephalitis, insbesondere Encephalitis epidemica, bei hepato-lentikulärer Degeneration, bei der Huntington-Chorea (s. 2.14.1.8.), der Hallervorden-Spatz-Krankheit, beim Lesch-Nyhan-Syndrom, bei Hirnvenenthrombose, im Frühstadium einer Ataxia-Teleangiektasia oder bei Tumoren der Stammganglien oder Angiomen dieser Region. Eine unter Umständen persistierende Spätdystonie kann nach mehr oder weniger langdauernder Therapie mit Antipsychotika bzw. Neuroleptika in Erscheinung treten, kann sich aber auch als lokalisierte Dystonie, z. B. als Torticollis spasticus, manifestieren.

2.14.1.11. Lokalisierte Dystonien

Spontane oder bei bestimmter Tätigkeit auftretende lokalisierte dystone Bewegungen können entweder Anfangssymptom einer schwereren Dystonieform (z.B. Chorea, Torsionsdystonie usw.) sein oder aber lokalisiert bleiben. Anfallsartige Dystonien s. 2.3.1.1.

Der *Torticollis spasticus* ist durch eine tonische, unregelmäßige, vorwiegend drehende, bei ein und demselben Individuum immer auf die gleiche Seite gerichtete Kopfbewegung gekennzeichnet. Man sieht einerseits die Kontraktion besonders des M. sternocleidomastoideus, jedoch auch anderer Hals- und Nackenmuskeln, die sich in unregelmäßigen Innervationsschüben gegen den Widerstand der Antagonisten durchsetzen müssen. Andererseits überwiegen gelegentlich andere Nackenmuskeln, so daß es zu einem *Retrocollis spasmodicus* kommen kann. Durch das bloße Berühren von Kinn oder Gesicht mit der eigenen Hand kann der Patient gelegentlich die Bewegungen mildern oder ganz verhindern. Es ist keine spezifische Ursache bekannt, jedoch kommen symptomatische Formen wie bei den ausgeprägteren dystonen Krankheitsbildern vor (siehe oben). Der Torticollis spasticus ist zu unterscheiden vom fixierten akuten „rheumatischen" Tortikollis bei mechanischer Läsion der Halswirbelsäule (plötzlich auftretend, mit Nackenschmerzen einhergehend, Blockierung für aktive und passive Bewegungen), vom Caput obstipum musculare nach geburtstraumatischer Läsion des M. sternocleidomastoideus (narbig verkürzter Muskel) sowie von der Schiefhaltung des Kopfes bei Trochlearisparese. Eine Zwangshal-

tung in Schiefstellung nimmt der Kopf gelegentlich bei Raumforderungen in der hinteren Schädelgrube bzw. am kraniozervikalen Übergang und bei Syringomyelie ein. Eine intermittierende Schiefhaltung des Kopfes im Kindesalter kann auch Ausdruck einer Labyrinthaffektion sein und wird dann von Erbrechen eingeleitet.

Der *Schreibkrampf* (crampe des écrivains) tritt lediglich beim Schreibakt auf, wobei schon nach wenigen Worten oder Zeilen die Finger der schreibenden Hand sich versteifen, in eine abnorme Stellung geraten und das Schriftbild unharmonisch und zunehmend unleserlich wird. Manchmal kann nicht einmal mehr die eigene Unterschrift richtig gesetzt werden. Die Störung kann auf die rechte Hand beschränkt sein, und andere, auch feine Tätigkeiten der Hand können andererseits ganz normal ablaufen. Seltener sind analoge isolierte Funktionsstörungen bei anderen Betätigungen, zum Beispiel beim Schreibmaschinenschreiben.

Dystone Haltungen der Hände finden sich beispielsweise bei Läsionen des Thalamus („Thalamushand"). Nicht mit einer solchen zu verwechseln sind abnorme fixierte Stellungen der Fingergelenke in Extremstellung, wie sie selten einmal bei einer rein mechanischen Störung vorkommen können: Mit oder ohne rheumatische Arthritis können die Streckersehnen die Fixation durch ihren Halteapparat verlieren und neben das Gelenk hinuntergleiten, so daß sie unter den Drehpunkt zu liegen kommen. Dies kann an einem oder an mehreren Fingern geschehen, die dann in einer „dystonen" Stellung blockiert bleiben und passiv wieder in die Grundstellung gebracht werden müssen. Ähnliches kann sich auch bei einer angeborenen abnormen Schlaffheit der Gelenkbänder durch zunehmende „Strapazierung" derselben im Laufe des Lebens einstellen.

Es gibt isolierte *dystone Haltungen der Füße* beim Gehen, und vor allem treten auch isolierte *faziobukkolinguale Dystonien* auf. Spontan und vor allem beim Sprechakt werden bizarre Bewegungen von Lippen, perioraler Muskulatur und Zunge ausgeführt. Gelegentlich beteiligen sich auch die Hals- und Nackenmuskeln, selten weitere Körpermuskeln. Ist dies mit einem forcierten Öffnen und Schließen des Kiefers und mit einem Blepharospasmus (s. 2.14.1.2.) kombiniert, so wird von einem *Brueghel-Syndrom* gesprochen. Dies ist wohl identisch mit dem *Meige-Syndrom*, mit seiner Beidseitigkeit und der Akzentuierung um die Mittellinie. Ursächlich kommt eine Phenothiazin-Medikation oder L-Dopa-Therapie in Frage (Anamnese!), zirkulatorische Störungen (ältere Leute,

Zeichen einer Zirkulationsstörung oder Risiko-faktoren) oder gleiche Ursachen wie bei der Tor-sionsdystonie (siehe oben). Dystone Mundbewe-gungen finden sich bei *Okklusionsstörungen* und nachts beim Bruxismus. Dies darf nicht verwech-selt werden mit *oralen Automatismen* bei schlä-fenlappenepileptischen Dämmerattacken oder den halbseitigen Phänomenen beim *Hemispasmus fa-cialis* bzw. der *Masseninnervation* nach peripherer Fazialisparese. Bei *zahnlosen Kiefern* sind orofa-ziale Dyskinesien häufiger als bei gleichaltrigen mit (partiell) erhaltenem Gebiß.

2.14.1.12. Tick und tickartige spontane Bewegungen

Diese spontanen Bewegungen sind meist in kon-stanter Weise auf einen bestimmten Körperteil be-schränkt, wo sie sich in unregelmäßigen Abständen immer wieder abspielen. Sie sind in der Regel rasch, aber nicht blitzartig und verschwinden im Schlaf. Jeder Körperteil kann betroffen sein, besonders häufig aber die Muskulatur von Gesicht und obe-ren Extremitäten. Dies kann sich als Blepharo-spasmus, als Zucken der Mundwinkel, als stereo-type Geste, als grunzender Laut usw. usf. äußern. Der größte Teil der Ticks ist psychogenen Ur-sprungs. Hierzu gehört wohl auch die bei Kindern (selten auch noch später) in Rückenlage auftre-tende typische wetzende Bewegung des Hinter-hauptes auf dem Kopfkissen, die *Jactatio capitis.* Die psychogenen Ticks sind aber phänomenolo-gisch nicht ohne weiteres zu unterscheiden von or-ganischen, tickartigen Bewegungsabläufen, zu de-nen zum Beispiel viele Fälle von Blepharospasmus und wohl alle Torticolli-spasticus-Fälle gehören (oft größere Stereotypie, eventuell allmähliche Zu-nahme, andere dystone Symptome).
Bei der organischen *Tick-Krankheit* (Gilles-de-la-Tourette-Syndrom) sind tickartige Zuckungen im Hals- und Gesichtsbereich mit Zwangshandlun-gen, Echolalien, unkontrolliertem Ausstoßen von Koprolalien kombiniert. Die erbliche Erkrankung des „jumping frenchman of Maine" geht mit plötz-lichen, durch Schreckreize ausgelösten Sprüngen und Zwangshandlungen einher.

2.14.1.13. Spasmus nutans

Diese gutartige, im 1. Lebensjahr auftretende Be-sonderheit verschwindet in der Regel spontan nach dem 2. Lebensjahr. Sie ist durch unregelmäßige Nickbewegungen, habituelle Seitneigung des Kop-fes und an einem Auge ausgeprägteren Nystagmus gekennzeichnet. Ähnliche Bilder wurden bei Tu-moren des 3. Ventrikels und des Chiasmas beob-achtet.

2.14.2. Nichtkontrollierbare Störungen von aktiven Bewegungsabläufen

Im Gegensatz zu den im vorhergehenden Hauptab-schnitt beschriebenen Bewegungsstörungen treten die nun folgenden nicht spontan auf, sie sind also in Ruhe nicht sichtbar. Erst wenn der Betroffene Be-wegungen ausführt, erscheint deren harmonischer Ablauf gestört. Es darf aber nicht vergessen wer-den, daß auch bei manchen der oben beschriebenen spontan auftretenden unwillkürlichen Bewegun-gen diese letzteren bei Willkürbewegungen deutli-cher bzw. erst richtig störend werden. Die Abb. **49** gibt einen Überblick über die gestörten Bewe-gungsabläufe, die im folgenden im Detail beschrie-ben werden.
Bei der **Ataxie** (s. Abb. **49 a**) ist jede Bewegung während ihres *ganzen Ablaufs* mehr oder weniger unharmonisch und weicht in etwa gleichbleiben-dem Maße von Anfang an von der idealen Linie ab. Diese Abweichungen sind in der Regel nicht sehr ausgeprägt, können aber ausnahmsweise beson-ders in Erscheinung treten. Ataxien können vor-übergehend (zum Beispiel bei Diphenylhydantoin- und anderen Intoxikationen), anfallsweise-episo-disch (zum Beispiel bei gewissen familiären Stoff-wechselanomalien) oder am häufigsten aber als Dauersymptom auftreten.
Eine Ataxie tritt auf:
– bei *Störungen der Afferenzen* (ungenügende Meldung über den Stand der Bewegung). Diese Ataxieformen nehmen bei Wegfall der Augen-kontrolle meist deutlich zu,
  ● bei (vorwiegend sensiblen) diffusen Läsionen der peripheren Nerven- bzw. Spinalwurzeln: Polyneuropathien (s. 1.3.5.); Polyradikulitis (wie bei Polyneuropathie, jedoch mit Über-deckung durch progrediente schlaffe motori-sche Parese, s. 1.3.1.),
  ● bei Hinterstrangläsionen, z.B. Vitamin-B_{12}-Mangel, Tabes dorsalis, metakarzinomatöse Strangdegeneration (grobe Ataxie, hochgra-dige Beeinträchtigung des Lagesinnes, Aufhe-bung des Vibrationssinnes, keine nennens-werte motorische Schwäche, keine distale Be-tonung der Sensibilitätsstörung),
– bei *Störung des Kleinhirnapparates,* der nicht mehr regulierend auf den Bewegungsablauf einwirken kann. Die Kleinhirnataxie nimmt bei Wegfall der Augenkontrolle (z.B. Dämmerung) nicht nennenswert zu. Ätiologische Ursachen s. 1.1.4.,

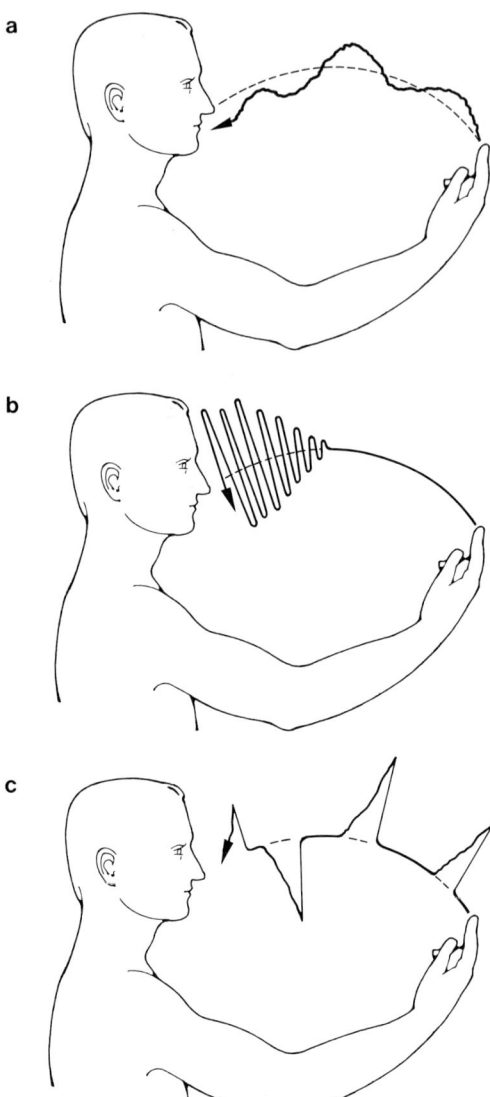

Abb. **49**   Verschiedene Normabweichungen beim Finger-Nase-Versuch. **a** *Ataxie* mit von Anfang an bestehendem Abweichen von der Ideallinie. **b** *Intentionstremor* mit zunehmender Abweichung, je mehr der Finger sich seinem Ziele nähert. **c** *Aktionsmyoklonus* mit ruckartigem, kurzem, regellos einschießendem Abweichen.

— bei *Störung der motorischen Efferenzen,* als paretische Ataxie bezeichnet (immer ist auch eine motorische Schwäche nachweisbar [s. 2.13.]).
— Eine besondere Form von „Ataxie" kann auch die Ungeschicklichkeit von Bewegungsabläufen nach langem Krankenlager darstellen („*Bett-*

ataxie"). Dasselbe gilt für die schlechte Bewegungskoordination bei Kindern mit diskreter zerebraler Bewegungsstörung *(„clumsy child")* oder bei Vestibularisstörungen (s. 2.7.1.).

Beim **Intentionstremor** (s. Abb.**49b**) werden die Abweichungen von der Ideallinie erst mit der Annäherung an das Bewegungsziel sichtbar, nehmen dann an Raschheit, Heftigkeit und Ausgiebigkeit immer mehr zu, so daß das Ergreifen eines Gegenstandes geradezu unmöglich werden kann.
Diese Bewegungsstörung geht auf eine Läsion des Nucleus dentatus oder seiner Efferenzen zurück. Ursächlich ist in den meisten Fällen ein Herd bei multipler Sklerose verantwortlich (frühere andersartige Krankheitsschübe, bei der Untersuchung Hinweise auf die Läsion anderer zentralnervöser Strukturen). Wesentlich seltener ist ein Intentionstremor nach vaskulärem Hirnstamminsult, z.B. beim Ruber-Syndrom (akutes Auftreten, zusammen mit homolateraler Hemiparese und eventuell Okulomotoriusparese auf der Gegenseite) oder nach Schädel-Hirn-Trauma (bei schwerem Trauma mit langem Koma immer auch mit anderen zerebellären oder Hirnstammsymptomen einhergehend).
Beim seltenen **Aktionsmyoklonus** (auch Intentionsmyoklonus genannt) (s. Abb.**49c**) treten bei Bewegungen von allem Anfang an heftige, nicht rhythmische, plötzliche, ruckartige, nur den Bruchteil einer Sekunde dauernde Bewegungen auf, die nicht in Zielnähe zunehmen. Er tritt nach anoxischer Hirnschädigung auf (Anamnese, andere Kleinhirnsymptome), jedoch gelegentlich auch bei anderen Kleinhirnerkrankungen und als Teilaspekt einer myoklonischen Epilepsie (s. 2.3.1.1.). Er kommt aber auch bei akuter Urämie und bei chronischer Quecksilberintoxikation vor. Diagnostisch verwertbar ist das gute Ansprechen auf Clonazepam.

Eine **Störung der Kontraktion und besonders der Dekontraktion der Muskeln** beeinträchtigt die aktiven Bewegungen. Hier sind besonders die Myotonien (Dystrophia myotonica und Myotonia congenita) und die Paramyotonie zu nennen. Der aktiv kräftig kontrahierte Muskel kann nur sehr langsam wieder erschlaffen. Beim Beklopfen (besonders der Zunge) bildet sich eine deutliche Delle, die erst nach mehreren Sekunden wieder verschwindet. Bei der Hypothyreose entsteht beim Beklopfen des Muskelbauches mit dem Reflexhammer ein vorspringender Wulst (das Myödem), der erst nach Sekunden wieder verschwindet. Nach Auslösen des Achillessehnenreflexes erschlafft bei der Hypothy-

reose die Wadenmuskulatur deutlich verzögert.
Beim Lambert-Eaton-Syndrom (paraneoplastisches Syndrom vor allem bei Bronchuskarzinom) erfolgt eine erste aktive Muskelkontraktion langsamer und mit weniger Kraft als die darauffolgenden (Fazilitation). Bei der Neuromyotonie ist durch eine dauernde Muskelfaseraktivität die Muskulatur hart, gespannt und die Muskelarbeit langsam und zäh. Verzögerte Muskelkontraktion s. a. unter hypokinetischer Gang (s. 2.15.1.3.).

2.15. Gangstörungen

Das Gehen ist für den Menschen jener häufigste motorische Akt, bei welchem die Fortbewegungsabsicht nur beim normalen Funktionieren einer großen Reihe von Systemen sich in optimaler Weise realisieren läßt. Im besonderen muß eine ungestörte psychische Willensbildung vorliegen, es müssen im weiteren die motorischen Impulse durch die Pyramidenbahn, die unbewußte Koordination durch Vermittlung der extrapyramidalen und zerebellären Kontrollsysteme, die Weiterleitung der Impulse an das Rückenmark bis zur Muskulatur, die sensiblen Rückmeldungen aus der Peripherie, die Orientierung im Raum durch die optischen und vestibulären Systeme richtig funktionieren. Schließlich bedarf es einer normalen Struktur des Bewegungsapparates (Knochen, · Gelenke und Muskeln), und der Gang darf nicht durch Schmerzen beeinträchtigt sein.

Aus der Vielfalt der am Bewegungsablauf beim Gehen beteiligten Einzelstrukturen ergibt sich auch eine Unzahl von möglichen Störungsquellen. Jede beeinflußt den Gang in einer besonderen, oftmals charakteristischen oder gar pathognomonischen Weise. Die sorgfältige Beobachtung des Gehaktes ist deshalb nicht selten differentialdiagnostisch sehr aufschlußreich und sollte übrigens an den Anfang jeder neurologischen Untersuchung gestellt

werden. Der Patient mit den verschiedensten Gangstörungen bezeichnet seine Unsicherheit beim Gehen gerne als „Schwindel".

Die Abb. **50** gibt schematisch eine Übersicht über die häufigsten Gangstörungen wieder. Diese sollen im folgenden nach phänomenologischen Kategorien unter Hinweis auf Pathophysiologie und ätiologische Ursachen besprochen werden.

2.15.1. Der gebremste (gehemmte) Gang

Die Füße werden mit sichtlicher Mühe nach vorne gebracht bzw. geschoben unter hörbarem Schleifen der Sohlen. Der Ablauf des Gehaktes ist oft verlangsamt. Man unterscheidet folgende Kategorien:

2.15.1.1. Paraspastischer Gang

Die Beine werden meist übermäßig gestreckt gehalten, die Füße schleifen hörbar am Boden (Schuhsohlen ansehen!), manchmal werden sie mit leicht einwärtsgewendeter Fußspitze in einer scherenden Bewegung nach vorne geschoben.

Diese Gehstörung ist meist Folge einer mehr oder weniger symmetrischen beidseitigen Läsion der Pyramidenbahnen auf irgendeiner Höhe.

Die **ätiologischen Ursachen** entsprechen den bei der paraspastischen Tonuserhöhung erwähnten (s. 2.12.1.1.). Besonders aufgeführt seien wegen ihrer Häufigkeit bzw. Wichtigkeit noch folgende:
– die *multiple Sklerose* (spastisch-ataktischer Gang s. u. Übrige Symptome s. 2.13.2.5.1.),
– der *Status lacunaris* (ältere Menschen, oft Hypertonie oder andere vaskuläre Risikofaktoren; frühere Schübe kleiner Insulte, pseudobulbäre Symptome, mit Sprachstörungen und gesteigerten perioralen Reflexen, kleinschrittiger, trippelnder Gang, Pyramidenzeichen),
– Status nach *Rückenmarkstrauma* (Anamnese, sensibles Niveau, Miktionsstörungen),
– der *Morbus Little* als besondere Form der zerebralen Bewegungsstörung (von Geburt an, verzögerte motorische Entwicklung, oft nur selektiv, die unteren Extremitäten betreffend, Intellekt meist intakt; besonders auffallende scherende Bewegungen mit Überkreuzen der Beine beim Gehen),
– die *familiäre spastische Spinalparalyse* (hereditär, im 2. bis 3. Lebensjahrzehnt beginnend, allmählich progredient),
– *seltenere*, z. T. reversible *Ursachen*, wie z.B. Hyperthyreose, portokavaler Shunt, Lathyrismus, funikuläre Spinalerkrankung (bei Vitamin-B$_{12}$-Mangel, als paraneoplastisches Syndrom), Adrenoleukodystrophie, Hydrozephalus (eventuell malresorptivus, s. 2.1.).

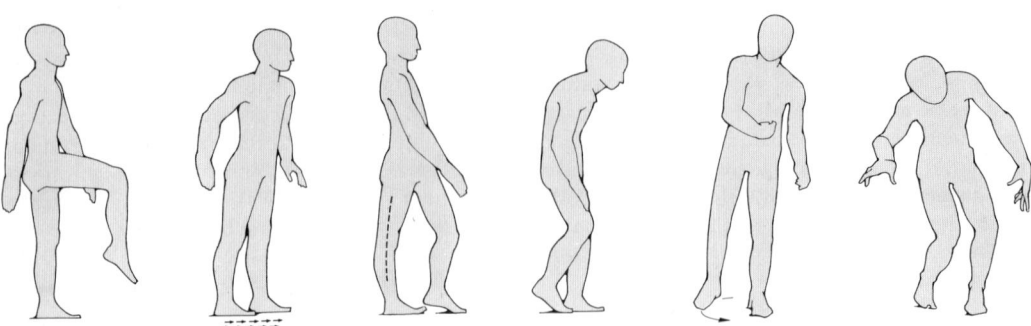

Abb. **50** Schematische Darstellung verschiedener charakteristischer Gangstörungen. Von links nach rechts: Steppern bei Fußheberschwäche mit abnormem Hochheben des Beines und Aufsetzen der Fußspitze; paraspastischer Gang mit Schleifen beider Füße; Quadrizepsparese, wobei das Standbein mit durchgestrecktem Knie aufgesetzt wird; Gang des Parkinson-Kranken (ähnlich der senile Gang bei Status lacunaris) mit leicht vornübergebeugter Haltung und dauernder Flexionshaltung von Knien und Ellenbogen sowie kleinen Schritten; Gang bei rechtsseitiger Hemiparese mit Zirkumduktion des gestreckten Beines mit leichter Plantarflexionshaltung des Fußes sowie Flexionshaltung des adduzierten Armes; hysterische Gangstörung im Sinne einer psychogenen Dysbasie mit fast akrobatischen regellosen Bewegungen ohne zu stürzen.

Eine *intermittierende Paraspastik* ist selten und kommt beispielsweise bei einer vaskulären Insuffizienz des Rückenmarks mit einer Claudicatio intermittens spinalis vor (s. 2.15.5.).

2.15.1.2. Paraspastisch-ataktischer Gang

Zu den oben beschriebenen Charakteristika des paraspastischen Ganges gesellen sich deutliche ataktische Elemente mit etwas stampfendem Aufsetzen der Füße, mit etwas ruckartigen Ausgleichsbewegungen des Rumpfes, mit leicht schnappendem Durchstrecken der Knie. Dies ergibt ein sehr charakteristisches Bild, das fast pathognomonisch für die multiple Sklerose ist.

2.15.1.3. Hypokinetischer Gang

Beim Gehen werden die Beine nur langsam und nicht flüssig gesetzt, die Mitbewegungen sind spärlich, die Körperhaltung als Ganzes starr.
Unter den **ätiologischen Ursachen** ist die häufigste
– ein hypokinetisch-hypertones extrapyramidales Syndrom, also vor allem ein *Parkinson-Syndrom* (leicht vornübergeneigter Gang mit fehlenden Mitbewegungen der Arme; Rigor, Hypomimie, monotone und leise Sprache; Tremor nicht obligat, dennoch manchmal ein Zahnradphänomen).
– *Andere hypokinetische extrapyramidale Syndrome* sind die progressive supranukleäre Lähmung (s. 2.8.2.2.), die olivopontozerebelläre Atrophie (s. 1.1.4.), die orthostatische Hypotonie usw. Auch ein Status lacunaris kann nebst einer Paraspastik (s. 2.15.1.1.) sowie einer Pseu-

dobulbärparalyse mit Schluck- (s. 2.10.) und Sprechstörungen (s. 2.11.2.) eine parkinsonähnliche Hypokinesie beim Gehen verursachen. Bei Jugendlichen kann eine Torsionsdystonie einmal mit einem eigentümlich steifen und gehemmten Gang beginnen.
– Eine akut auftretende schwerste Akinesie mit entsprechender Störung des Ganges tritt bei Intoxikation mit 1-Methyl-4-phenyl-1,2,3,6-tetrahydropyridin *(MPTP)* auf, einer Design-Droge.
– Beim *Syndrom der dauernden Muskelfaseraktivität* (s. 2.12.1.3.) sind neben dem Gang auch alle anderen Bewegungen bei diesen meist jüngeren Patienten durch die besondere Angespanntheit aller Muskeln, also auch der Antagonisten, beeinträchtigt.
– Die Hypokinesie der *Depression* und der *Katatonie* äußert sich auch in einer entsprechenden Gehemmtheit des Ganges. Letzteres ist ein Sammelbegriff, in welchen nebst der schizophrenen Form eine Reihe von somatisch verursachten Formen subsumiert werden: metabolische Störungen, wie Hyperkalzämie oder Porphyrie, Leber- und Niereninsuffizienz, Intoxikationen und vor allem das maligne Neuroleptikasyndrom, Enzephalitiden, Hydrozephalus etc. Auch ein Dämmerzustand im Rahmen eines Status epilepticus kann als anfallsweise Katatonie imponieren.

2.15.2. Dystoner Gang

Die für das Gehen notwendigen Bewegungen werden durch zusätzliche unnötige, unharmonische, unregelmäßige Zusatzbewegungen überlagert. Das Gehen muß sich immer wieder gegen diese störenden Abweichungen durchsetzen.

Unter den **Ursachen** dieser Ganganomalie figurieren alle die bei 2.14.1.8. bis 2.14.1.11. geschilderten Formen unwillkürlicher Bewegungen. Im besonderen werden dystone Gangstörungen bei Chorea, bei Athetose, Ballismus und Torsionsdystonie evident sein. Sie sind gegen hysterische Gangstörungen (s. 2.15.6.) abzugrenzen. Die Torsionsdystonie in frühen Stadien ist bei Kindern und Jugendlichen oft nicht leicht gegen eine hypokinetisch-steife Gangstörung abzugrenzen. Beim (erfolgreich) mit relativ hohen Dosen von L-Dopa behandelten Parkinson-Kranken kann eine eindrückliche Dystonie beim Gehen auftreten.

2.15.3. Ataktischer Gang

Die Störung der Bewegungen durch die Ataxie (s. 2.14.2.1. und Tab. 20) äußert sich beim Gehakt durch ein schlecht dosiertes, deshalb gelegentlich stampfendes Aufsetzen der Füße. Das Gleichgewicht ist mehr oder weniger deutlich gefährdet, es müssen deshalb immer wieder Korrekturbewegungen ausgeführt werden, die dem Bewegungsablauf einen unregelmäßigen und unharmonischen Charakter verleihen. Zur Verminderung des Schwankens und der Unsicherheit ist der Gang oft etwas breitspurig.

Die **Ursachen** sind jene der Ataxie überhaupt und wurden bei 2.14.2.1. dargelegt. Bei Kleinhirnläsionen, besonders wenn diese den Wurm betreffen, ist der Gang besonders breitspurig. Hierbei und auch im Stehen und Sitzen schwankt der Patient leicht. Bei vestibulären Störungen (s. 2.7.1.) ist der Gang weniger ataktisch als vielmehr schwankend, besonders in der Dämmerung. Bei Hinterstrangläsionen (s. 1.2.2.) ist die Ataxie besonders schwerwiegend, der Gang stampfend und im Extremfall das Gehen wegen der hochgradigen Tiefensensibilitätsstörung gar nicht mehr möglich. Bei ausgeprägter Polyneuropathie (s. 1.3.5.) und Polyradikulopathie (s. 1.3.1.) kann der Gang einerseits ataktisch-stampfend wie bei Hinterstrangläsionen sein, die Pseudotabes polyneuropathica (diabetica, alcoholica) kann andererseits durch die begleitende motorische Parese, besonders der Fußextensoren, gekennzeichnet sein. Da der Fuß schlaff herunterhängt und deshalb das Bein beim Vorwärtsschreiten besonders stark gehoben werden muß, wird der Fuß zuerst mit der Spitze aufgesetzt. Dadurch kommt (doppelseitiges) Steppern (s. 2.15.4.2.) zustande. Bei Intoxikationen kann der Gang entweder ataktisch wie bei Kleinhirnaffektionen (siehe oben) erscheinen (z. B. bei einer Diphenylhydantoin-Intoxikation), oder er ist grob schwankend und torkelnd (chronische Barbituratintoxikation, Alkoholrausch).

2.15.4. Motorisch-paretischer Gang

Motorische Lähmungen beeinflussen den Ablauf des Gehaktes oft in charakteristischer Weise. Das paretische bzw. das motorisch stärker betroffene Bein wird kürzer belastet als die Gegenseite.

Bei **zentraler Halbseitenlähmung** (s. 2.13.2.5.) kommt es zur Zirkumduktion: Das Bein wird im Knie gestreckt und mit leicht plantarflektiertem Fuß nach außen in einem leichten Bogen nach vorne gebracht; der homolaterale Arm wird weniger mitgeschwungen. Wenn ein Stock gebraucht wird, dann wird dieser auf der gesunden Seite gehalten (auf welcher der Patient sich beim Belasten des gesunden Beines stärker hinüberlehnt). Gang bei beidseitiger zentraler Lähmung der Beine, bei Paraparese, siehe 2.15.1.1.

Eine (periphere) **Lähmung der Fußheber** ist meist einseitig, wodurch es zum einseitigen Steppern (s. 2.15.3.) kommt. Dieses einseitige, regelmäßige klappende Aufsetzen des betroffenen Fußes kann auch gehört werden.

Ursache einer *einseitigen* Fußheberparese ist meist eine Nervus-peronaeus-Lähmung, eventuell eine Läsion der Wurzel L4 und L5, zum Beispiel bei Diskushernie („vertebrale Peronäuslähmung"). Eine *beidseitige* Fußheberparese mit beidseitigem Steppern kommt besonders bei Polyneuropathien (s. 1.3.5.) vor (Parästhesien, sockenförmige Sensibilitätsstörungen, fehlende ASR), aber auch bei peronealer Muskelatrophie Charcot-Marie-Tooth (s. 2.13.2.4.) (hereditär, Hohlfüße, ausgeprägte Unterschenkelatrophie [„Storchenbeine"], fehlende ASR, geringe oder keine Sensibilitätsstörung), bei spinaler Muskelatrophie (s. 1.2.3.) (auch andere Muskeln atrophisch, Faszikulationen, allmähliche Progredienz, keinerlei Sensibilitätsstörung) oder bei gewissen Myopathien (s. 1.4. und 2.13.2.4.), insbesondere bei der Dystrophia myotonica Steinert (s. 2.13.2.4.2.).

Eine **Lähmung der Kniestrecker** (M. quadriceps femoris) hat zur Folge, daß das Bein (bei Doppelseitigkeit beide Beine) mit überstrecktem Knie aufgesetzt wird, da sonst der Patient beim Belasten des betroffenen Beines als Standbein einknicken würde. Das Treppabsteigen geschieht mit dem paretischen Bein voraus.

Ursächlich kann bei Einseitigkeit eine Nervus-femoralis-Parese (s. 1.3.4.) (fehlender PSR, Sensibilitätsstörung auch im Saphenusbereich an der Unterschenkelinnenseite) oder eine Parese des Plexus lumbalis (s. 1.3.3.) (wie bei Femoralislähmung, aber Adduktoren und Iliopsoas ebenfalls betroffen) vorliegen. Eine Seltenheit ist die Ruptur des Lig. patellae, die sogar einmal auch beidseitig vorkommen kann. Bei Doppelseitigkeit kommt vor allem eine Myopathie in Frage (s. 1.4.), insbesondere eine Rumpfgürtelform der progressiven Muskeldystrophie, eine Polymyositis oder bei Knaben eine Duchenne-Dystrophie.

Eine **Parese (oder mechanische Insuffizienz) der Hüftmuskeln** wirkt sich besonders dann auf den Gang aus, wenn die *Hüftabduktoren* (M. glutaeus medius, M. glutaeus minimus und M. tensor fasciae latae) betroffen sind (Abb. 51). Dies hat dann zur Folge, daß deren Kraft nicht mehr ausreicht, um das Becken mit Bezug auf das Standbein horizontal zu halten. Ist diese Insuffizienz nur relativ, dann kann das Hinüberbeugen des Rumpfes auf die Standbeinseite bei jedem Schritt genügen, um durch Verlagerung des Schwerpunktes das Absin-

ken des Beckens zu verhindern. Es ist dies das sogenannte *Duchenne-Hinken* (s. Abb. 51 b), das auch beiderseits auftreten kann, wodurch ein eigentümlicher Watschelgang entsteht. Wenn die Insuffizienz der Hüftabduktoren hochgradig ist, dann genügt die oben beschriebene Schwerpunktverlagerung nicht mehr, und es kommt bei jedem Schritt zum Absinken des Beckens auf die Seite des Schwungbeines, zum *Trendelenburg-Hinken* (s. Abb. 51 c). Eine *einseitige* Parese (oder Insuffizienz) der Hüftabduktoren kann Folge einer Läsion des N. glutaeus superior sein (auch im Liegen ungenügende Kraft für die Lateralabduktion des betroffenen Beines, keine sensible Störung), zum Beispiel als Ausdruck einer Spritzenlähmung. Ebenso findet sich die Insuffizienz bei einseitiger kongenitaler Hüftgelenksluxation oder bei posttraumatischer oder operativer (Prothese) Annäherung von Ursprung und Ansatz der Hüftabduktoren. Eine *beidseitige* Parese (oder Insuffizienz) ist meist auf eine Myopathie, insbesondere eine Dystrophia muscu-

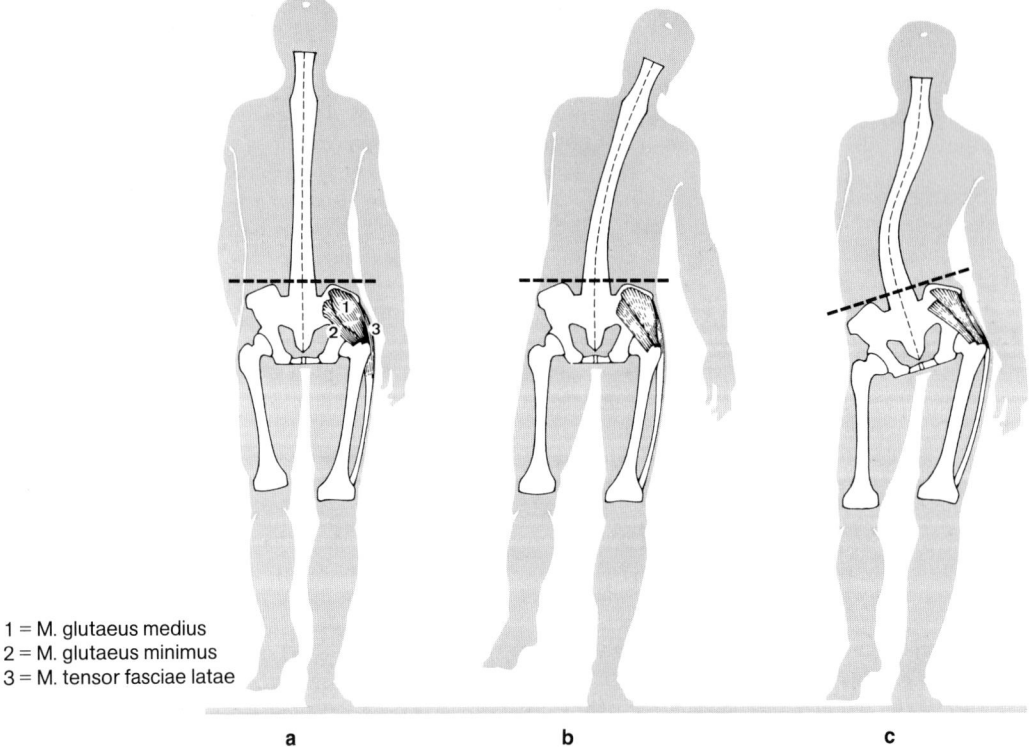

1 = M. glutaeus medius
2 = M. glutaeus minimus
3 = M. tensor fasciae latae

a   b   c

Abb. **51**   Gehen (bei Schwäche der Oberschenkelabduktoren). **a** *Normal,* wobei das Becken gegenüber dem Standbein durch die suffizienten Abduktoren gehalten wird. **b** *Duchenne*-Hinken: Zum Vermeiden des Abkippens des Beckens auf die Seite des Schwungbeines wird der Schwerpunkt durch Hinüberneigen des Körpers nach rechts etwas verlagert. **c** *Trendelenburg*-Hinken: Bei ausgeprägter Insuffizienz der Oberschenkelabduktoren kippt das Becken bei jedem Schritt auf die Seite des Schwungbeines ab.

lorum progressiva (s. 1.4.), oder auf die ja oft beiderseits kongenitale Hüftgelenksluxation zurückzuführen.

Sind die *Hüftstrecker* betroffen, vor allem der wichtigste, der M. glutaeus maximus, dann ist das Treppensteigen nur mit dem gesunden Bein voraus möglich, das Treppabgehen mit dem kranken voraus. Das Gehen auf ebenem Boden ist nur bei ausgeprägter, in der Regel beidseitiger Lähmung beeinträchtigt: Die Patienten gehen mit nach ventral gekipptem Becken und hohlem Kreuz. Die Ursache einer einseitigen Glutaeus-maximus-Parese ist immer eine (seltene) Läsion des N. glutaeus inferior, z.B. als Spritzenlähmung (auch in Bauchlage kann das gestreckte Bein nicht nach dorsal von der Unterlage abgehoben werden). Eine beidseitige Glutaeus-maximus-Parese findet sich vor allem bei progressiver Muskeldystrophie, der Beckengürtelform und der Duchenne-Form.

2.15.5. Schmerzbedingte Gangstörung

Wenn das Gehen Schmerzen verursacht, dann versucht der Patient jene Phase des Gehaktes zu vermeiden, zu modifizieren oder zu verkürzen, die besonders schmerzhaft ist. Bei einseitigen Schmerzen wird das betroffene Bein kürzer belastet. Schmerzen können von Anfang an bei jedem Schritt lokalisiert vorhanden sein, sie können aber auch im Laufe des Gehaktes auftreten oder gar beim Gehen allmählich abnehmen.

Als **Claudicatio intermittens** benennen wir einen *erst nach einer gewissen Gehstrecke auftretenden* Schmerz.

Restriktiv wird diese Bezeichnung auch gemäß ihrer weitaus häufigsten Ursache gebraucht, nämlich die *Beinschmerzen bei arterieller Durchblutungsinsuffizienz.* Sie treten regelmäßig jedesmal nach einer ganz bestimmten Wegstrecke auf, um so rascher, wenn der Weg ansteigt oder (und) wenn der Patient ihn rasch zurücklegt. Der Schmerz zwingt den Betroffenen zum Anhalten und klingt nach einiger Zeit in Ruhe, auch wenn der Patient hierbei steht, ab. Die häufigste Lokalisation ist die Wade (bei Stenose oder Verschluß der Oberschenkelgefäße) (typische Anamnese, vaskuläre Risikofaktoren, fehlende Fußpulse, Strömungsgeräusche über proximalen Gefäßen, Fehlen anderer Schmerzursachen, positiver Ratschow-Test, eventuell sockenförmige Sensibilitätsstörung). Es können unter den oben genannten Umständen aber auch Schmerzen im Bereich des Gesäßes oder der Hüftregion bei Verschluß von Beckenarterien auftreten. Eine Abgrenzung dieses Schmerztyps gegenüber Ischiasbeschwerden oder Kaudaprozessen ist nötig.

Als *Claudicatio intermittens der Cauda equina* werden Schmerzen bei Nervenwurzelkompression bezeichnet, die nach einer allerdings recht variablen Gehstrecke auftreten, besonders beim Abwärtsgehen. Der Schmerz beruht auf einer Kompression der Wurzeln der Cauda equina in einem anlagemäßig engen Lumbalkanal, der durch altersbedingte spondylotische Veränderungen noch enger geworden ist. Dieses Schmerzsyndrom betrifft somit meist ältere Patienten, besonders oft Männer, jedoch im Durchschnitt etwas jüngere Individuen als bei der vaskulären Claudicatio intermittens. Entsprechend seiner Pathogenese wird dieses Beschwerdebild mehr oder weniger beidseitig sein, radikulären Charakter haben und somit vor allem dorsal am Gesäß, an der Oberschenkelrückseite und der Wade lokalisiert sein. Die Betroffenen haben oft auch sonst Rückenweh und einen Niesschmerz. Der Schmerz beim Gehen zwingt den Patienten zum Anhalten, jedoch klingt er mit dem bloßen Stehenbleiben nicht ab. Vielmehr muß der Betroffene die Haltung der Wirbelsäule verändern, z.B. absitzen oder sich kräftig nach vorne bücken, eventuell hinknien (man suche nach radikulären Ausfällen, eventuell nach Provokation durch Gehen und in der Schmerzphase; Fehlen einer vaskulären Pathologie; entsprechender Röntgenbefund der Lendenwirbelsäule, sagittaler Durchmesser des Lumbalkanals abnorm eng; Myelographie zeigt Passagebehinderung auf mehreren Etagen). Eine seltene Ursache ist eine Diastematomyelie im Lumbalbereich, die sich erst im späteren Lebensalter recht eigentlich durch die schmerzhafte Claudicatio intermittens manifestieren kann.

Eine intermittierende Gangstörung – dann allerdings ohne Schmerzen – wird auch bei einer durch den Gehakt verursachten belastungsabhängigen Ischämie des Rückenmarkes beschrieben. Sie wird dann als *Claudicatio intermittens spinalis* bezeichnet (meist ältere Patienten, Gefäßrisikofaktoren, Schwäche oder/und Spastizität der Beine beim Gehen, hierbei vorübergehend Pyramidenzeichen). Ähnliche Symptome können bei mechanischer Rückenmarkskompression, z.B. bei spinaler Arachnoidalzyste, auftreten.

Schmerzen beim Gehen treten vielfach schon *bei den ersten Schritten* auf. Eine Differenzierung ist vor allem nach der Lokalisation der Schmerzen und anderen Charakteristika möglich.

Schmerzen *im Kreuz* beim Gehen können Ausdruck einer Spondylose, einer Diskopathie (Anamnese mit akutem Hexenschuß, ischialgische Ausstrahlungen, eventuell fehlender Achillessehnenreflex, Parese von Kennmuskeln), einer Spondyl-

olisthesis (Stufe lumbosakral), einer Spondylar-
thritis ankylopoetica Bechterew usw. sein. Rönt-
genbilder der Lendenwirbelsäule sind oft entscheidend. Spondylotisch und durch Diskopathie bedingte Schmerzen sind bei längerem Sitzen oder
ungünstigem Liegen oft ausgeprägter und nehmen
beim Herumgehen eher ab.

Schmerzen *im Hüftbereich* und *in der Leistenge-
gend* sind am häufigsten Ausdruck einer *Koxar-
throse.* In der Regel ausgeprägter Anlaufschmerz,
der beim Gehen wieder abnimmt. Gelegentlich
pseudoradikuläre Ausstrahlung seitlich am Bein
(„Generalstabsstreifen") (vor allem Innenrotation
des Hüftgelenkes eingeschränkt, Druckdolenz tief
im Trigonum femorale, wenn Stock gebraucht
wird, dann wird dieser auf der Gegenseite mit Ge-
wichtsverlagerung gehalten; Röntgenbild). Leistenschmerzen treten beim Gehen auch im Rahmen
eines *Nervus-ilioinguinalis-Syndroms* auf. Dieses
selten spontan, meist nach einer Operation (Lumbotomie, Appendektomie) durch Reizung des
Nervenstammes entstandene Kompressionssyndrom verursacht Leistenschmerzen beim Gehen
oder längerem Stehen (Operation in Vorgeschichte, Entlastung durch Flexionshaltung der Hüfte;
Dolenz zwei Querfinger medial von der Spina
iliaca anterior superior, Sensibilitätsausfall in der
Leiste, am Skrotum bzw. Labium majus pudendi).
Die Brennschmerzen seitlich am Oberschenkel bei
Meralgia paraesthetica s. 2.16.1.1.

Lokale Schmerzen *im Bereich der langen Röhren-
knochen* des Beines beim Gehen sollten den Verdacht auf einen lokalisierten Tumor, eine Kno-
chenzyste, eine Osteoporose, einen Morbus Paget,
eine pathologische Fraktur usw. wecken. Bei manchen dieser Affektionen besteht auch Ruheschmerz
(Palpation, Achsendruck, Röntgen).

Schmerzen *an der Unterschenkelvorderseite* können während oder nach einer größeren Marschlei-
stung, nach einer anderen abnormen Beanspruchung der Unterschenkelmuskulatur oder anschließend an einen Gefäßverschluß des betreffenden Beines oder nach einem operativen Eingriff am
Unterschenkel entstehen. Dies ist dann Ausdruck
einer arteriellen Durchblutungsinsuffizienz der
Muskeln in der Tibialisloge: „shin splint", Arteria-tibialis-anterior-Syndrom (sehr intensiv, zunehmend schmerzhaft, Schwellung, Rötung und
Druckdolenz der Tibialisloge, meist zumindest anfänglich Verschwinden des Pulses der A. dorsalis
pedis. Am Fußrücken sensibler Ausfall im Gebiet
des N. peronaeus profundus sowie Parese des M.
extensor digitorum und M. extensor hallucis brevis).

Schmerzen *der Füße und Zehen* sind besonders
häufig. In den meisten Fällen sind Fußdeformi-
täten, wie Senkfuß, Spreizfuß usw., hierfür verantwortlich. Hierbei manifestieren sich die
Schmerzen erst nach längerem Gehen und bei Belastung durch schlechtes Schuhwerk mit harter Sohle
oder beim Tragen von Lasten. Schon nach kurzer
Gehstrecke kann ein Kalkaneussporn schmerzen
(Dolenz im Fersenbereich lokalisiert, hier plantar
Druckempfindlichkeit; Röntgenbefund). Eine
chronische Tendinitis der Achillessehne weist außer dem lokalen Schmerz eine hier tastbare Verdik-
kung der Sehne auf. Schmerzen im Vorfuß treten
bei der Morton-Metatarsalgie auf. Dieses Pseudo-
neurom eines N. interdigitalis manifestiert sich anfangs erst nach längerem Gehen, später schon nach
kurzer Gehstrecke und schließlich sogar in Ruhe
(lokalisierte Dolenz distal zwischen Metatarsalia
III/IV oder IV/V; Schmerzen bei seitlicher Kompression oder Verschieben der Metatarsaleköpfchen gegeneinander; Sensibilitätsausfall an der
einander zugewandten Fläche der entsprechenden
Zehen; Schmerzfreiheit nach Anästhesie im proximalen Intermetatarsalraum). Beim Tarsaltunnelsyndrom verhindern die intensiven plantaren Fußschmerzen gelegentlich sogar das Gehen (meist
vorausgegangene Fußverstauchung oder Malleo-
larfraktur, Dolenz hinter dem Malleolus medialis,
Parästhesien oder Sensibilitätsstörungen der Fußsohle, trockene, dünne Fußsohlenhaut, daselbst
Ausfall der Schweißsekretion, Unmöglichkeit, die
Zehen zu spreizen, im Vergleich zur Gegenseite).

2.15.6.   Der unregelmäßige bizarre Gang

Es gibt Gangstörungen, die im Gegensatz zu den al-
lermeisten bisher beschriebenen keine regelmäßige
Auffälligkeit aufweisen, sondern gewissermaßen
launisch und unvorhersehbar immer wieder andere
Besonderheiten aufzuweisen scheinen. In gewissem
Sinne gehören hierher übrigens die dystonen
Gangstörungen (s. 2.15.2.ff.), vor allem aber findet
sich eine unregelmäßig bizarre Anomalie des Ganges bei psychogenen Störungen bzw. bei Hysterie.
Man könnte von phantasievollen Variationen des
Fastfallens sprechen. In grotesker, besorgniserre-
gender Weise scheinen die Patienten immer wieder
aus dem Gleichgewicht zu geraten, wobei es ihnen
aber immer wieder gelingt, aus den gefährlichsten
Stellungen heraus sich doch noch aufzufangen.
Hierbei vollbringen sie geradezu akrobatische
Kunststücke. Man spricht auch von Kamptokor-
mie. Die Diagnose wird der Erfahrene aus dem charakteristischen Erscheinungsbild beim Gehen stellen. Die Untersuchung muß selbstverständlich völ-

lig normale Ergebnisse zeitigen, und auch dann muß differentialdiagnostisch besonders sorgfältig gegenüber einer dystonen Gangstörung, einer zerebellären oder vestibulären Gangunsicherheit abgegrenzt werden, die alle ebenfalls unregelmäßige Normabweichungen und keine besonders offenkundigen pathologischen Befunde bei der Untersuchung aufweisen.

2.16. Gefühlsstörungen

2.16.1. Parästhesien und Dysästhesien
2.16.2. Verminderte Sensibilität
    – für alle Qualitäten
    – dissoziierte Störung
2.16.3. Auslöschphänomen und Astereognose
2.16.4. Psychogene Sensibilitätsstörung

Das *anatomische Substrat* der Sensibilität ist in Abb. **52** zusammengefaßt. Daraus ergibt sich vor allem, daß eine Sensibilitätsstörung sowohl nach ihrer topischen Verteilung als auch nach ihrer Qualität klassiert werden kann (s. 2.16.2.). Im weiteren können spontane Gefühlempfindungen bzw. -mißempfindungen einerseits, Sensibilitätsdefekte andererseits vorliegen.

2.16.1. Parästhesien und Dysästhesien

Spontane Gefühlssensationen (Parästhesien) oder Mißempfindungen bei Berührung (Dysästhesien, „Hyper"ästhesien) sind anamnestische Angaben. Es sind folgende Modalitäten möglich:
– *Symmetrische spontane Parästhesien.* Diese sind besonders oft an den *Extremitätenenden* lokalisiert und sind dann meist Ausdruck einer Polyneuropathie (s. 1.3.5.), seltener einer Tetanie (s. 2.3.2.) oder einer Migräne im Basilarisgebiet (s. 2.17.1.) (von Kopfweh begleitet oder gefolgt, im gleichen Anfall gleichzeitig oder aufeinander folgend verschiedene Körperseiten betroffen, eventuell Bewußtseinstrübung, besonders oft Epilepsiepotentiale im EEG). Akute generalisierte, schmerzhafte Mißempfindungen sowie Einschlafgefühl, *symmetrisch am Gesicht und am ganzen Körper,* wurden als sensorische Neuromyopathie bezeichnet. Sie treten nach Behandlung einer febrilen Affektion durch Antibiotika in Erscheinung und sind wohl Ausdruck einer Hinterwurzelläsion. Im *Gesichtsbereich,* symmetrisch oder aber auch einseitig, können Parästhesien bei zervikaler Diskopathie in Erscheinung treten. Meist einseitig sind die Parästhesien (und später Sensibilitätsausfälle und trophische

Störungen) bei der Trigeminusneuropathie. Symmetrische Parästhesien im *Mundbereich* werden bei Tetanie (siehe oben) und (basilärer) Migräne (siehe oben) beobachtet.

Zu den *symmetrischen Parästhesien* mit *bestimmtem Auslösungsmechanismus* kann man das Nackenbeugezeichen (signe de Lhermitte) rechnen. Beim Neigen des Kopfes nach vorne strahlen blitzartige elektrisierende Sensationen, sei es in beide Arme, sei es durch den Rücken, bis zum Sakrum oder gar in beide Beine aus. Dies ist häufig bei multipler Sklerose (s. 2.13.2.5.1.). Kommt auch bei Arachnitis und Tumoren im Halsmark- oder im Brustmarkbereich vor oder bei atlantoaxialer Luxation (meist objektive Zeichen einer hohen Rückenmarksläsion; Liquorbefund und Röntgenbefund besonders bei seitlichen funktionellen Aufnahmen). Nach Schädeltrauma kann ein Nackenbeugezeichen mit Latenz bis zu Monaten auftreten, das beim Fehlen von pathologischen Befunden in der HWS-Aufnahme und bei normalem Neurostatus sich später zurückbildet. Ähnliches nach Röntgenbestrahlung. Es kann auch Initialsymptom einer funikulären Spinalerkrankung bei B_{12}-Mangel sein.

– *Nicht symmetrische, lokalisierte Parästhesien* können in verschiedensten Körperregionen wiederum *spontan* auftreten. *Anfallsweise* auftretende Sensationen, vor allem in Extremitäten und Gesicht, wie sensible Jackson-Anfälle, Migraine accompagnée (s. 2.3.1.2.1.), spontane Schmerzattacken, wie zum Beispiel tonische Hirnstammanfälle (s. 2.3.2.) und andere, werden an anderer Stelle dargelegt. Spontane, lokalisierte, aber *mehr oder weniger dauernde* Parästhesien leiten ein oder begleiten zahlreiche radikuläre bzw. peripher-neurogene Sensibilitätsausfälle. Ihre Topik weist fast immer auf die betroffene Struktur des peripheren Nervensystems hin (s. 2.16.2.1.). Eine Überschreitung des kutanen sensiblen Areals ist die Regel bei chronischer distaler Medianuskompression an der Handwurzel, beim Karpaltunnelsyndrom mit der Brachialgia paraesthetica nocturna (s. 2.17.2.3.). Die häufigste spontane Parästhesie an den unteren Extremitäten ist die Meralgia paraesthetica lateral am Oberschenkel (s. 2.17.5.).
Lokalisierte Parästhesien, eventuell auch Schmerzen, können manchmal durch einen bestimmten Mechanismus *ausgelöst werden.* So kann ein mechanischer Reiz auf einen peripheren Nerv derartige Sensationen provozieren. Diese projizieren sich in die Peripherie und weisen durch ihre Vertei-

lung auf die betroffene peripher-nervöse Struktur hin. Wenn Kopf- oder Rumpfbewegungen, aber auch Druck oder Husten oder Pressen Parästhesien auslösen, spricht dies für einen mechanischen wurzelnahen Prozeß: Diskushernie (Nacken- oder Rückenweh, Tortikollis oder akute Lumbalgie mit

Blockierung, vertebraler Befund und eventuell radikuläre Ausfälle [s. 1.3.1.]), wurzelnahe Geschwulst (objektiv radikuläre Ausfälle, eventuell Rückenmarkssymptome, eventuell Destruktion oder Ausweitung eines Wirbelloches in den Röntgenaufnahmen). Wenn Druck auf einen peripheren

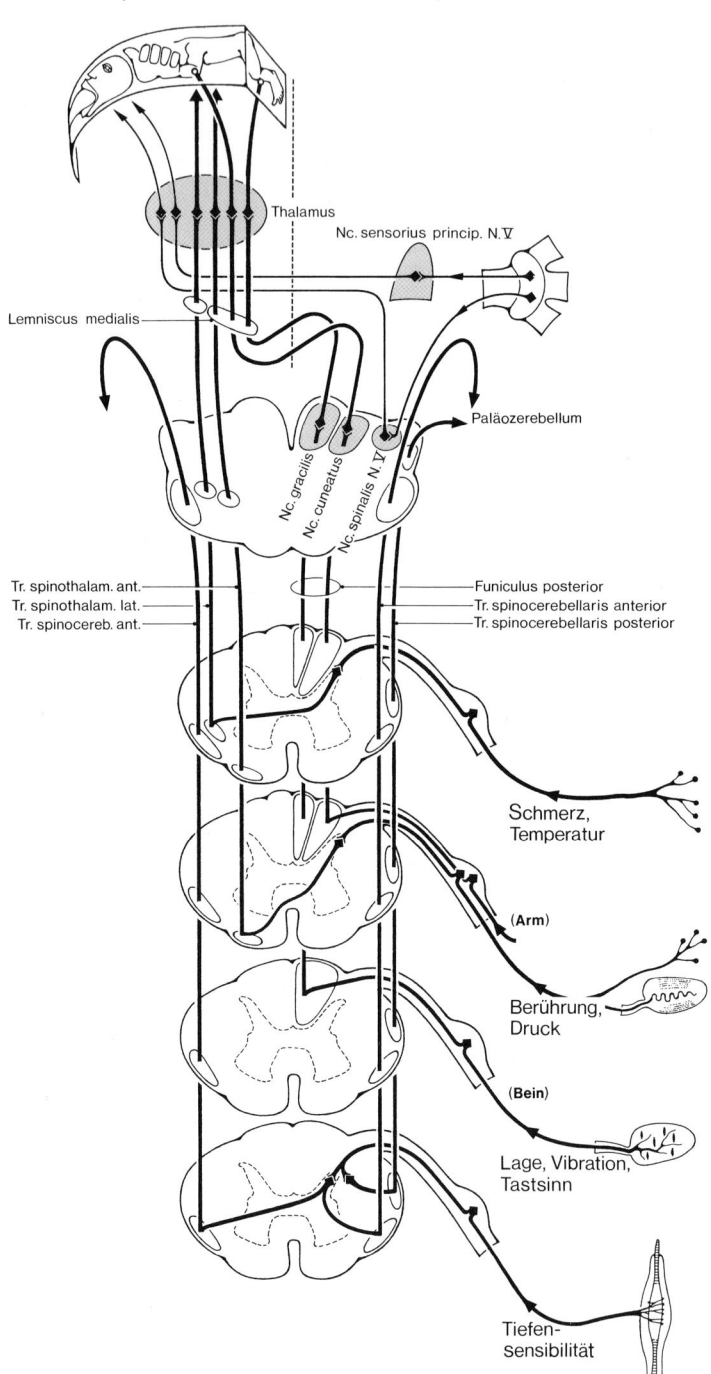

Abb. **52** Sensible Bahnen von der Peripherie über das Rückenmark bis zur hinteren Zentralwindung.

Nervenstamm Parästhesien verursacht, dann liegt ein (posttraumatisches) Neurom oder eine chronische Kompression, beispielsweise durch perineurale Narben oder einen anatomischen Engpaß vor. Wenn das Bewegen eines Gelenkes auslösend wirkt, kann ein Ganglion vorliegen (zum Beispiel Peronäusparästhesien bei einem Ganglion des Tibiofibulargelenkes). Etwas Besonderes sind die Dysästhesien, die bei thalamusnahen Herden bei Berührung einer kontralateralen Hautpartie auftreten: Es kommt verzögert zu unangenehmen, brennenden Sensationen, die die Berührung überdauern. Gelegentlich finden sich auch spontane, brennende, halbseitige Schmerzen (s. 2.17.6.) und Schwierigkeiten bei der Temperaturunterscheidung (s. 2.16.2.2.).

2.16.2. Verminderte Sensibilität

Wenn die Untersuchung eine objektiv verminderte Sensibilität (psychogene Sensibilitätsstörung s. 2.16.4.) ergibt, dann erlaubt die Analyse von betroffener Qualität und topischer Verteilung einen Rückschluß auf die lädierte Struktur im Nervensystem (s. Abb. 52).

2.16.2.1. Beeinträchtigung aller sensiblen Qualitäten

Alle sensiblen Qualitäten sind nur dann in gleichem Maße beeinträchtigt, wenn die Läsion eines peripheren Nervs oder einer peripheren Nervenwurzel vorliegt. Gleiches trifft zu (Querschnittssyndrom), wenn alle Stränge des Rückenmarks in etwa gleicher Intensität betroffen sind oder wenn die sensiblen Afferenzen im Hirnstamm und Großhirn unter gleich ausgeprägter Beteiligung von Tractus spinothalamicus lateralis und Lemniscus medialis beeinträchtigt sind.
Eine sensible Störung *für alle Qualitäten nur im Gesicht* geht in der Regel auf eine *Läsion des peripheren N. trigeminus* zurück und kann z.B. von einer Keratitis neuroparalytica oder trophischen Störungen von Haut und Schleimhäuten begleitet sein. **Ursächlich** kommen raumfordernde Prozesse in Frage (Schmerzen, Mitbetroffensein anderer Hirnnerven, Progredienz), vor allem Kleinhirnbrückenwinkeltumor, Trigeminusneurinom, Aneurysma der A. carotis (1. Trigeminusast). Isolierte Sensibilitätsausfälle im Trigeminusbereich wurden bei Sklerodermie und bei Sarkoidose beobachtet. Eine weitere Ursache ist eine Trigeminusneuropathie (plötzlicher Beginn, Taubheitsgefühl und Parästhesien, trophische Störungen, spontane Rückbildung). Raeder-Syndrom

siehe 2.8.1. Eine Seltenheit ist eine Läsion des *Trigeminuskerngebietes*, dann meist infolge einer Zirkulationsstörung in der kaudalen Brückenhaube als Gasperini-Syndrom (homolaterale Trigeminus-, Fazialis-, Abduzens- und Akustikusparese, kontralateral Sensibilitätsstörungen an Rumpf und Extremitäten) oder infolge Hirnstammgliom. Syringobulbie s. 2.16.2.2. Eine Störung *aller sensiblen Qualitäten einseitig an Gesicht, Rumpf und Extremitäten* ist nur möglich, wenn eine recht ausgedehnte, kontralaterale Läsion des Tractus spinothalamicus lateralis und zugleich des Lemniscus medialis im Hirnstamm (Oblongata und Brücke oder Mittelhirn) vorliegt. Die Schädigung muß vor dem Eintritt der sensiblen Afferenzen in den Nucleus ventralis posterolateralis des Thalamus gelegen sein, in diesem letzteren Nukleus oder in den thalamokortikalen sensiblen Bahnen im dorsalen Schenkel der Capsula interna (s. Abb. 52). Derart lokalisierte Prozesse verursachen nie eine vollständige Anästhesie und Analgesie, und die sensiblen Ausfälle sind in der Regel von einem motorischen Hemisyndrom oder (bei Hirnstammläsionen) auch von anderen neurologischen Ausfällen begleitet. Seltene Ausnahmen kommen bei isolierten Thalamusläsionen, z.B. bei Ischämien im Gebiet der A. chorioidea anterior, vor.
Alle sensiblen Qualitäten können durch Rückenmarksläsion nur beim Vorliegen eines beidseitigen Schadens betroffen sein. Dies hat dann einen *beidseitigen Ausfall der Sensibilität an Rumpf und Extremitäten* mit einem sogenannten sensiblen *Niveau* zur Folge. Die Höhe dieses Niveaus läßt auf die Höhe der Läsion schließen. Man hüte sich, die natürlichen Übergänge zu Bezirken mit normalerweise größerer oder geringerer Sensibilität (Klavikulä-Rippenbogen-Leiste) als „Niveau" zu interpretieren! Da bei spinalen Prozessen nur beim Betroffensein des ganzen Rückenmarksquerschnittes ein solcher sensibler Befund auftreten kann, werden immer auch andere Bahnen betroffen sein, also auch Störungen der Motorik und/oder eine Paraspastik vorliegen. Ursächlich kommen Raumforderungen, multiple Sklerose, Spondylose, vaskuläre Rückenmarkssyndrome oder eine Syringomyelie in Frage (s. a. 1.2.1., 2.12.1. und 2.13.2.4.).
Ausfälle aller sensiblen Qualitäten in umschriebenen Bezirken von Rumpf oder Extremitäten, die exakt abgegrenzt sind, lassen aufgrund ihrer Topographie einen Rückschluß auf die Läsion einer bestimmten Wurzel, eines Plexusanteiles oder eines peripheren Nervs ziehen. Dies ergibt sich im einzelnen aus der Abb. 53 und aus den Tab. 8 und 9.
– *Radikuläre Störungen der Sensibilität* sind an

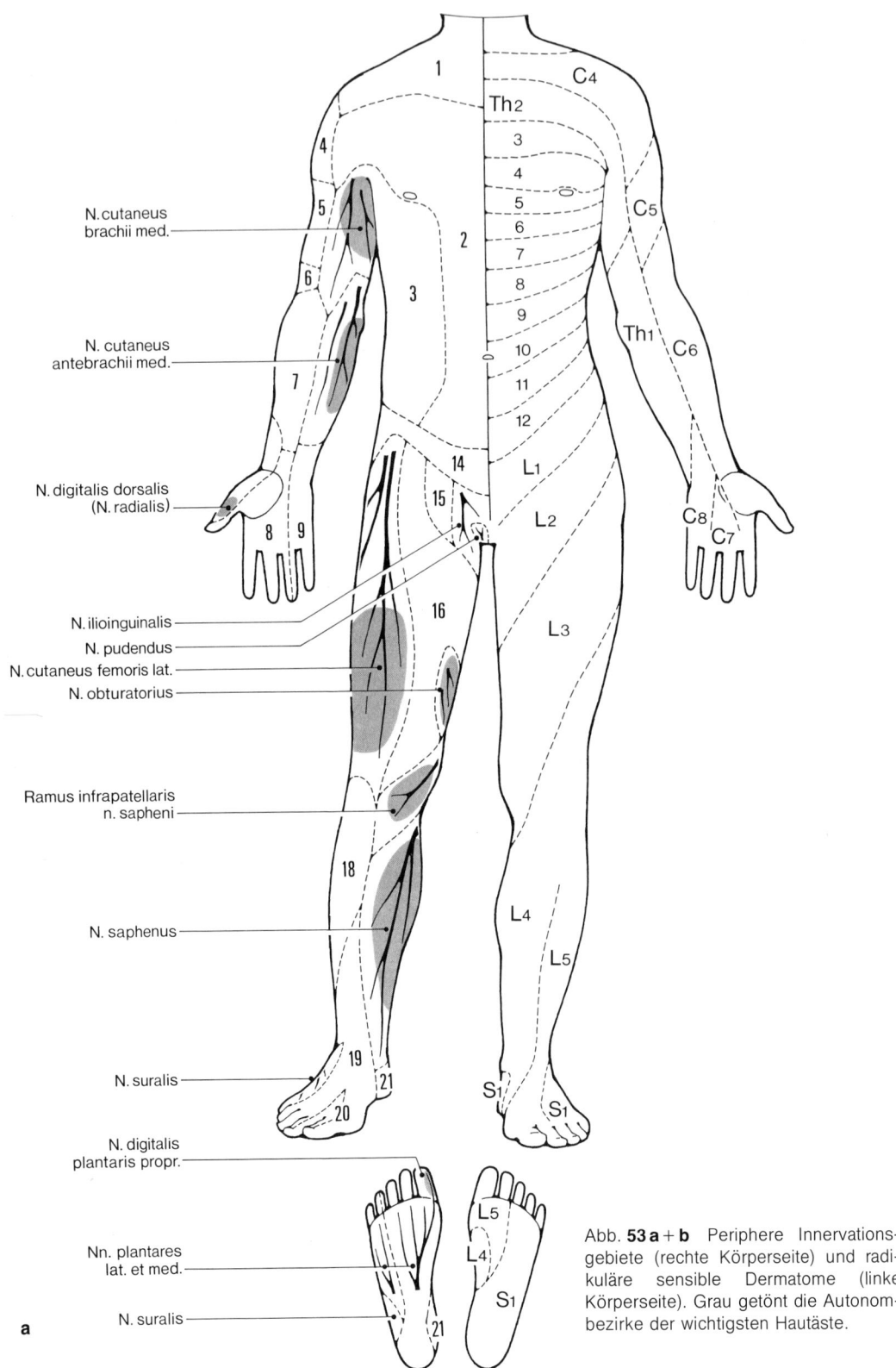

N.cutaneus
brachii med.

N. cutaneus
antebrachii med.

N. digitalis dorsalis
(N. radialis)

N. ilioinguinalis
N. pudendus
N.cutaneus femoris lat.
N. obturatorius

Ramus infrapatellaris
n. sapheni

N. saphenus

N. suralis

N. digitalis
plantaris propr.

Nn. plantares
lat. et med.

N. suralis

1   C4
Th2
3
4
4   5
5   6   C5
6   2   7
6   8
3   9
7   Th1   C6
10
11
12
14   L1
15
L2
C8   C7
8   9
16
L3
18
L4
L5
19
21   S1
20   S1
L5
L4
S1
21

a

Abb. **53 a + b** Periphere Innervations-
gebiete (rechte Körperseite) und radikuläre sensible Dermatome (linke
Körperseite). Grau getönt die Autonom-
bezirke der wichtigsten Hautäste.

b

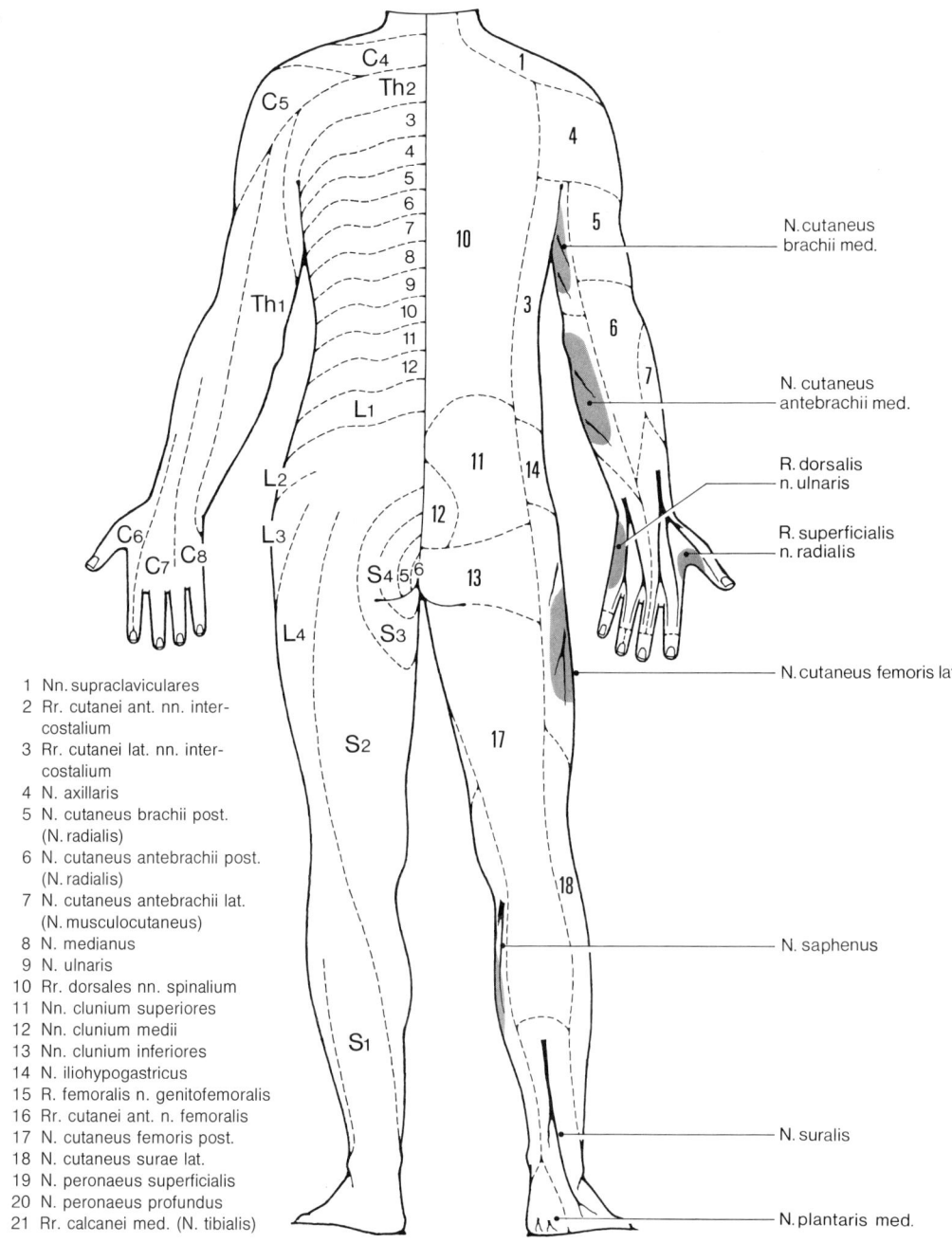

N. cutaneus
brachii med.

N. cutaneus
antebrachii med.

R. dorsalis
n. ulnaris

R. superficialis
n. radialis

N. cutaneus femoris lat.

N. saphenus

N. suralis

N. plantaris med.

1 Nn. supraclaviculares
2 Rr. cutanei ant. nn. inter-
  costalium
3 Rr. cutanei lat. nn. inter-
  costalium
4 N. axillaris
5 N. cutaneus brachii post.
  (N. radialis)
6 N. cutaneus antebrachii post.
  (N. radialis)
7 N. cutaneus antebrachii lat.
  (N. musculocutaneus)
8 N. medianus
9 N. ulnaris
10 Rr. dorsales nn. spinalium
11 Nn. clunium superiores
12 Nn. clunium medii
13 Nn. clunium inferiores
14 N. iliohypogastricus
15 R. femoralis n. genitofemoralis
16 Rr. cutanei ant. n. femoralis
17 N. cutaneus femoris post.
18 N. cutaneus surae lat.
19 N. peronaeus superficialis
20 N. peronaeus profundus
21 Rr. calcanei med. (N. tibialis)

den Extremitäten oft streifenförmig und am Rumpf (halb)gürtelförmig. Sie sind jedoch gelegentlich schwer zu objektivieren, namentlich, wenn nur eine einzige Wurzel betroffen ist. Die Überlappung der Dermatome ist besonders für die taktilen Qualitäten sehr ausgiebig. Wenn Parästhesien vorliegen, sind diese gelegentlich topisch aufschlußreicher. Die Untersuchung der Schmerzempfindung mit der Nadelspitze ist wegen der geringeren Überlappung der Schmerzdermatome günstiger.

– *Sensibilitätsstörungen bei Läsion eines peripheren Nervs* sind meist Begleiterscheinungen einer peripheren motorischen Lähmung und nicht

Leitsymptom. Eine Ausnahme allerdings stellen die Läsionen rein sensibler peripherer Nerven dar, deren häufigste in Abb. 53 besonders hervorgehoben sind. Die Grenzen sind immer recht scharf und deutlich. Bei vollständiger Läsion (z. B. Druckparese) finden sich oft Dysästhesien (siehe oben), und es werden spontane Parästhesien angegeben. Besonders erwähnt – da oft verkannt – seien: Ausfälle am Handrücken im R. dorsalis nervi radialis oder nervi ulnaris (Verletzungen am Handgelenk, Druck durch Uhrenarmband, Fesselung), an der radialen Daumenkante als Cheiralgia paraesthetica (chronischer lokaler Druck durch Schere oder anderen Griff), Sensibilitätsstörungen (und Schmerzen) in der Leiste bei Läsion des N. ilioinguinalis als Ilioinguinalissyndrom (Vorliegen einer Narbe nach Lumbotomie oder Appendektomie, seltener spontan; Beugehaltung der Hüfte zur Entlastung; Dehnungsschmerz bei Streckung des Hüftgelenkes); brennende Mißempfindungen und totes Gefühl an der Oberschenkelaußenseite als Meralgia paraesthetica bei Läsion des N. cutaneus femoris lateralis (meist spontanes Kompressionssyndrom im Leistenband, gelegentlich durch Narbe, z. B. nach Hüftgelenksoperation); Sensibilitätsstörung und manchmal schmerzhafte Mißempfindungen an der Knieinnenseite, das Howship-Romberg-Syndrom, bei Läsion des N. obturatorius (immer auch Parese der Adduktorenmuskeln, zwar nicht auffällig, aber nachweisbar) an seinem Austritt aus dem Becken durch das Foramen obturatorium (Tumoren, Beckenringfrakturen, Hernia obturatoria); Sensibilitätsstörung und Mißempfindungen unterhalb der Patella als Neuropathia patellae oder Gonyalgia paraesthetica (chronische Kompression des R. infrapatellaris knapp proximal vom Condylus medialis femoris); Sensibilitätsausfall an der Medialseite der Großzehe, besonders wenn auch ein Hallux valgus vorliegt (Druck durch ungeeignetes Schuhwerk).

Eine *distal an den Extremitäten, meist symmetrische Störung aller sensibler Qualitäten* ist fast immer Ausdruck einer Polyneuropathie (s. 1.3.5.) oder einer Polyradikulopathie (s. 1.3.1.). Nebst den häufigeren gemischten Formen mit begleitenden motorischen Ausfällen existieren auch rein sensible Formen, so z. B. eine genetisch verankerte progressive sensible Neuropathie, oder symptomatische Formen, z. B. bei einer Abetalipoproteinämie (mit niedrigem Serumcholesterin und Triglyzeriden, Akanthozytose, Ataxie, Areflexie,

Störung der propriozeptiven Sensibilität und Retinitis pigmentosa).

2.16.2.2. Dissoziierte Störung einzelner sensibler Qualitäten

Wenn nur einzelne der sensiblen Qualitäten betroffen sind, spricht man von einer dissoziierten Sensibilitätsstörung. Dieser Begriff wird nicht ganz zu Recht auch restriktiv für eine isolierte Störung der Schmerz- und Temperaturempfindung gebraucht. Das Vorliegen einer dissoziierten Sensibilitätsstörung erklärt sich *anatomisch* aus dem getrennten Verlauf der Bahnen für die einzelnen sensiblen Qualitäten nach Eintritt durch die Hinterwurzel in das Rückenmark bis zur Wiedervereinigung im posterolateralen Ventralkern des Thalamus (s. Abb. 8, 11 und 53). Daraus ergibt sich, daß topisch eine dissoziierte Störung der Sensibilität immer auf eine Läsion im Rückenmark oder Hirnstamm schließen läßt. Bei der kongenitalen Schmerzunempfindlichkeit, bei der sensorischen radikulären Neuropathie und bei der Lepra (s. unten) liegen allerdings eine fehlende Anlage der Schmerzendigungen in der Haut, Veränderungen in den Spinalganglien bzw. in den peripheren Nerven vor.

Etwas Besonderes stellt das *generalisierte Fehlen des Schmerzsinnes* dar: Dies kann als oft familiäre *kongenitale Schmerzunempfindlichkeit* (Schmerzasymbolie) sich seit frühester Kindheit durch Selbstmutilation, Fieber, in einer gewissen Variante auch mit Anhidrose, manifestieren. Selbstmutilation findet sich auch außerhalb einer eigentlichen Schmerzunempfindlichkeit als Leitsymptom beim erblichen *Lesch-Nyhan-Syndrom* (choreoathetotisch-dystone Symptome, psychomotorischer Entwicklungsrückstand bei sehr hohen Harnsäurewerten). Seit dem Säuglingsalter gestörte Schmerzempfindung ist Teilsymptom der autosomal rezessiven *familiären Dysautonomie* (Riley) (s. 2.20.1.1.). Bei der autosomal dominant erblichen *Sensory radicular neuropathy* (acropathie ulcéro-mutilante von Thévenard) ist die dissoziierte Sensibilitätsstörung von anderen Symptomen begleitet (s. 2.20.3.). Bei der *Lepra* treten zunächst kleine analgetische fleckförmige Zonen auf, in welchen auch die Schweißsekretion fehlt. Später gesellen sich periphere Lähmungen gemischter Nerven hinzu.

Eine *dissoziierte Störung von Schmerz- und Temperatursinn im Gesicht* liegt bei einer zentralen Läsion in den hohen Halsmarksegmenten bzw. in der Medulla oblongata vor. Ein solcher Prozeß unterbricht die aus dem Kerngebiet des Tractus descen-

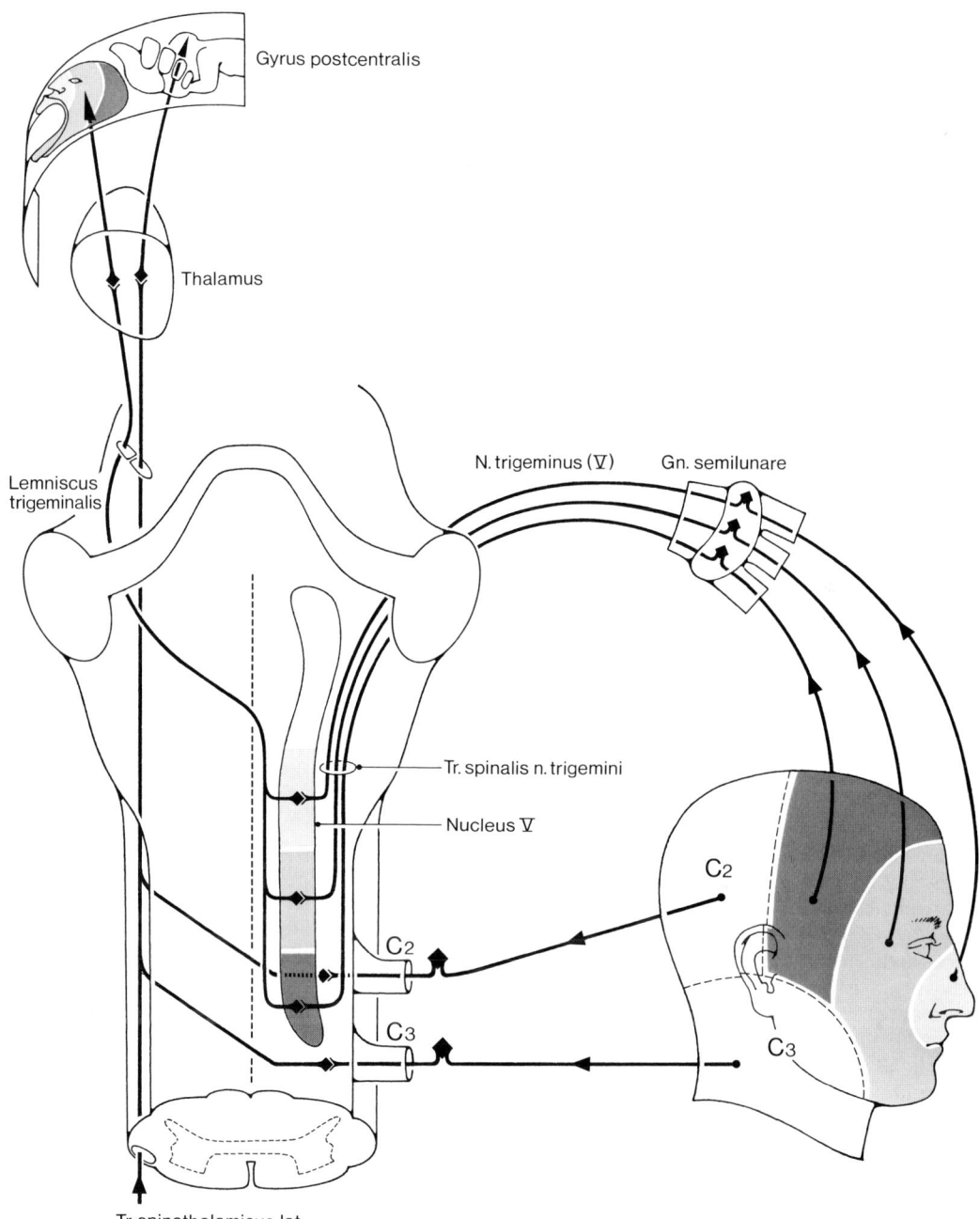

Abb. **54**   Anatomisches Substrat der (dissoziierten) Sensibilitätsstörung im Gesicht.

dens des Trigeminus auf die Gegenseite zum aufsteigenden Tractus quintothalamicus hinüberkreuzenden Fasern. Der Ausfall ist meist beidseitig, seltener aber auch einseitig. Aus Abb. **54** ersieht man, warum bei einem aus dem Halsmark aufstei-

genden Prozeß (z.B. Syringomyelie) zuerst die okzipitale Region von Kopf und Gesicht betroffen wird, bei einem in der Oblongata gelegenen die rostralen Bezirke. Ist letzteres dann beidseitig, dann tritt ein Sensibilitätsausfall im Sinne der „Zwiebelschalenschichtung" auf. Der Kornealreflex bleibt wegen der direkten Verbindung vom sensiblen Hauptkern des Trigeminus zum Fazialiskern erhalten.

Ursächlich kommen vor allem eine (hohe) zervikale Syringomyelie bzw. Syringobulbie in Frage (Atrophie von Nacken- oder Schultergürtelmuskeln, eventuell Zungenatrophie, eventuell Schluckstörungen, Dysarthrie, eventuell Pyramidenzeichen, radiologisch gelegentlich basale Impression), ein Hirnstammgliom (wie oben, aber zusätzlich Hirndruckzeichen), selten ein vaskulärer Insult im Gebiet der A. vertebralis bzw. der kranialsten Portion der A. spinalis anterior (schlagartiges Auftreten, meist ältere Patienten, vaskuläre Risikofaktoren, andere neurologische Ausfälle).

Eine *dissoziierte Sensibilitätsstörung*, die *nur eine Körperseite* mehr oder weniger vollständig betrifft, geht auf eine Läsion des Tractus spinothalamicus lateralis der Gegenseite zurück. Von der Höhe der Läsion hängt die Ausdehnung des Ausfalles von Schmerz- und Temperatursinn ab. Liegt der Herd in der kranialen lateralen Brücke, wird zwar *auch im Gesicht* der Schmerz- und Temperatursinn gestört sein. Da hier aber der Tractus spinothalamicus lateralis mit dem die anderen sensiblen Qualitäten leitenden Lemniscus medialis eng benachbart ist, wird es kaum je zu einer wirklich dissoziierten Störung kommen. Dies ist praktisch erst von der Oblongata an abwärts, also lediglich Rumpf und Extremitäten betreffend, der Fall (s. Abb. 52). Immerhin bestehen bei thalamusnahen Herden (meist vaskulärer Insult) auf der Gegenseite des Körpers schmerzhaft brennende, spontane Sensationen (s. 2.17.6.), verzögerte, langandauernde und modifizierte Berührungsempfindungen (s. 2.16.1.) und Schwierigkeiten in der Temperaturunterscheidung. Nicht selten herdseitiger Horner und herdseitig gestörte thermoregulatorische Schweißsekretionsstörung als Ausdruck einer Läsion der absteigenden zentralen Sympathikusbahn.

Beim Vorliegen einer halbseitigen dissoziierten Störung *von den kranialsten zervikalen Segmenten an* abwärts, also einem Sitz der Läsion in der Oblongata, kommt **ursächlich** am häufigsten ein vaskulärer Hirnstamminsult in Frage (akuter Beginn, weitere neurologische Ausfälle; Details siehe Tab. 18). Selten ist eine Syringomyelie mit Syringobulbie (siehe unten), ein Hirnstammgliom (siehe oben), eine multiple Sklerose (siehe oben) oder ein Status nach hohem Halsmarktrauma.

Sind die Ausfälle *nur an Rumpf und Extremitäten* unter Aussparung des Halses nachweisbar, dann liegt der Prozeß im Rückenmark. **Ursächlich**

kommen in Frage ein Trauma (Anamnese; initial meist ausgeprägte Ausfälle), Tumor oder andere Raumforderung (Progredienz, eventuell Schmerzen, initial eventuell ein Brown-Séquard-Syndrom [s. 1.2.1.2.], Liquorbefund und Myelographie), ein Angiom (Schübe mit gleicher Lokalisation, akute Episoden mit Subarachnoidalblutung), eine multiple Sklerose (jüngere Patienten, Schübe und Remissionen, andere zentralnervöse Lokalisationen, Liquorbefund, visuelle evozierte Potentiale), eine Syringomyelie (oft segmental bzw. plurisegmental auch Muskelatrophie durch Vorderhornbefall, eventuell Beidseitigkeit und eventuell segmentale dissoziierte Sensibilitätsausfälle auf der Gegenseite; Symptome von seiten der Pyramidenbahnen).

Eine etwa *symmetrische, nur segmentale Störung des Schmerz- und Temperatursinnes*, die in kaudaler gelegenen Segmenten nicht mehr nachweisbar ist, geht auf eine Läsion der Commissura anterior (s. Abb. 8 und 13) zurück. Am allerhäufigsten ist hierfür *ursächlich* eine Syringomyelie verantwortlich (sehr langsame Progredienz, Muskelatrophien, trophische Störungen der Haut und eventuell von Knochen und Gelenken [s. Abb. 59], Pyramidenzeichen), seltener ein Arteria-spinalis-anterior-Syndrom (s. 1.2.1.3.) (akuter Beginn, meist ältere Patienten, vaskuläre Risikofaktoren, Pyramidenzeichen beiderseits, schlaffe, segmentale Lähmung mit späterer Muskelatrophie, Sphinkterstörungen), das auch bei jüngeren Patienten einmal im Rahmen eines Angioms des Rückenmarks vorkommen kann. Im weiteren kann ein solches Syndrom durch eine Hämatomyelie (akut, meist mit Schmerzen) hervorgerufen werden, die entweder spontan (oft bei Angiom) oder posttraumatisch (Anamnese, Trauma in Achsenrichtung, z. B. Sturz aufs Gesäß) auftreten kann.

Eine *dissoziierte Störung der Tiefensensibilität*, d. h. unter Aussparung der anderen sensiblen Qualitäten, findet sich bei einer Hinterstrangläsion. Der Lagesinn ist stark beeinträchtigt oder aufgehoben, was eine hochgradige Ataxie und Gehstörung zur Folge hat (s. 2.7.2.). **Ursächlich** kommt vor allem eine funikuläre Spinalerkrankung in Frage, meist bei Vitamin-B12-Resorptionsstörung (gastrointestinale Pathologie oder Mangelernährung; eventuell werden auch andere Stränge, im besonderen Pyramidenbahnen, befallen, eventuell Optikusbefall und Polyneuropathie; eventuell recht akuter Beginn und rasche Progredienz; pathologischer Schilling-Test); Tabes dorsalis (Pupillenanomalien [s. 2.8.4.2.], Areflexie, oft auch verminderte Schmerzempfindung, Arthropathien, Liquorbefund, Serologie; „Anamnese" oft unzuverlässig); paraneoplastisches Syndrom (eventuell Neoplasie bekannt, aber gelegentlich auch noch nicht manifest; oft zerebelläre Symptome, eventuell Polyneuropathie); gewisse hereditäre spinozerebelläre Syndrome.

2.16.3. Auslöschphänomen und Astereognosie

Bei qualitativ und quantitativ intakter Sensibilität für alle Qualitäten wird bei gleichzeitiger Berührung spiegelbildlicher Stellen an beiden Körperhälften die Berührung einer Seite nicht registriert, sie erscheint wie „ausgelöscht". Dies ist Ausdruck einer kontralateralen Parietallappenläsion (s. 1.1.2.2.) und wird manchmal von einer Unaufmerksamkeitshemianopsie (s. 2.5.2.) sowie von Apraxie (s. 2.1.) und von gestörtem optokinetischem Nystagmus (s. 2.7.1.) begleitet.

Die Astereognosie, die Unfähigkeit, trotz normaler Berührungsempfindung durch Betasten einen Gegenstand zu erkennen, wurde bei 2.1. besprochen.

2.16.4. Psychogene Störungen der Sensibilität

Die psychogenen Sensibilitätsstörungen betreffen so gut wie immer alle Qualitäten. Selten ist die Angabe über einen isolierten Defekt für die Schmerzempfindung (psychogene Analgesie).

Verdacht auf die anorganische Natur der Störung ergibt sich aus

– den Grenzen, die keinem der anatomisch erklärbaren Bezirke entsprechen. Besonders häufig sind ringförmig, scharf abgegrenzte Ausfälle einer ganzen Extremität,
– dem Fehlen von objektiven neurologischen Ausfällen, wie zum Beispiel Tonusanomalien, Reflexdifferenzen oder trophischen Störungen von Integumenten oder Muskeln.

Der *Beweis* der psychogenen Natur ergibt sich aus Widersprüchlichkeiten bei den Testen und Angaben sowie aus der Unvereinbarkeit gewisser Befunde mit anatomischen und physiologischen Gegebenheiten. Im einzelnen kann – mutatis mutandis – nach den gleichen Prinzipien vorgegangen werden wie bei psychogenen motorischen Lähmungen (s. 2.13.3.), zum Beispiel:

– Der Patient quittiert bei geschlossenen Augen an verschiedenen Körperstellen ausgeführte Berührungen in einem vorher angeblich völlig gefühllosen Bezirk mit der Angabe, er spüre „nichts". Selbstverständlich darf die Berührung nicht

rhythmisch erfolgen, nicht von einer Frage des Untersuchers begleitet sein, und es müssen auch „Leerproben", also keine Berührung, ausgeführt werden.

– Bei intelligenteren Patienten kann ein gleichwertiges Ergebnis oft dadurch erzielt werden, daß man scheinbar den Temperatursinn oder den Vibrationssinn bzw. das Zahlenerkennen prüft, wobei zwar diese Qualitäten falsch angegeben werden, dies aber immerhin das Registrieren der Berührung als solche beweist. Allgemeine Voraussetzungen wie oben.

– Das richtige Betasten eines Gegenstandes bei geschlossenen Augen – wenn auch ohne ihn zu erkennen – oder das Öffnen eines Knopfes oder eines Schuhnestels ohne Hinzublicken mit den angeblich gefühllosen Fingern ist nicht organisch erklärbar. Dies ist nicht zu verwechseln mit der Astereognosie, bei welcher ein Gegenstand auch geschickt betastet und nicht erkannt wird, wo aber die Berührungsempfindung normal ist (s. 2.1.) und die erfahrungsgemäß gelegentlich zu Unrecht als psychogene Störung fehlgedeutet wird.

– Bei wiederholter Bestimmung der angeblich äußerst scharfen Grenze eines vollständigen Sensibilitätsausfalles werden immer sehr variable Begrenzungen angegeben. Durch entsprechende Zeichen auf der Haut kann nachgewiesen werden, daß angeblich völlig gefühllose Hautbezirke zu einem anderen Zeitpunkt wieder normale Empfindung aufweisen.

– Letzteres wird manchmal durch Verschieben der Haut noch deutlicher, zum Beispiel bei Hemianästhesien, wo dann die Grenze in der „Körpermitte" vom Patienten auf das Skelett bezogen wird.

– Bei Hemianästhesien oder einseitiger Anästhesie einer oberen Extremität können die topographischen Vorstellungen des Patienten durch gewisse Tricks verwirrt werden: das Umdrehen des Hodensackes oder das Verschränken der Finger beider Hände hinter dem Rücken.

– Wird eine isolierte Störung des Schmerzsinnes bei erhaltenem Berührungssinn geltend gemacht, dann ist bei Verdacht auf Psychogenie die forcierte Applikation schmerzhafter Reize unwürdig und unzulässig. Man prüft vielmehr den Temperatursinn und die topographische Verteilung der angegebenen Störungen, was bei richtiger Verwertung die Entscheidung erlaubt.

2.17.   Schmerzsyndrome

Oft sind Schmerzen das einzige Symptom, zumindest das Leitsymptom. Der Arzt muß vielfach aus dem Schmerzbild allein seine ätiologisch-diagnostischen Schlüsse ziehen und wird sogar auf dieses allein sich stützen müssen, wenn der objektive Untersuchungsbefund normal ist.

Die Analyse eines Schmerzsyndroms geschieht in erster Linie nach seiner Lokalisation, im weiteren nach seinem zeitlichen Ablauf, seiner Qualität, den auslösenden oder lindernden Faktoren, dann nach etwaigen Begleiterscheinungen und Auswirkungen und schließlich nach objektiven Untersuchungsbefunden.

Schulter-Arm-Schmerzen

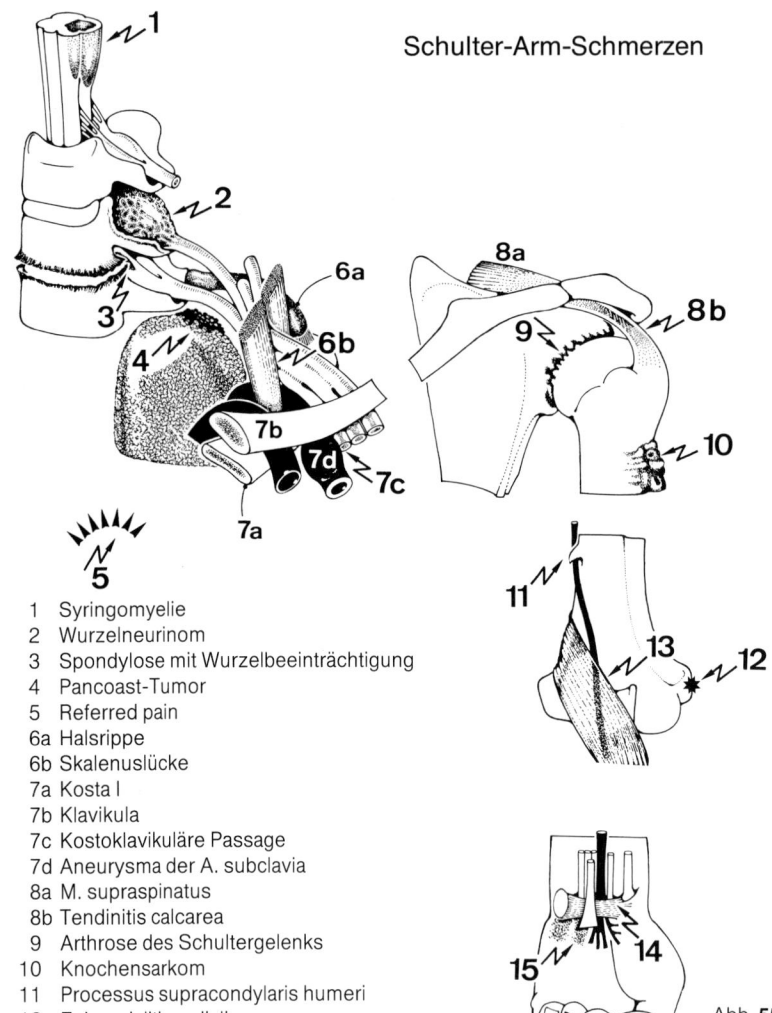

1   Syringomyelie
2   Wurzelneurinom
3   Spondylose mit Wurzelbeeinträchtigung
4   Pancoast-Tumor
5   Referred pain
6a Halsrippe
6b Skalenuslücke
7a Kosta I
7b Klavikula
7c Kostoklavikuläre Passage
7d Aneurysma der A. subclavia
8a M. supraspinatus
8b Tendinitis calcarea
9   Arthrose des Schultergelenks
10 Knochensarkom
11 Processus supracondylaris humeri
12 Epicondylitis radialis
13 N. medianus / M. pronator teres
14 Karpaltunnelsyndrom
15 Sudeck
16 Glomustumor

Abb. **55** Schematische Darstellung der wichtigsten Ursachen eines Schulter-Arm-Schmerzes (aus *M. Mumenthaler:* Der Schulter-Arm-Schmerz. Huber, Bern, 2. Aufl. 1982).

Im folgenden sollen nur jene Schmerzsyndrome analysiert und voneinander abgegrenzt werden, die besonders oft primär vom Neurologen gesehen werden, oder jene, die der Neurologe in seiner Differentialdiagnostik besonders oft mitberücksichtigen muß.

2.17.1. Kopf- und Gesichtsschmerzen

Die differentialdiagnostische Abgrenzung der einzelnen Kopf- und Gesichtsschmerzen kann mit Hilfe der Tab. 21 geschehen. Hier sind die Schmerzen gruppiert nach
- ihrer Lokalisation,
- den zeitlichen Besonderheiten ihres Auftretens und Ablaufs,
- ihrer Qualität und begleitenden anamnestischen Besonderheiten,
- eventuell auslösenden Momenten,
- Untersuchungsbefunden.

Aus all diesen Charakteristika lassen sich vielfach die wahrscheinlichsten ätiologischen Differentialdiagnosen ableiten. Nicht immer allerdings ist eine so scharfe Charakterisierung mit eindeutigen ätiologischen Schlußfolgerungen möglich.

2.17.2. Zervikalgien sowie Schulter-Arm-Schmerzen (Abb. 55)

Schmerzen im Nackenbereich sind auf lokale Veränderungen daselbst, meist an der Halswirbelsäule zurückzuführen. Bei *akut* (schlagartig) auftretenden Schmerzen denke man an eine zervikale Diskushernie (Tortikollis, akute Blockierung der Bewegungen, Hustenschmerz, oft in den Arm ausstrahlende radikuläre Schmerzen, eventuell Auslösung durch brüske Bewegung oder durch Auffahrkollision). Bei *rasch, innerhalb Stunden bis Tagen,* auftretenden Schmerzen kann ebenfalls eine zervikale Diskopathie vorliegen (siehe oben), dann aber auch eine bloße Spondylose (ähnliche Symptomatik wie Diskushernie, aber weniger Blockierung; Röntgenbefund – wobei man aber die Häufigkeit von Röntgenveränderungen bei beschwerdefreien Personen zu berücksichtigen hat – gelegentlich Kopfweh), bei primärchronischer Polyarthritis im Jugendalter auch als Erstmanifestation (Rheumaserologie, Blutsenkungsreaktion, Röntgen, [später] andere Gelenksmanifestationen), eventuell bakterielle Spondylitis, obzwar im Halsbereich selten (Entzündungszeichen, Fieber, zunehmende Schmerzen, Primärquelle, Röntgen), Tumor (ältere Patienten, meist Metastasen, zunehmend intensive Dauerschmerzen, extreme Dolenz bei Bewegung,

Blutsenkung oft beschleunigt, bald radikuläre oder medulläre Symptome, Röntgen). Das Spannungskopfweh bei Dauerkontraktion der Nackenmuskulatur kann Ausdruck einer psychischen Konfliktsituation oder sekundäre Folge lokaler Halswirbelsäuleveränderungen sein (wechselnd intensiv, beschwerdefreie Periode, dolente, angespannte Nackenmuskulatur, kein Tortikollis).

Eine **lokale Dolenz in bestimmten Zonen von Schulter bzw. Arm** ist meist Ausdruck einer dort lokalisierten Ursache, seltener aber eine echte radikuläre oder pseudoradikuläre Schmerzprojektion. Im *Schulterbereich* ist die Periarthritis humeroscapularis die häufigste Schmerzursache, die meist ohne auslösende Momente, gelegentlich aber nach direktem oder indirektem Trauma auftritt (meist ältere Patienten, Schmerzen beim Bewegen, vor allem beim Griff nach hinten, Schmerz beim aktiven Heben auf die Seite; Druckdolenz ventral am Skapulohumeralgelenk, gelegentlich Verkalkung der Rotatorenhaube im Röntgenbild). Bei Befall der Supraspinatussehne ist beim Seitwärtshochheben des Armes besonders der mittlere Teil dieser Bewegung schmerzhaft, bei einer Störung im Akromioklavikulargelenk der letzte Teil vor Erreichen der Vertikalen. Tumoren erzeugen Dauerschmerz (Röntgenbild). Die Arthrose des Schultergelenkes ist meist wenig schmerzhaft (verminderte Beweglichkeit, bei Abduktion des Oberarmes sehr bald Außenrotation der Skapula; Röntgenbild). Ein äußerst intensiver, akut meist über Nacht sich einstellender Schmerz ist für die neuralgische Schulteramyotrophie typisch (oft rechtsseitig, häufiger bei Männern, meist jüngere Individuen; nach einigen Tagen Parese proximaler Muskeln). Selten ist eine Kompression des N. suprascapularis in der Incisura scapulae (Atrophie des M. supraspinatus und M. infraspinatus, Parese für die Außenrotation der Schulter; Dolenz in der Incisura scapulae), ebenso eine Akzessoriusparese (meist nach Drüsenbiopsie am Hals; Atrophie und Parese der oberen Trapeziusportion, Schaukelstellung der Skapula, Schwäche der Schulterelevation).

Im *Ellenbogenbereich* ist die Epicondylitis humeri lateralis (radialis), der „Tennisellenbogen", die häufigste Schmerzursache (lokale Dolenz im Bereich des Epicondylus radialis, Schmerz zunehmend bei Kontraktion der Hand- und Fingerextensoren). Das Analoge an der ulnaren Ellenbogenseite, die Epicondylitis humeri medialis oder „Golferellenbogen", ist selten (beachte Unterscheidung zur Ulnarisluxation). Schmerzen im Ellenbogenbereich treten zum Beispiel bei Arthrose oder Chondromatose des Gelenkes auf (Deformierung, Bewegungs-

Tabelle 21   **Differentialdiagnostik der Kopf- und Gesichtsschmerzen, ausgehend von Lokalisation und Phänomenologie**

Lokalisation	Beginn	Zeitlicher Rahmen		Qualität	Auslösung	Begleiterscheinungen	Befunde	Diagnose	Bemerkungen
		Dauer	Besonderheiten						
	„schlag"artig, innerhalb Sekunden	Episode(n) tagelang, abklingend	einmalig	unerträglich intensiv	evtl. Pressen	Erbrechen, Benommenheit	Meningismus	Subarachnoidalblutung	Lumbalpunktion
		Minuten bis Stunden	immer wieder	stechend, sehr intensiv	b. Husten, Pressen	—	normal	Hustenkopfweh	geleg. Raumford. hint. Schädelgrube
		Minuten	immer wieder	sehr intensiv, frontotemporal	intens. Kältereiz (Eis)	—	normal	ice-cream-headache	
		Stunden bis Tage	seltene Wiederholungen	sehr intensiv	Koitus	—	leichter Meningismus	Koitus-Kopfweh — Migraine méningée	DD zu Subarachnoidalblutung
	sehr rasch (innerhalb Minuten)	Minuten bis Stunden	immer wieder	sehr intensiv	evtl. Lagewechsel, Pressen	evtl. Erbrechen	evtl. Hirndruck	Liquorabflußbehind. intermitt.	evtl. halbseitig
		meist weniger als 15 Minuten	innerhalb Minuten das Maximum erreichend, wiederholt	sehr intensiv	evtl. tyraminhaltige Speisen	Übelkeit, evtl. Gesichtsrötung	Blutdruckanstieg	anfallsartige Blutdruckerhöhung (Phäochromozytom, Hot-dog-head., Chinese-rest.syndrome)	DD hypertensive Krise
	rasch (Minuten bis etwa ½ Std.)	Stunden bis Tage	zunehmende Intensität	sehr intensiv	—	Erbrechen, Krampfanfälle	Fundusveränderungen, hoher Blutdruck	hypertensive Krise	
		Tage	zunehmende Intensität	sehr intensiv	—	oft Erbrechen, evtl. Krampfanfall	Herdsymptome, oft Blutdruckerhöhung	intrazerebrales Hämatom oder intrazerebell. Hämatom	evtl. halbseitig
		Tage	zunehmende Intensität	sehr intensiv	Wochenbett, Ovulationshemmer, Infekte	Erbrechen, Benommenheit, Epi-Anfälle	Herdbefunde, Xanthochrom. i. Lumbalpunkt.	Venenthrombose, zerebrale	
		Stunden bis Tage	konstant intensiv	intensiv	—	akute neurolog. Ausfälle	Herdbefund	Verschluß großer (intra-)kranieller Arterien	evtl. lokalisiert
		je nach Körperstellung	im Sitzen oder besonders im Stehen auftretend bzw. zunehmend	zunehmend intensiv	Orthostase, Aufsitzen	Übelkeit	Liquordruck niedrig bei LP	Liquorunterdrucksyndrom	Verschwinden beim Abliegen und bei Druck auf Jugularvene
	allmählich (im Verlauf v. Stunden bis Tagen)	Stunden bis Tage	oft wiederkehrend	dumpf, tiefsitzend, quälend	Alkohol, Streß	—	normal	vasomotorisches Kopfweh	seit Jugend, evtl. posttraumatisch, meist ältere Patienten
		Stunden bis Tage	am Morgen, abnehmend am Tag	dumpf, tiefsitzend, oft okzipital betont	—	—	Blutdruck erhöht	Kopfweh b. Hypertonie	
		zunehmend bis schließlich Dauerkopfweh	—	dumpf, quälend	—	Allgemeinkrankheit	Meningismus, Fieber	Meningitis, Meningosis neoplastica	Lumbalpunktion pathologisch
		zunehmend bis schließlich Dauerkopfweh	—	dumpf, quälend	durchgemachte Infektionskrht.	—	kein Meningismus, kein Fieber	postinfektiöses Kopfweh	Lumbalpunktion normal

± diffus

Kopf (ohne Gesicht, aber inkl. Augen-Schläfenregion)

Fortsetzung Tabelle **21**

Lokalisation	Zeitlicher Rahmen			Qualität	Auslösung	Begleiterscheinungen	Befunde	Diagnose	Bemerkungen
	Beginn	Dauer	Besonderheiten						
		zunehmend bis schließlich Dauerkopfweh	–	dumpf, tiefsitzend	zunehmend beim Pressen	evtl. Erbrechen, psychoorganisches Syndrom	Herdbefund, Hirndruckzeichen	Raumforderung, intrakranielle	
		mehr oder weniger Dauerkopfweh	–	dumpf, tiefsitzend	Schädeltrauma	–	normal	Posttraumatisches Kopfweh	Zunehmend b. Sonnenbestrahlg. + Alkoholgenuß
		zunehmend bis schließlich Dauerkopfweh	–	dumpf	exogen-toxisch	je nach Ätiologie	je nach Ätiologie	toxisch, z. B. CO, Blei, Brom, Ovulationshemmer	
lokalisiert: hemikraniell	„Schlagartig" innerhalb Sekunden	tagelang (abklingend)	einmalig	sehr intensiv	–	evtl. Benommenheit	evtl. Herdsymptome	vaskulärer intrazerebr. Prozeß, z.B. Angiom, Aneurysma	vergl. Subarachnoidalblutung
	sehr rasch (innerhalb weniger Minuten)	Minuten bis Stunden	immer wieder	sehr intensiv	evtl. Lagewechsel, Pressen	evtl. Erbrechen	evtl. Hirndruck	Liquorabflußbehinderung aus einem Seitenventrikel	
	rasch (Minuten bis etwa 1/2 Stunde)	Tage	zunehmende Intensität	sehr intensiv	–	oft Erbrechen, evtl. Krampfanfall	Herdsymptome, oft erhöhter Blutdruck	intrazerebrales Hämatom	
temporal-retroorbital stets gleiche Seite		1/2 – 2 Stunden	rezidivierend, periodische Häufung	unerträglich intensiv, temporal und retroorbital	–	Auge tränt, Nase fließt oder verstopft	Rötung von Auge und Gesicht	Erythroprosopalgie (Horton-Neuralgie)	Fahrplan, stets gleiche Seite
Auge und Schläfe, führt zu Hemikranie		Stunden	meist einmalig	dumpf	evtl. Mydriatika	Erbrechen, trübes Sehen, einseitig	weite Pupille, harter Bulbus	Glaukomanfall	
Schläfe, führt zu Hemikranie (Seite wechselt)	allmählich (Verlauf von Stunden)	Stunden, selten Tage	immer wieder	sehr intensiv, z. T. scharf	Menses, Streß, Wetterwechsel, Ovulationshemmer	Erbrechen, evtl. Flimmerskotom	normal, außer bei Migraine accompagnée	echte Migräne	seit Jugend, Seite wechselt
Nacken und okzipital, führt zu Hemikranie	allmählich (Verlauf von Stunden)	Stunden bis Tage	immer wieder	dumpf, bohrend	evtl. Schleudertrauma, evtl. lange gleiche Kopfhaltung	evtl. Torticolli, evtl. Brachialgie	Dolenz Nacken, verminderte Beweglichkeit	Kopfweh bei Zervikalspondylose; Migraine cervicale	Röntgen nicht überschätzen

Kopf (ohne Gesicht, aber inkl. Augen-Schläfenregion)

Fortsetzung Tabelle **21**

Lokalisation	Zeitlicher Rahmen		Besonderheiten	Qualität	Auslösung	Begleiterscheinungen	Befunde	Diagnose	Bemerkungen
	Beginn	Dauer							
diffus halbseitig	allmählich (Stunden bis Tage)	Stunden bis Dauerschmerz	beschwerdefreie Periode	dumpf, bohrend, tief	oft nach Gewalteinw., Zahnextraktion	–	normal	atypische Gesichtsneuralgie	oft Frauen, DD Karotidodynie
lokalisiert Schläfe bis hemikraniell	allmählich	zunehmend häufig bis Dauerschmerz	Zunahme bei Druck auf die Schläfenarterie	dumpf, intensiv	–	schlechter Allgemeinzustand, Krankheitsgefühl	Dolente A. temporalis	Arteriitis temporalis (cranialis)	hohe Blutsenkung, schlechter Allgemeinzustand, immer ält. Pat.
Gesicht	allmählich	zunehmend häufig bis Dauerschmerz	–	dumpf, Druckgefühl, evtl. intensiv	je nach Ätiologie	je nach Ätiologie	je nach Ätiologie	otorhinologische und dentogene Schmerzen	Grundaffektion suchen
Gesicht	allmählich	zunehmend häufig bis Dauerschmerz	–	dumpf, stechend	–	–	Sensibilitätsausfall	symptom. Gesichtsneuralgien, z. B. Trigeminus	–
Gesicht und Hals	schlagartig	Dauerschmerz	–	reißend	–	Horner, ev. Hemiparese Gegenseite	Strömungsgeräusch Hals	dissezierendes Aneurysma carotis interna	
präaurikulär mit Ausstrahlungen	allmählich (Stunden bis Tage)	Stunden	–	dumpf, bohrend	Kauen, evtl. nach Zahnextraktion	evtl. Schwindel	Okklusionsanomalie Gebiß	Costen-Syndrom	meist ältere Patienten DD: Aurikulotemporalneuralgie
präaurikulär mit Ausstrahlungen	sehr rasch (innerhalb Minuten)	Minuten	–	brennend	Kauen, saure Speisen, nach Parotisaffektion	Rötung u. Schwitzen präaurikulär	normal	Aurikulotemporalneuralgie	DD gegenüber Costen-Syndrom
Ober- bzw. Unterkiefer	schlagartig (innerhalb Sekunden)	Sekunden	häufige Attacken	reißend, unerträglich intensiv	Kauen, Reden, Triggerpunkte	Verziehen des Gesichtes (tic douloureux)	normal	Trigeminusneuralgie	DD zum hemifazialen Spasmus
innerer Augenwinkel und Augapfel	schlagartig (innerhalb Sekunden)	Sekunden	häufige Attacken, evtl. Dauerbasisschmerz	reißend, unerträglich intensiv	Kauen, lokaler Druck	Rötung von Auge und Stirne, Nasenfluß	normal	Nasoziliarneuralgie	
innerer Augenwinkel und Augapfel	schlagartig (innerhalb Sekunden)	Sekunden	häufige Attacken, evtl. Dauerbasisschmerz	reißend, unerträglich intensiv	Kauen, lokaler Druck	Rötung von Auge und Stirne, Nasenfluß	evtl. Entzündung eines Sinus	Sluder-Neuralgie	von Niesreiz begleitet
Rachen und Zungengrund	schlagartig (innerhalb Sekunden)	Sekunden	häufige Attacken, seltener Dauerschmerz	reißend, unerträglich intensiv	Schlucken, bes. kalte Speisen	–	normal	Glossopharyngeusneuralgie	

Gesicht und Hals

einschränkung, eventuell Blockierung) oder bei einem Pronator-teres-Syndrom (meist Ausstrahlung nach distal, zunehmend bei forcierter Pronationsbewegung des Vorderarmes).

Im Bereich des *distalen Vorderarmes und der Hand* verursacht eine Styloiditis radii lokale Dolenz des Processus styloideus (radii) (eventuell sekundär bei anderen primären Schmerzursachen am Arm). Akute Schmerzen der Handwurzelregion kommen bei Handwurzelknochenfrakturen, besonders die radiologisch schwer nachweisbare Navikularefraktur, bei Lunatummalazie, aber auch bei akuter Gicht (Chiragra) (äußerst intensiv, Schwellung, Rötung) vor. Rasch zunehmender Schmerz tritt bei akutem Gelenkrheumatismus des Handgelenkes auf.

An *Fingern* kann ein lokaler intensiver Schmerz bei lokalem Druck beim Glomustumor in Erscheinung treten (streng lokale, exquisite Dolenz, meist am Fingerende, eventuell unter dem Nagel; hier unter Umständen blau durchschimmernder, stecknadelkopfgroßer Fleck, später auch diffusere Schmerzhaftigkeit). Lateral am Daumen können brennende Schmerzsensationen bei der Cheiralgia paraesthetica vorkommen (chronischer Druck eines Arbeitsinstrumentes, zum Beispiel Schere, lokale Dysästhesie im Gebiet des lateralen Nervenhautastes am Daumen).

Diffus im Armbereich empfundene Schmerzen können an sich durchaus eine lokale Ursache haben. Wegen des komplexen funktionellen Zusammenspiels der verschiedenen Strukturen des Schulter-Arm-Bereichs ist die Schmerzempfindung aber oft diffus oder läßt nur zeitweise einen lokalen Charakter erkennen.

Eine typische *nächtliche Brachialgie*, die den Arm bis hinauf zur Schulter erfaßt, die Brachialgia paraesthetica nocturna, findet sich in fast pathognomonischer Weise beim *Karpaltunnelsyndrom* (Erwachen aus dem Schlaf, schmerzhaftes Schwellungsgefühl von Fingern und Hand, Zwang zum Schütteln und Massieren; objektiv eventuell erst später Dolenz der Thenarwurzel, Atrophie des lateralen Thenars, Abduktionsschwäche des Daumens, sensibler Ausfall im Medianusgebiet, wie auf Abb. 53). Brachialgien bei *Wurzelläsionen* sind vor allem am Tage deutlich (oft segmental ausstrahlender Schmerz in einen bestimmten Finger, hier oft lokale Parästhesien, eventuell Zunahme beim Husten und Pressen und bei bestimmten Kopfbewegungen; Zunahme des Schmerzes beim Dehnen des Armes; bei gezielter Suche (siehe Tab. 5), eventuell Reflexanomalien und segmentale motorische Parese). Auf spondylogene Wurzelläsionen (z. B. Dis-

kushernie, Spondylose) weisen ein Zervikalsyndrom, ein positiver Neck-compression-Test, ein schubweiser Verlauf mit Rezidiven und auch Beidseitigkeit hin. Als weitere Ursachen *radikulärer Schmerzsyndrome* kommen in Frage ein Zoster (eventuell Paresen, Bläschennachweis), Zeckenbiß (Bißstelle mit Hof, Paresen, eventuell myelitische Zeichen), ein Wurzeltumor (zunehmende Schmerzen, progrediente sensible und motorische Ausfälle, eventuell erweitertes Intervertebralloch bei Wurzelneurinom; Röntgenaufnahme der Halswirbelsäule).

Bei *Armplexusläsionen* kann zur diffusen Brachialgie eine segmentale Ausstrahlung hinzukommen, bei den häufigeren unteren Läsionen in den ulnaren Vorderarm und die ulnare Handkante.

Ätiologisch kommen in Frage eine Kompression im kostoklavikulären Defilee oder in der Skalenuslücke mit oder ohne Halsrippe (Abhängigkeit des Schmerzes von bestimmten Armstellungen und -belastungen, vaskuläres Syndrom, Stenosegeräusch supraklavikulär, positives Adson-Manöver, sensible oder motorische Ausfälle, Muskelatrophie an der Hand, eventuell Halsrippe im Röntgenbild), ein Pancoast-Tumor (sehr intensiver Dauerschmerz, Halssympathikussymptome mit Horner und Schweißverlust im oberen Körperviertel, objektiv untere Armplexusausfälle (siehe oben), pathologischer physikalischer und radiologischer Befund an der Lungenspitze), eine vor Jahren durchgeführte Röntgenbestrahlung (Anamnese, Strahlendermatose; Dauerschmerz, der innerhalb Monaten zunimmt; progrediente Armplexusausfälle). Unter den *vaskulären Ursachen* von Armschmerzen sind die arteriellen Insuffizienzen unter Umständen Ausdruck eines Kompressionssyndroms im Schultergürtelbereich (siehe oben). Ein in diesem Rahmen entstandenes Aneurysma der A. subclavia kann Emboliequelle sein (akuter Schmerz in den Fingern bei Verschluß kleiner Handarterien, Osler-Knötchen). Treten die Schmerzen nur bei Betätigung des Armes auf – als Claudicatio intermittens des Armes – so weist dies auf eine Stenose des proximalen Hauptstammes hin (Puls abgeschwächt, Stenosegeräusch, pathologische Blässe bei der Faustschlußprobe mit erhobenem Arm). Tritt hierbei Schwindel auf, dann liegt ein Subklavia-Anzapfsyndrom, das „subclavian steal syndrome", vor. Die typischen Fingerveränderungen beim Raynaud-Syndrom, beim Raynaud-Phänomen und beim „doigt mort" erlauben die Diagnose. Bei einem Venenverschluß – Paget-von-Schroetter-Syndrom; Effort-Thrombose – sind die

Schmerzen meist plötzlich und von Armschwellung begleitet.

Auch eine chronische Reizung bzw. *Kompression peripherer* (gemischter und sensibler) *Nerven* führt zu diffusen oder lokal betonten Armschmerzen. Eine Ulnarisreizung findet am häufigsten am Ellenbogen im Sulkus statt (Schmerz und Dolenz im Sulkus, Ausstrahlung in die ulnaren Finger, eventuell Luxierbarkeit des Nervs, Empfindlichkeit und Verdickung desselben bei der Palpation; anamnestisch unter Umständen chronische Kompression bei der Arbeit; sensibler Ausfall der zwei ulnaren Finger, Interosseusatrophie, Krallenhand und positiver Froment). Der N. medianus kann an einem Processus supracondylaris humeri (handbreit über der Ellenbogeninnenseite tastbar, Röntgen des leicht einwärtsrotierten Oberarmes) oder unter dem M. pronator teres (lokale Dolenz distal von der Ellenbeuge, eventuell Schwurhandstellung) chronisch gereizt werden. Die häufigste Ursache einer Brachialgie ist eine Medianusreizung im Karpalkanal und wurde als Karpaltunnelsyndrom oben schon erwähnt.

2.17.3. Ventrale Rumpfschmerzen

Die häufigsten Schmerzursachen, die vom Patienten in Brust und Abdomen lokalisiert werden, haben internistische Ursachen und sollen hier nicht aufgeführt werden. Einige weitere, meist seltenere, seien erwähnt.

Im *kranialen Thoraxbereich* kommen Schmerzen beim Tietze-Syndrom vor (lokale schmerzhafte Schwellung der Knochen-Knorpel-Grenze der zweiten oder dritten Rippe), ebenso im Bereich des Sternoklavikulargelenkes bei Arthrose oder abnormer Belastung desselben. Bei Schmerzen im *Rippenbogenbereich* kommt nebst zahlreichen internistischen Ursachen auch eine abnorme Beweglichkeit der 10. (oder 9.) Rippe in Frage (beim Bücken und Lastenheben; abnorme Beweglichkeit der freien Rippe tastbar, bei passiver Bewegung Schmerz provoziert). Unter den Begriff des sternalen Syndroms werden diffuse Schmerzen, die vom *Sternum* nach lateral, aber auch gegen Schulter und nach kaudal zur Symphyse ausstrahlen, subsumiert. Sie sind Folge einer habituellen oder berufsbedingten abnormen Körperhaltung. Das Mondor-Syndrom stellt eine Phlebitis thorakaler Venen dar (dumpfe oberflächliche Schmerzen an der Brust, tastbare thrombophlebitisch verdickte, vertikal verlaufende Venen). Am *Abdomen* kommen neben den häufigen internistischen Affektionen als Schmerzursache auch einige neurologische Ätiologien in Frage. Das Musculus-rectus-abdominis-Syndrom ist eine mechanische Neuropathie der Rr. cutanei mediales der 6 kaudalen Interkostalnerven. Sie werden bei ihrem Durchtritt durch die Faszie des M. rectus abdominalis gereizt (scharfer, brennender Schmerz entlang dem Muskel, besonders beim Anspannen desselben, lokale Druckdolenz, eventuell Denervation im Elektromyogramm, Schmerzfreiheit nach lokaler Procain-Infiltration). Intensive akute Schmerzen der Abdominalwand begleiten die Rupturen des M. rectus abdominis, wie sie bei chronischem Husten, beim Benutzen des „Bauchrollers" oder am Ende einer Gravidität vorkommen (akuter, intensiver, meist knapp oberhalb der Symphyse lokalisierter Schmerz, zunehmend beim Anspannen der Muskeln; lokale Dolenz und eventuell Schwellung; gegebenenfalls später Hämatom sichtbar).

In der *Inguinalregion* lokalisiert ist zum Beispiel der Schmerz beim Ilioinguinalissyndrom. Dieser tritt zum Beispiel nach Lumbotomien, nach Appendektomie oder Herniotomien mit Latenz auf, er kann aber auch spontan auftreten (Leistenschmerz, besonders bei gestrecktem Hüftgelenk; Schmerzabnahme durch Beugung des Gelenkes; kann bis zur Gehunfähigkeit führen; sensibler Ausfall in der Leiste und angrenzender Genitalregion; Druckpunkt zwei Querfinger medial von der Spina iliaca anterior superior; Dehnungsschmerz beim Überstrecken der Hüfte im Sinne eines „umgekehrten Lasègue"; Beschwerdefreiheit bei lokaler Leitungsanästhesie des Ilioinguinalnervs proximal der Kompressionsstelle). Bei der Spermatikusneuralgie liegt eine Läsion des R. genitalis des N. genitofemoralis vor, zum Beispiel nach Herniotomie (intensiver, anfallsartiger, reißender Schmerz in die Genitalregion projiziert, sensibler Ausfall am Skrotum oder Labium majus pudendi, fehlender Kremasterreflex). Bei Hüftgelenksaffektionen werden die Schmerzen ebenfalls vor allem in die Inguina projiziert (Anlaufschmerz, Belastungsschmerz, Schonhinken, Druckdolenz tief im Trigonum femorale, Schmerzen bei Rotation des Koxofemoralgelenkes und bei der Abduktion).

Gürtelförmige Schmerzen am Rumpf schildert der Patient meist mit einer begleitenden, vom Rücken nach vorne hinziehenden Handbewegung. Sie weisen immer auf eine Läsion einer thorakalen oder hohen lumbalen Wurzel hin und sind immer verdächtig auf einen spinalen Tumor (s. 2.13.2.4.1.) oder auf einen Zoster (siehe oben) bzw. Radikulitis nach Zeckenbiß.

2.17.4. Rückenschmerzen

Die häufigste Ursache sind Affektionen der Wirbelsäule und der Iliosakralgelenke aus dem orthopädisch-rheumatologischen Formenkreis. Hierzu gehören z. B. der Morbus Scheuermann, die Spondylose, die Spondylarthrosen, Spondylolisthesis und Spondylolyse, der Morbus Bechterew, das Baastrup-Phänomen, das „sacroiliac strain", die Kokzygodynie oder das „television bottom".

Schmerzen, vorwiegend in der *oberen und mittleren Rückenpartie*, können durch einen Morbus Scheuermann, eine thorakale Spondylose oder einen Morbus Bechterew verursacht werden. Es kommt auch als Ausdruck eines muskulären Überlastungsschmerzes ein Skapulokostalsyndrom in Frage (dumpfe, periskapuläre Schmerzen mit diffuser Ausstrahlung; Dolenz der para- und subskapulären Weichteile) oder eine mechanische Neuropathie der Rr. dorsales der Spinalnerven (dumpfe Schmerzen, eventuell auch lumbal, paravertebrale Dolenz an den Austrittsstellen der Rr. dorsales durch die Faszie; Schmerzfreiheit nach lokaler Infiltration). Wirbeltumoren, eine Spondylitis oder auch ein Epiduralhämatom und eine beginnende Myelitis können mit intensiven Interskapularschmerzen beginnen.

Auch *Schmerzen in der Lumbalregion* haben vorwiegend orthopädisch-rheumatologische Ursachen, zum Beispiel Osteochondrosen, eine Spondylose, Spondylolisthesis und Spondylolyse, ein Baastrup-Phänomen, ein „sacroiliac strain", eine Kokzygodynie usw. Besonders bei jüngeren Männern denke man auch an einen Morbus Bechterew, eventuell mit Beteiligung des Iliosakralgelenkes (nächtliche Schmerzen im Liegen). Bei Frauen kommt auffallend oft eine radiologisch stumme, aber durch quantitative Szintigraphie nachweisbare Affektion des Iliosakralgelenkes vor.

Die oben erwähnte mechanische Neuropathie der Rr. dorsales kann lumbal lokalisiert sein, hier zum Beispiel durch Fettgewebshernien an den Durchtrittstellen durch die Faszie verursacht (siehe oben). Bei tiefen Lumbalgien mit einem Druckpunkt am Darmbeinkamm wird eine Reizung der Rr. posteriores der Lumbalnervenwurzeln durch die kleinen Zwischenwirbelgelenke, denen sie eng anliegen, vermutet. Lokale Infiltration oder eine Exzision der Gelenkkapseln kann wirksam sein. Die lumbale Diskopathie als Ursache einer Lumbalgie ist häufig (akuter „Hexenschuß", eventuell ohne faßbare auslösende Ursache, Blockierung der Bewegungen, verminderter Schober-Index; Wurzelreizung und eventuell Wurzelausfallsymptome).

Sie ist an einer typischen Haltung des Patienten und einer Deformität der Lendenwirbelsäule zu erkennen (Abb. 56). Arachnoidalzysten können chronische Schmerzen im Sakralbereich verursachen (Myelogramm mit später Aufnahme im Stehen); chronische Reizzustände des Periostes am Tuber ossis ischii oder eine Bursitis der Bursa ischiadica können durch langes Sitzen verursacht werden und werden auch als „tailor's bottom" oder „television bottom" bezeichnet (entsprechende Ursache in der Anamnese; lokale Dolenz, eventuell ausstrahlende Schmerzsensationen an der Rückseite des Beines). Das Piriformissyndrom kann sich im Anschluß an ein Gesäßtrauma entwickeln (intensiver Glutealschmerz, strahlt oft gegen das Sakrum und die Hüfte aus, eventuell dem N. ischiadicus entlang; Zunahme beim Bücken und beim Einwärtsrotieren des Hüftgelenkes).

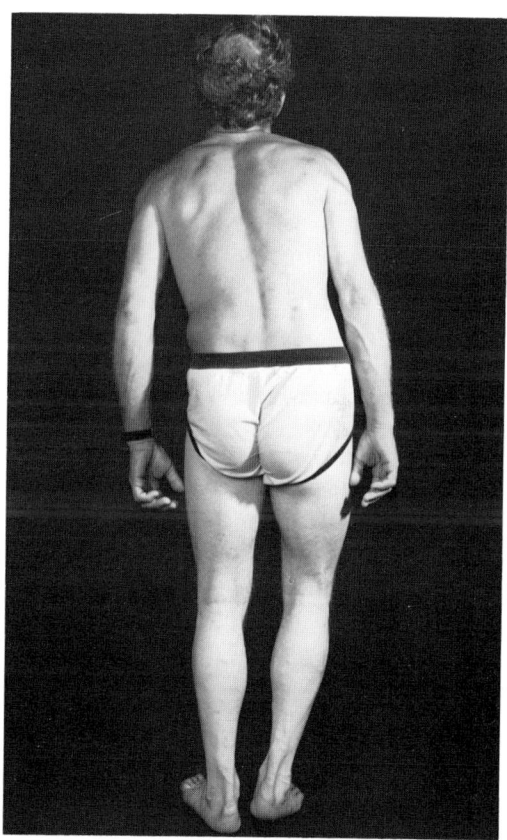

Abb. 56 Typische Haltung eines Patienten mit Lumboischialgie rechts bei rechtsseitiger Diskushernie der Bandscheibe L5/S1. Man beachte die rechtskonvexe lumbale Skoliose und die Flexionshaltung des rechten Beines.

2.17.5. Beinschmerzen

Auch hier sind orthopädisch-rheumatologische Ursachen sehr häufig. Immerhin muß auch der Neurologe viele Schmerzsyndrome an der unteren Extremität deuten.

Die an der *Rückseite des Oberschenkels* ausstrahlenden Schmerzen sind meist Ausdruck einer Reizung des N. ischiadicus bzw. seiner Wurzeln. Am häufigsten ist eine lumbale Diskushernie (siehe oben). Andere Ursachen eines lumbosakralen Wurzelschmerzes, wie zum Beispiel eine chronische Leptomeningitis fibroplastica oder ein Tumor, verursachen zwar Schmerzen, aber kein vertebrales Syndrom und ein progredientes Ischiasschmerzsyndrom mit zunehmenden Ausfallerscheinungen. Ähnliches gilt für Läsionen des Plexus sacralis im kleinen Becken, z. B. durch retroperitoneale Tumoren. Im Gegensatz zur Wurzelläsion hat eine Plexusschädigung auch einen Ausfall der Schweißsekretion zur Folge (trockene Haut, negativer Schweißprovokationstest), da die Schweißfasern alle oberhalb von L2/L3 das Rückenmark mit der Vorderwurzel verlassen und über den Grenzstrang dann auf den Plexus gelangen. Dasselbe gilt für die vaskuläre Ischiadikusneuropathie, z. B. im Rahmen einer Vaskulitis. Eine Rarität sind ischialgische Schmerzen bei Rückenmarkstumoren (schon in Ruhe blitzartiges Einschießen beim Bücken, bei Kopf- und Rumpfbewegungen; Fehlen von vertebralen und typischen radikulären Symptomen). Piriformissyndrom und Bursitis der Bursa glutealis siehe oben. Claudicatio intermittens der Cauda equina (ein- oder beidseitig) siehe 2.15.5.

Schmerzen an der *lateralen Seite des Oberschenkels* finden sich als pseudoradikuläre Ausstrahlung bei Hüftgelenksaffektionen („Generalstabsstreifen") sogar bis zum lateralen Unterschenkel. Sie können aber auch Ausdruck einer hohen lumbalen Wurzelläsion sein, z. B. bei hoher lumbaler Diskushernie (akute Lumbalgie, entsprechendes vertebrales Syndrom, Schwäche des Quadrizeps, herabgesetzter PSR, negativer Lasègue, aber Dehnungsschmerz bei Überstreckung des Hüftgelenkes; sensibler Ausfall der 4. Lumbalwurzel gelangt auch auf die Unterschenkelinnenseite). Brennende Schmerzen an der Oberschenkelaußenseite finden sich bei der Läsion des N. cutaneus femoris lateralis, bei der Meralgia paraesthetica (eventuell Ursache wie Operation eines Hüftgelenkes oder Knochenentnahme am Beckenkamm, Übergewicht; typischer handtellergroßer Sensibilitätsausfall ventrolateral am Oberschenkel; exquisite Druckdo-

lenz an der Durchtrittsstelle des Nervs durch das Leistenband, einige Querfinger medial von der Spina iliaca anterior superior). Ein Reizzustand der Bursa trochanterica kann zu Schmerzen lateral am Oberschenkel mit diffuser Ausstrahlung gegen das Knie führen (lokale Druckdolenz, Zunahme des Schmerzes bei forcierter Abduktion der Hüfte gegen Widerstand). Schmerzen über dem Trochanter major beim Gehen können Ausdruck einer „schnellenden Hüfte" sein (man spürt bei Auflegen der Hand bei jedem Schritt das Schnellen der Fascia lata über den Trochanter major).

Ventral am Oberschenkel strahlen Schmerzen vor allem bei Läsionen des N. femoralis aus, z. B. nach Herniotomien, bei Neurofibrom oder bei Prozessen im Unterbauch (begleitet von Parese des M. quadriceps, herabgesetztem PSR, Sensibilitätsausfall an der Oberschenkelventralseite und Unterschenkelmedialseite; Dehnungsschmerz bei Überdehnung der Hüfte). Die Differenzierung gegenüber einer hohen lumbalen Wurzelläsion (L3, L4) oder einer Läsion des Plexus lumbalis im Beckeninneren (Tumorinfiltration) ist oft nicht leicht. Oberschenkelatrophie s. 2.20.5. Intensive Schmerzen im „Femoralisgebiet" weist die asymmetrische proximale Neuropathie beim Diabetes mellitus auf (Diabetes eventuell erst bei Zuckerbelastung evident; akuter Beginn, sehr ausgeprägter Schmerz, Plexus-lumbalis-Ausfall, spontane Rückbildung). Reißende, äußerst intensive Schmerzen in diesem Bereich treten zusammen mit Parese, besonders des Quadrizeps bei einem retroperitonealen Hämatom bei antikoagulierten Patienten oder bei Blutern, auf.

Schmerzen im Kniebereich haben am häufigsten statische bzw. andere orthopädisch-rheumatologische Ursachen. Bei Jugendlichen denke man an eine Chondropathia patellae. In die Knieinnenseite projizieren sich Schmerzen bei Hüftaffektionen, z. B. Epiphysenlösung oder Läsion des Stammes des N. obturatorius, dem sogenannten Howship-Romberg-Syndrom (zum Beispiel Prostatakarzinom, Malignom des kleinen Beckens, Beckenringfraktur; Dysästhesie oder Sensibilitätsausfall an der Knieinnenseite, Schwäche der Oberschenkeladduktoren). Durch die Kompression des R. infrapatellaris des N. saphenus in einer Faszienlücke wird die Neuropathia patellae verursacht (Schmerzen und Überempfindlichkeit an der Knieaußenseite, unterhalb der Kniescheibe).

Unter den *Schmerzsyndromen am Unterschenkel* finden sich *beidseitige Formen:* Das Syndrom der „restless legs" (Anxietas tibiarum) ist in seinen Ursachen nicht klar (gelegentlich familiär, vor allem

Frauen, schmerzhaft unangenehmes Unruhegefühl der Unterschenkel, die im Bett und beim weichen Sitzen nicht ruhiggehalten werden können; gelegentlich auch myoklonische Zuckungen der Beine in der Einschlafphase; normale Untersuchungsbefunde). Einseitige Form s. unten. Ein ähnliches Schmerzsyndrom, begleitet von einer Unruhe der Zehen, die dauernd bewegt werden, kann von einer Polyneuropathie begleitet sein. Ein beidseitiges, vorwiegend an den Beinen, aber gelegentlich auch an anderen Körperstellen lokalisiertes Schmerzsyndrom mit Faszikulationen, Krampi, brennenden Sensationen und Parästhesien wird als Muskelschmerz-Faszikulationssyndrom bezeichnet und beruht wahrscheinlich auf einer chronischen Polyneuropathie oder kommt zusammen mit Alopezie und Diarrhoe bei Polypose des Darmstraktes vor. Claudicatio intermittens der Cauda equina, ein- und beidseitig, siehe 2.15.5. Intensive Schmerzen, vor allem in beiden Waden, aber auch in der Oberschenkelmuskulatur, treten 24–48 Stunden nach Infektion der oberen Luftwege als akute Myositis, fast nur im Kindesalter auf. Meist *einseitig* sind die nächtlichen Krampi der Waden (krampfartige Plantarflexion des Fußes, steinharter und schmerzhafter Triceps surae). Nach lokalen Verletzungen eines Unterschenkels oder Fußes kann – auch ohne eine Sudeck-Dystrophie – ein homolaterales Restless-legs-Syndrom auftreten (s. oben). Die Claudicatio intermittens bei arterieller Durchblutungsinsuffizienz der unteren Extremitäten ist ein- oder beidseitig und meist an der Wade (gelegentlich auch am prätibialen Beinabschnitt) lokalisiert (konstante Gehstrecken erzeugen den Schmerz, klingt ab bei bloßem Stehenbleiben; fehlende Fußpulse; eventuell Stenosegeräusch über proximalen Arterien; pathologischer Ratschow-Test. Bei der Pseudoclaudicatio intermittens und Claudicatio intermittens der Cauda equina bei (kongenital) engem Lumbalkanal strahlen die Schmerzen ein- oder, häufiger, beidseitig an der Oberschenkelrückseite bis in die Wade aus (keine konstante Gehstrecke, deutlicher beim Bergabwärtsgehen, Stehenbleiben allein genügt nicht, sondern erst das Bücken oder Stellungsänderungen der Wirbelsäule bringen Erleichterung; ischialgische Schmerzausstrahlung im Anfall, herabgesetzte Achillessehnenreflexe; Röntgenbild mit schwerer Spondylose und sagittal zu engem Spinalkanal). Das Arteria-tibialis-anterior-Syndrom erzeugt intensivste, einseitige prätibiale Schmerzen (Auslösung durch Belastung oder Verletzung, eventuell Operation am Unterschenkel; Schwellung, Rötung und Dolenz der Tibialisloge;

anfangs oft fehlender Puls der A. dorsalis pedis; Parese der Dorsalextensoren von Fuß und Zehen, später Retraktion dieser Muskeln mit Krallenstellung der Großzehe und ohne Fallfuß).
Schmerzen *im Bereich der Füße* sind am häufigsten auf orthopädische Ursachen zurückzuführen (Anomalien des Fußgewölbes, Kalkaneussporn, Plantarfaszienentzündung, Köhler-Anomalie, Sinus-tarsi-Syndrom, Hallux valgus, usw. usf.). *Beidseitige* Fußschmerzen können als brennende Parästhesien Ausdruck einer Polyneuropathie sein (s. 1.3.5.). Sie werden auch als lokale Reizerscheinung, begleitet von Rötung der Fußsohle und vermehrter Schweißabsonderung, bei Anwendung von Fungiziden in der Ausrüstung von Arbeitsschuhen beobachtet. Die Erythromelalgie oder Erythermalgie ist ebenfalls beidseitig und kommt vor allem idiopathisch, seltener bei Schwermetallvergiftung, Hypertonie oder Polycythaemia vera rubra vor (brennend-schmerzhafte Sensationen der Füße [und Hände], zunehmend beim Gehen und in der Bettwärme, Hitze und Rötung der Haut, Abnahme bei Hochlagerung). *Einseitige* Schmerzen eines Fußes kommen beim Tarsaltunnelsyndrom, der Kompression der Nn. plantares hinter dem Malleolus internus vor (meist vorausgegangene Distorsion, Schmerzen der Fußsohle, zunehmend beim Gehen; Dolenz hinter dem Malleolus internus, Hypästhesie und trockene Haut der Fußsohle, einseitige Unfähigkeit, die Zehen zu spreizen). Recht häufig ist die Morton-Metatarsalgie, das chronische Neurom eines N. interdigitalis zwischen zwei Metatarsaleköpfchen, meist im 3. Interdigitalraum (anfangs nur beim Gehen Schmerzen des Vorfußes, später eventuell spontane Schmerzen; Dolenz des betreffenden Interdigitalraumes, akuter Schmerz bei Querkompression der Metatarsaleköpfchen; Hypästhesie an den einander zugewandten Seiten der entsprechenden Zehen; Schmerzfreiheit nach proximal gesetzter Leitungsanästhesie des betreffenden N. interdigitalis).

2.17.6. Generalisierte Schmerzen

Schmerzen „im ganzen Körper" werden sehr selten angegeben. Sie kommen betont an den Extremitäten bei Angiokeratoma corporis diffusum Fabry vor (brennender Charakter, besonders in Wärme, fehlende Schweißsekretion, typische Hautveränderungen, schon seit der Pubertät). Bei der Polyradikulitis Guillain-Barré können im Laufe der Erkrankung mit ihren deutlich erkennbaren Lähmungserscheinungen auch intensive diffuse

Schmerzen auftreten. Diffuse Schmerzen können auch Ausdruck einer schizophrenen Psychose sein. Generalisierte Schmerzen an einer Körperseite mit brennendem Charakter, mit verzögerter Empfindung der Berührung und Überdauern der Berührungsempfindung kommen nach Thalamusläsionen vor. Banal sind die diffusen Schmerzen bei Infektionskrankheiten. Gelegentlich lange verkannt werden die diffusen Schmerzen der Schulter- und Beckengürtelregion im Rahmen einer Polymyalgia rheumatica (alte Leute, allgemeine Krankheitssymptome, wie Schwitzen, Abmagerung und Fieber; sehr hohe Blutsenkungsreaktion; promptes Ansprechen auf Kortikosteroide). Muskelschmerzen, meist diffus oder aber auch im Bereiche einer aktiv stark beanspruchten Muskelgruppe, kommen bei sehr zahlreichen Myopathien vor: Polymyositis, Carnitin-Palmityltransferase-Mangel, Lipidmyopathien, Glykogenspeicherkrankheiten, Muskelphosphorylasemangel, paroxysmale Myoglobinurie und maligne Hyperthermie.

2.18. Störungen der Miktion und Defäkation

2.18.1. Anatomie

Die für den Mechanismus der Blasen- und Mastdarmentleerung sowie für den Sexualakt des Mannes wesentlichen *anatomischen Strukturen* sind in Abb. 57 dargestellt. Sie können wie folgt beschrieben werden:

- Die Blase ist ein *Hohlorgan,* dessen Wand vor allem durch Lagen glatter Muskelfasern – den Detrusor vesicae – gebildet wird. Dieselben verlaufen so, daß sie bei Kontraktion zu einer Verkleinerung der Blase führen. Zugleich aber strahlen sie so in die Urethra ein, daß eine Kontraktion des Detrusor vesicae zu einer Öffnung des den Blasenausgang umgreifenden glatten M. sphincter vesicae internus und damit des Urethraeinganges führt.
- Die Funktion von Blase, Mastdarm und Genitalapparat wird zunächst durch eine autonome *parasympathische Innervation* gesteuert.
  - In der Blasenwand sind Streckrezeptoren in Serie mit den glatten Muskelzellen geschaltet. Die daraus stammenden Afferenzen erreichen über den N. pelvicus und die dorsalen Wurzeln S 1 bis S 4 das sakrale Blasenzentrum, das in zweien der drei erstgenannten Segmente im Conus medullaris gelegen ist.
  - Zugleich gelangen allerdings auch afferente

Impulse direkt nach kranial zum pontinen Blasenzentrum.
  - Vom sakralen Blasenzentrum erreichen efferente Impulse über die Vorderwurzeln S 2, S 3 und S 4 die Cauda equina und gelangen durch die entsprechenden Foramina des Sakrums in die Nn. pelvici. Die präganglionären Fasern werden in den Ganglien des Plexus vesicalis in der Blasenwand selber auf die postganglionären Fasern umgeschaltet. Eine Reizung des N. pelvicus führt zu einer kräftigen Kontraktion des Detrusor vesicae.

- Auch eine *sympathische Innervation der Blase* wirkt mit:
  - Präganglionäre sympathische Neurone liegen im Seitenhorn auf Höhe von Th 12, L 1 und L 2.
  - Die präganglionären Axone verlassen das Rückenmark durch die entsprechenden Vorderwurzeln und gelangen über den sympathischen Grenzstrang ohne Umschaltung und dann über die Nn. splanchnici zu den sympathischen Ganglien im Bereich der Aortenbifurkation, zum Beispiel dem Ganglion mesentericum inferius.
  - Nach Umschaltung gelangen von hier die postganglionären Fasern als N. praesacralis im Plexus hypogastricus bilateral zur Blase (hier besonders zum Trigonum).
  - Andere postganglionäre Fasern gelangen über die Nn. erigentes des N. pelvicus zu den Schwellkörpern des Penis.
  - Die Funktion der sympathischen Innervation ist allerdings nicht ganz geklärt. Eine Reizung des Sympathikus soll die Wirkung parasympathischer Impulse und somit die Blasenwandkontraktion hemmen. Jedenfalls aber hat die Sympathektomie keinen klinisch faßbaren Einfluß auf die Blasenfunktion (wohl aber auf die männliche Potenz; s. 2.19.).

- Die quergestreifte *Muskulatur des Beckenbodens,* zu welcher auch der willkürliche Sphincter vesicae externus gehört, sowie die Bauchwandmuskulatur spielen beim Vorgang der Miktion ebenfalls eine Rolle. Ihre somatomotorische Funktion wird wie folgt gesteuert:
  - Die den Bauchdeckenmuskeln entsprechenden Motoneurone liegen in den Vorderhörnern des 1. und 2. sakralen Segmentes.
  - Die daraus über Vorderwurzeln und Cauda equina durch die entsprechenden Foramina des Sakrums austretenden Spinalnervenwurzeln bilden den N. pudendus, dessen Endast,

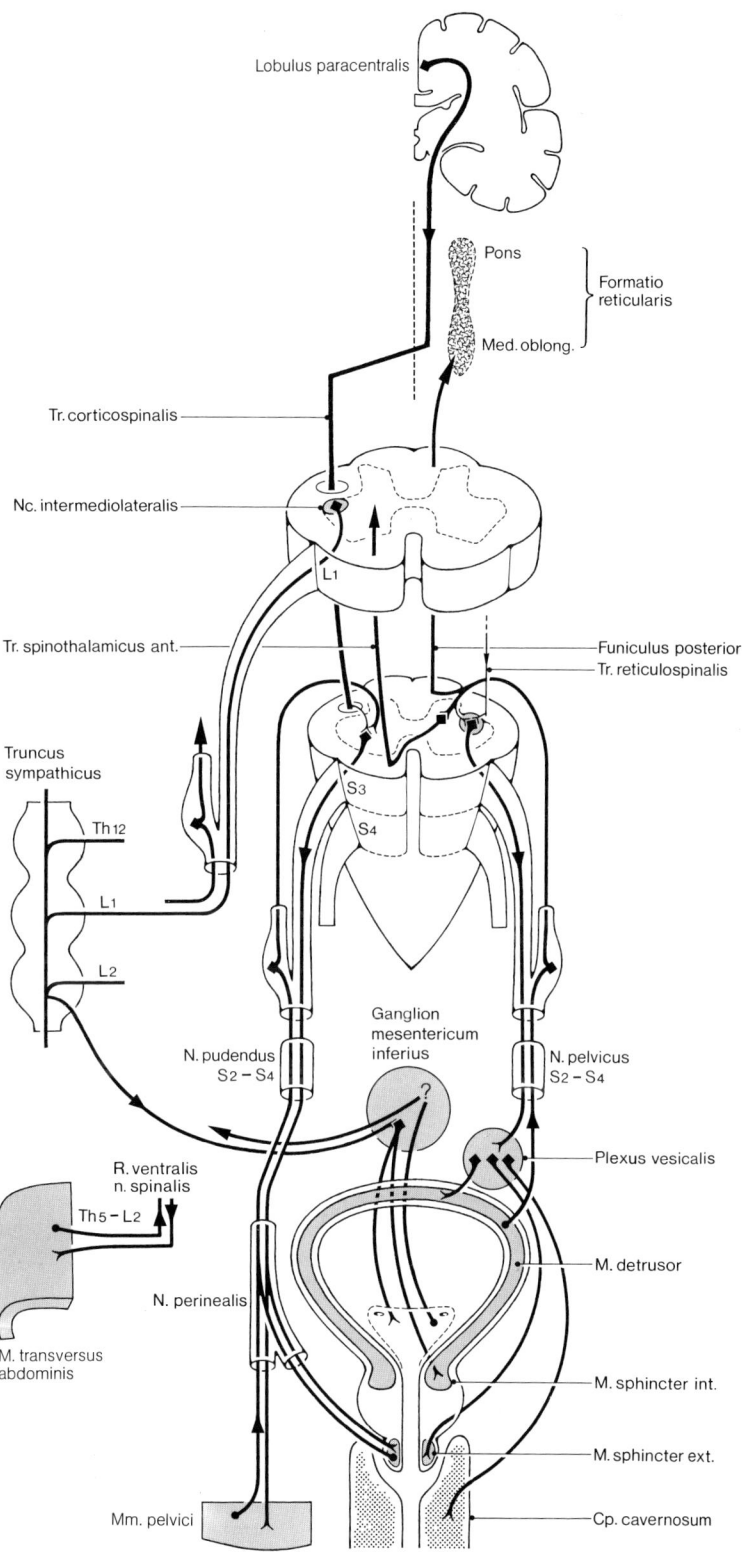

Abb. **57** Neuroanatomisches
Substrat der Blasenfunktion.

der N. perinealis, zum Sphincter externus und zur Beckenbodenmuskulatur gelangt.

- Somatosensorische Afferenzen aus Damm, Penis und äußerer Urethra gelangen über die Nn. perineales und Nn. rectales inferiores sowie den N. dorsalis penis durch die Hinterwurzeln von S 2 und S 3 in den Conus medullaris.

- Ein *supraspinaler Apparat* kontrolliert und steuert beim Gesunden den Miktionsvorgang:
  - Ein wichtiges Zentrum in der pontinen Substantia reticularis (Barrington-Zentrum) sendet fördernde Impulse für den Miktionsvorgang.
  - In der Regio praeoptica des Zwischenhirnes liegt ein weiteres Zentrum, bei dessen Reizung im Tierversuch Miktion und Einnahme der entsprechenden Stellung ausgelöst werden.
  - Die kortikale Repräsentation der Blase liegt im Lobulus paracentralis in Mantelkantennähe. Dessen Reizung führt zu einer Kontraktion der Blase. Ein kortikales Zentrum im zweiten Gyrus frontalis hemmt die Blasenentleerung.
  - Die aus diesen Zentren deszendierenden Fasern verlaufen den kortikospinalen bzw. den retikulospinalen Bahnen benachbart beiderseits im ventrolateralen Teil des Rückenmarks.

2.18.2. Physiologie der Blasenentleerung und Typen der Miktionsstörung

Etwa 50 cm³ Urin gelangen durchschnittlich pro Stunde in die Blase. Trotz der zunehmenden Dehnung der Blasenwand steigt der intravesikale Druck normalerweise nur geringfügig an. Erst bei einem Inhalt von etwa 400 cm³ wird ein Völlegefühl empfunden, und der Miktionsreflex kann bei einem Blaseninhalt von etwa 400–500 cm³ in Gang gesetzt werden. Die Miktion wird dadurch eingeleitet, daß eine Kontraktion von Bauchwandmuskulatur und Zwerchfell zu einer Erhöhung des Abdominaldruckes führt. Hierbei erreichen die von den oben erwähnten Dehnungsrezeptoren der Blasenwand ausgehenden afferenten Impulse über die Nn. pelvici das im Conus terminalis befindliche spinale Blasenzentrum in den Segmenten S 2–S 4. Aufsteigende Kollaterale erreichen zugleich das Miktionszentrum in der pontinen Substantia reticularis, von welchem nun fazilitierende Impulse in das Sakralmark absteigen, sofern nicht hemmende Impulse aus dem Stirnhirnkortex den ganzen Vorgang blockieren. Zugleich mit der Aktivierung des spinalen, parasympathischen Bla-

senzentrums werden auch zum Teil hemmende, zum Teil fördernde Impulse an die in den Segmenten S 1 bis S 2 gelegenen Motoneurone der Beckenbodenmuskeln übermittelt. Die Folge ist eine Erschlaffung des Sphincter externus und eine Kontraktion anderer Beckenbodenmuskeln sowie der Bauchwandmuskeln.

Aus der Anatomie und der Physiologie der Blasenfunktion ergeben sich *folgende Typen der organischen Miktionsstörungen,* deren Charakteristika in Tab. 22 zusammengefaßt sind:

- Die *kortikal ungehemmte Blase* bei Läsion der zweiten Stirnhirnwindung. Die wichtigsten Merkmale sind:
  - Harndrang bei mäßiger Blasenfüllung,
  - durch Willenseinflüsse nicht gehemmte Harnentleerung auch in unpassenden Augenblicken,
  - kein Restharn.

- Die *spinale Reflexblase* („neurogene", „automatische" Blase) bei Unterbrechung der spinalen suprasakralen Bahnen:
  - „spastische" Blase mit Entleerung bei relativ kleinen Harnmengen von weniger als 250 cm³,
  - keine willkürliche Ingangsetzung oder Beendigung des Miktionsvorganges,
  - bei Unterbrechung der sensiblen aszendierenden Rückenmarksbahnen kein bewußter Harndrang oder Völlesensation, jedoch unter Umständen vegetative Auswirkungen bei voller Blase mit Schwitzen, Blutdruckanstieg, Zunahme einer Spastizität,
  - Ingangsetzen des Miktionsvorganges durch Manipulationen (z. B. Klopfen, Kneifen der Oberschenkelinnenseite) möglich,
  - wenig oder kein Restharn.

- Denervierte, *autonome Blase* bei Läsion der afferenten oder/und der efferenten Verbindungen zwischen Blase und sakralem Blasenzentrum oder bei Läsion des letzteren.
  - Schlaffe, gedehnte Blase,
  - keine Empfindung der vollen Blase,
  - Überlaufblase, d. h. dauerndes Abtropfen des Urins,
  - dementsprechende riesige Restharnmenge und große Infektionsgefahr,
  - je nach Ort der Läsion eventuell weitere neurologische Ausfälle.

2.18.3. Klinik der Miktionsstörungen

Die *primäre Enuresis* ist die unkontrollierte Entleerung großer Harnmengen der Kinder, die seit der

Tabelle 22 **Typen organischer (neurologischer) Miktionsstörungen**

Name	Blasentonus	Harndrang bei	Miktionsbeginn	Miktionsbeendigung	Blasenkapazität	Restharn	Komplikationen	Anatomischer Läsionsort	Ursache Beispiele
Kortikal ungehemmte Blase	normal	mäßige Füllung	unkontrolliert	nicht willkürlich	normal	keiner	unkontrollierte Miktion	zweite Stirnhirnwindung	Hirnatrophische Prozesse, Tumor, Trauma, Apoplexie, zerebrale Arteriosklerose
Spinale Reflexblase („neurogene", "automatische" Blase)	spastisch	bei geringer Füllung (evtl. fehlend bei vollständigem Querschnittssyndrom)	unkontrolliert. Durch Manipulationen (Klopfen, Kneifen)	nicht willkürlich	klein	wenig oder keiner	(Infekt) unkontrollierte Miktion	Rückenmark oberh. S1	Rückenmarkstrauma, -tumor, multiple Sklerose
Denervierte, autonome Blase	schlaff	keiner	nicht willkürlich	ständiges Abtropfen von Urin: „Überlaufblase"	sehr groß	riesige Mengen	Infekte	sakrales Blasenzentrum (S2–S4) bzw. dessen afferente und/oder efferente Verbindungen zur Blase	Konusläsion, Kaudaläsion, Läsionen im kleinen Becken

frühesten Kindheit noch nie „rein" waren. So gut wie immer wird **ursächlich** eine psychologische Ursache vorliegen (Verhaltensstörungen, Zeichen neurotischer Störungen, kein Restharn, kaum je Enkopresis, Fehlen urologischer oder neurologischer Anomalien). Der Neurologe wird bei primärer Enuresis der Kinder besonders nach einer Spina bifida oder anderen Anomalien im lumbosakralen Bereich suchen (Haarbüschel über dem Sakrum, Rachischisis, Röntgenbefund, Pes equinus, fehlender ASR, Sphincter-ani-Tonus).

Eine *sekundäre Enuresis* wird beim Kind ebenfalls sehr oft psychische **Ursachen** haben, seltener organische (siehe unten). Beim Erwachsenen werden fast immer organische Ursachen vorliegen.

Das *gelegentliche Verlieren kleiner Harnmengen* (Tröpfeln) hat fast immer mechanische bzw. urologische **Ursachen:** Deszensus bei der Frau, besonders bei älteren Frauen und nach mehreren Geburten, oft einhergehend mit Streßinkontinenz bei Lastenheben, bei Lachen oder Husten; Sphinkterinsuffizienz bei älteren Männern.

Das *unkontrollierbare Lösen größerer Harnmengen* kann **Ausdruck** einer kortikal ungehemmten Blase sein (s. 2.18.2.) und kommt z.B. vor nach vaskulären zerebralen Insulten, bei Tumoren des Frontalhirnes, bei parasagittalen Meningeomen, bei Aneurysma der A. communicans anterior und bei präseniler Demenz mit fokaler Stirnhirnatrophie. Seltener kommt diese Form der Inkontinenz bei multipler Sklerose vor, bei welcher es häufiger zum fast pathognomonischen sogenannten *imperativen Harndrang* kommt: Der Patient verspürt immer wieder das intensive Bedürfnis, Wasser zu lösen, das gelegentlich nicht mehr beherrscht werden kann und unter Umständen zum Abgang kleinerer Harnmengen führt.

Die Überlaufblase (s. 2.18.2.), d.h. das *häufige unkontrollierte Abtröpfeln kleinerer Harnmengen,* ist die häufigste initiale Manifestationsweise einer neurogenen Blasenstörung. Für die Organizität spricht der Nachweis einer großen vollen Blase und der Nachweis von großen Restharnmengen anschließend an eine Miktion. Selten sahen wir psychogene derartige Miktionsstörungen. Organisch ursächlich kommen in Frage ein frühes Stadium einer akuten Rückenmarksläsion, z.B. durch Trauma, Querschnittsmyelitis oder Raumforderung (Anamnese; Querschnittssymptomatik, bald spastische Zeichen). Später allerdings und bei chronischer Rückenmarksläsion von Anfang an tritt aber die spastische automatische Blase in Erscheinung (s. 2.12.1.1.).

Eine Überlaufblase bleibt dauernd die typische Art der Miktionsstörung bei folgenden **Ätiologien:**
– des sakralen Blasenzentrums selbst, z.B. durch Traumata, Tumor, mediane hohe Diskushernie, Ischämie, eventuell lumbosakrale Syringomyelie. Lokalisatorisch aufschlußreiche Symptome sind ein verminderter Tonus des Sphincter ani externus, fehlender Bulbokavernosusreflex (S3–S4), eventuell auch fehlender Analreflex (S5), eingeschlafenes Gefühl und sensible Ausfälle im perigenitalen und perianalen Bereich, Stuhlinkontinenz und beim Manne Impotenz,
– der Cauda equina mit entsprechenden objektiven Ausfällen (s. 1.3.1.), zum Beispiel durch Tumor (Lipom, Dermoid, Neurinom, Ependymom), Spina bifida, durch mediale lumbale Diskushernie (akute Symptome, Schmerz, frühere Schübe oder Trauma, Lumbalgien). Diese Inkontinenz kann auch einmal ausnahmsweise einziges Symptom einer medialen Diskushernie sein,
– bei Polyradikulitis (selten im Rahmen eines Guillain-Barré-Syndroms, s. 1.3.1.),
– bei Polyneuropathien, besonders jene mit starker Beteiligung vegetativer Fasern (allgemeine Symptome s. 1.3.5.), besonders diabetische Polyneuropathie, primäre Amyloidose und Paraproteinämie. Solche Polyneuropathien können auch zu einer tiefgreifenden Lähmung des Verdauungstraktes mit paralytischem Ileus führen.
– bei multiplen oder diffusen Läsionen der die Blase versorgenden Nerven im kleinen Becken, z.B. bei retroperitoneal sich ausbreitenden Tumoren (besonders Genitalkarzinome der Frau, Rektumkarzinom, lokal-infiltrativ wachsendes Prostatakarzinom) oder nach ausgedehnten chirurgischen Eingriffen im kleinen Becken,
– bei einigen Affektionen, deren Angriffspunkt nicht ganz geklärt ist: funikuläre Spinalerkrankung, z.B. bei Vitamin-B12-Störungen (Symptome s. 1.2.2.), bei Tabes dorsalis (Areflexie, gestörte Tiefensensibilität, gestörter Schmerzsinn, Arthropathie, Pupillenstörungen), bei der orthostatischen Hypotonie Shy-Drager und bei den anderen Syndromen mit ausgeprägter Dysautonomie (s. 2.20.1.).

Eine *akute Harnretention* mit schmerzhaftem Völlegefühl der Blase und der Notwendigkeit zur Katheterisierung kann **Folge** einer mechanischen Abflußbehinderung sein (Prostatahypertrophie, intravesikaler Prozeß) oder bei Querschnittsläsion, aber auch bei lumbaler Diskushernie und nach Diskushernienoperation, nach Myelographie und auch auf psychogener Basis vorkommen.

2.19. Störungen der männlichen Potenz

Grundsätzlich stehen sowohl die männliche wie die weibliche Sexualfunktion aufgrund der analogen Grundbauweise unter den gleichartigen neuralen – zentralen und peripheren – Kontrollen und Einflüssen. Organische Störungen wirken sich jedoch beim Mann in evidenterer Weise aus, so daß lediglich die männliche Potenzstörung gelegentlich durch den Neurologen zu beurteilen ist. Deren ätiologische Differentialdiagnose soll deshalb hier restriktiv dargelegt werden.

2.19.1. Anatomisches und physiologisches Substrat der sexuellen Potenz des Mannes

Man versteht unter Potenz (Potentia coeundi) die Fähigkeit zur Erektion des männlichen Gliedes, die Voraussetzung ist für eine Immissio penis. Folgende anatomische Strukturen stellen das Substrat der normalen männlichen Potenz dar (vgl. auch Abb. 57):

– Im *Hypothalamus,* wahrscheinlich in der präoptischen und interseptalen Region, sowie im limbischen System (Corpus amygdalae?) sind Zentren vorhanden, deren Erregung zur Erektion führt. Hier konvergieren wohl die *endokrinen Einflüsse* einerseits (ein gewisser Spiegel von Sexualhormonen ist die Voraussetzung für die Libido) und die *psychischen Einflüsse* andererseits.
– Impulse aus den hypothalamischen Zentren gelangen beiderseits durch Bahnen in dem *anterolateralen Quadranten des Rückenmarks* zu den Reflexzentren für die Erektion und Ejakulation.
– In den sakralen Segmenten *S 2 bis S 4* findet sich das *parasympathische Zentrum der Erektion.*
  • Dieses enthält einerseits *somatische Afferenzen* aus der Haut der Genital- und Perigenitalregion (über die zum N. pudendus [S 2–S 3] gehörenden Nn. perineales und scrotales bzw. dorsales penis), andererseits *viszerale Afferenzen,* zum Beispiel aus der Blase.
  • Von ihm gelangen *efferente Impulse* über die parasympathischen Fasern in den Wurzeln S 2 bis S 4 zum N. pelvicus und den Nn. erigentes. Nach Umschaltung, vor allem im Plexus prostaticus, gelangen die postganglionären Fasern zur Prostata, vor allem aber zu den Gefäßen des Schwellkörpers (siehe unten).
  • Das *sakrale Zentrum* der Erektion steht unter dem Einfluß der hypothalamischen Zentren.

– Die *somatisch-motorischen Efferenzen* aus den sakralen Segmenten S 2 bis S 4 erreichen durch den N. pudendus den M. sphincter urethrae sowie die quergestreiften Muskeln, den M. bulbocavernosus und M. ischiocavernosus.
– Die *sympathische Innervation* der Genitalorgane
  • nimmt ihren Ursprung wahrscheinlich in einem Zentrum im thorakolumbalen Bereich,
  • gelangt durch Efferenzen aus Th 12 bis L 2 zum lumbalen Grenzstrang,
  • von da durch die Nn. splanchnici zum Plexus hypogastricus und dann zum Ganglion mesentericum inferius,
  • nach Umschaltung gelangen die sympathischen postganglionären Fasern über den Plexus pelvinus bzw. die Nn. hypogastrici und versorgen die glatte Muskulatur der Samenblase, des Vas deferens, des Ductus ejaculatorius und die Prostata.
– Die *Schwellkörper des Penis* sind normalerweise nicht mit Blut gefüllt. Der arterielle Zufluß durch die A. profunda penis nimmt nicht den Weg über die A. cavernosa, da deren Lumen durch muskuläre Kissen normalerweise eingeengt ist, sondern gelangt durch die A. anastomotica zum oberflächlichen Venensystem. Bei der Erektion hingegen erschlaffen die das Arterienlumen einengenden muskulären Kissen (unter parasympathischem Einfluß), das Blut füllt die venösen Seen des Corpus cavernosum, und eine Kontraktion der Muskelfasern der venösen Wände sowie der mechanische Effekt der bindegewebigen Hüllen hält das Blut in den Corpora cavernosa zurück.

2.19.2. Die Vorgänge beim männlichen Sexualakt

Das oben beschriebene anatomische Substrat läßt die Vorgänge beim Sexualakt und deren Störungen verstehen:
– Auf der Grundlage einer hormonal mitdeterminierten Libido erzeugen psychische (exogene und endogene) Einflüsse Impulse, die von den hypothalamischen Zentren über das Rückenmark das sakrale Zentrum der Erektion erreichen (*psychogene Erektion*).
– Letzteres kann aber auch unabhängig von den zentralen Stimuli durch segmentale Afferenzen aus der Genitalregion erregt werden (*reflektorische Erektion*).
– Parasympathische, efferente Impulse aus dem sakralen Zentrum der Erektion durch die Wur-

zeln S 2 bis S 4 führen durch eine Beeinflussung der Blutzufuhr zum Corpus cavernosum zur Erektion.

— Die *Ejakulation* wird gesteuert durch:
  • sympathische Einflüsse: diese bewirken die Ausschüttung von Prostata- und Samenflüssigkeit, verursachen deren peristaltische Beförderung durch rhythmische Kontraktionen der glatten Muskulatur von Samenblase und Ductus deferens und Ductus ejaculatorius und verhindern durch Kontraktion des Sphincter vesicae internus den Reflux des Samens in die Blase.
  • Somatosensorische Efferenzen bringen beim Orgasmus die quergestreiften Muskeln des Beckenbodens – den M. bulbocavernosus und M. ischiocavernosus – zur heftigen Kontraktion, was zur Ejakulation beiträgt, und verursachen auch rhythmische Kontraktionen weiterer Muskeln der Becken- und Oberschenkelregion.

— Das anschließende Abschwellen des Gliedes wird einerseits durch den Wegfall der parasympathischen Impulse, andererseits durch sympathische Reduktion der arteriellen Zufuhr zu den Corpora cavernosa verursacht.

2.19.3. Klinik und Differentialdiagnose der Potenzstörungen und anderer Störungen der männlichen Sexualsphäre

Die **Ursachen** einer Potenzstörung beim Mann können auf jeder der oben beschriebenen anatomisch-funktionellen Ebenen liegen:

— Die weitaus häufigste Ursache liegt im *psychischen Bereich*. Für diese Diagnose sind zu fordern:
  • ein normaler lokaler Untersuchungsbefund an den Genitalien,
  • ein normaler allgemeiner Untersuchungsbefund, insbesondere von endokrinen Funktionen und vegetativen (Diabetes suchen!) Funktionen,
  • normaler Gefäßbefund, im besonderen an den Unterschenkeln und im Unterleib,
  • ein normaler neurologischer Untersuchungsbefund.

Für diese Diagnose sprechen im weiteren
  • das Vorhandensein nächtlicher bzw. morgendlicher Erektionen,
  • das Vorhandensein von Erektionen unter anderen besonderen Umständen,

  • Hinweise für psychische Konflikte, Depressionen, Partnerschaftsprobleme usw.

— Die *Potenzstörungen bei endokrinen Leiden* sind früher oder später immer von anderen Zeichen einer endokrinen Insuffizienz begleitet. Man beachte Hautbeschaffenheit, Bartwuchs, Körperbehaarung, sekundäre Hypothyreose. Bei Hypophysentumoren kann die Impotenz den Gesichtsfeldstörungen um Jahre vorausgehen. Man beachte auch ein endokrines Psychosyndrom mit Trieb- und Antriebsstörungen.

— Potenzstörungen bei *hypothalamischen (oder anderen zerebralen) Läsionen* sind in der Regel von anderen zentralen Störungen begleitet: zum Beispiel Störungen des Wasserhaushaltes, des Hungers, der Blutdruckregulation, der Schlafregulation. Läsionen der Temporallappen können auch von Potenzstörungen begleitet sein.

— Möglicherweise greifen *toxische und medikamentöse Noxen* auch zentral an. So können Potenzstörungen infolge hypotensiv wirkender Medikamente, infolge von Anticholinergika, Alpha-Methyldopa, Barbituraten, Phenothiazinen, trizyklischen Antidepressiva, Monoaminooxydasehemmern, Amphetamin, Heroin, Kokain und Alkohol auftreten.

— *Läsionen des Rückenmarks* oberhalb der spinalen Zentren der Erektion bzw. Ejakulation haben eine Störung der psychogenen Erektion zur Folge, wobei aber die reflektorische Erektion und damit unter gewissen Voraussetzungen auch die Potenz erhalten sein können. Sogar bei traumatischer Querschnittsläsion hat die Mehrzahl der Patienten noch reflektorische Erektion (und Ejakulation). Auf einer Rückenmarksläsion beruhen die Potenzstörungen bei multipler Sklerose, bei myatrophischer Lateralsklerose, bei Tabes dorsalis. Potenzstörungen treten unter Umständen als Frühzeichen bei Rückenmarkstumoren auf sowie nach beidseitiger Chordotomie. Immer sind andere Zeichen einer Rückenmarksläsion bei der neurologischen Untersuchung vorhanden, meist auch entsprechende Miktionsstörungen (s. 2.18.3.).

— Eine direkte, beidseitige und totale *Schädigung des sakralen Erektionszentrums* (Tumor, traumatisch, vaskulär) hat eine völlige Impotenz zur Folge. Immer sind auch Miktionsstörungen (und Defäkationsstörungen) vorhanden, und es finden sich objektive neurologische Ausfälle im Sinne eines Konus- oder Epikonussyndroms (s. 1.2.1.1.). Bei partiellen Läsionen des kaudalen Rückenmarks, zum Beispiel bei traumatischen Läsionen, kann selbst bei Ausfall der reflektorischen Erektion noch eine psychogene Erektion erhalten sein.

- Eine beidseitige *Läsion der sakralen Wurzeln* oder der *Nn. pelvici* hat ebenfalls Impotenz zur Folge. Sie kann zum Beispiel bei Trauma oder Tumor der Cauda equina (Miktionsstörungen, Reithosenanästhesie), nach Beckenfrakturen mit Ruptur der hinteren Urethra, nach ausgedehnten operativen Eingriffen im kleinen Becken, zum Beispiel Rektumresektion, nach Zystektomie, perinealer Prostatektomie, usw. vorkommen. Immer sind die im kleinen Becken liegenden Läsionen auch von Störungen der perinealen bzw. genitalen Sensibilität und entsprechenden Reflexstörungen begleitet.

- *Läsionen des Sympathikus* im Bereich der unteren thorakalen und der zwei oberen lumbalen Efferenzen, im Bereich der Grenzstränge oder der peripheren sympathischen Fasern haben nur bei Beidseitigkeit, auch dann nicht immer, Auswirkungen auf die Potenz. Diese kann auch bei beidseitiger lumbaler Sympathektomie noch ungestört sein. Der Ejakulationsmechanismus ist aber beeinträchtigt.

- Wahrscheinlich auf einer *Läsion der parasympathischen und sympathischen Efferenzen* beruhen die regelmäßig bei gewissen *Neuropathien* auftretenden Potenzstörungen: sie sind beim jungen männlichen Diabetiker die Regel, ebenso beim Shy-Drager-Syndrom (s. 2.20.1.1.) und bei der akuten Pandysautonomie.

- *Vaskuläre Erkrankungen* der Becken- oder der Penisarterien können zum Versagen des Füllmechanismus der Corpora cavernosa und damit zur Impotenz führen: so eine Thrombose der Bifurkation (Leriche-Syndrom), eine Thrombose distaler Beckenarterien, zum Beispiel nach Beckenfrakturen, oder ein Verschluß der eigentlichen Penisarterien, beispielsweise beim Diabetes bzw. bei Arteriosklerose (Anamnese beachten, Palpation und Auskultation der Gefäße, Risikofaktoren suchen, eventuell hyperselektive Arteriographie).

- *Läsionen der anatomischen Strukturen des Penis* sind als solche anamnestisch und durch die Untersuchung meist leicht erkennbar: Induratio penis plastica, Status nach Priapismus, schweres Trauma.

- Erhaltene Potenz, die zu einem *Orgasmus ohne Samenerguß* führt, kann die Ursache einer „Impotentia generandi" sein. Sie beruht meist auf einer retrograden Ejakulation in die Blase bei mangelndem Verschluß des Sphincter vesicae internus. Ursächlich liegt dann meist eine Neuro-

pathie, besonders oft bei Diabetes, oder eine Querschnittsläsion zugrunde. Meist liegt auch eine Blasenstörung vor.

- *Priapismus* kann neben den bekannten lokalen Ursachen auch Folge einer akuten (hohen) Rückenmarksläsion sein.

- *Störungen des Sexualverhaltens* bei zerebralen Prozessen siehe 1.1.2.1. und 1.1.3.2.

2.20. Störungen der Trophik und vegetativer Funktionen
(ohne Miktions- und Potenzstörungen, diese siehe 2.18. und 2.19.)

Unter den Begriff Trophik faßt man verschiedene Aspekte und Beschaffenheit der Körpergewebe zusammen, so vor allem deren Volumen, Konsistenz, Feuchtigkeitsgrad, Oberflächenstruktur usw. Die Trophik ist vor allem abhängig von der funktionellen Beanspruchung des betreffenden Organs („Inaktivitätsatrophie"), dann aber auch von endokrinen Einflüssen, von exogenen und anderen endogenen Einwirkungen, von der animalen bzw. vegetativen Innervation usw. Vegetative Störungen wirken sich aber nicht nur auf die Trophik aus, sondern haben auch weitere Folgen, so zum Beispiel Störungen der Blutdruckregulation. Im folgenden sollen nur jene Störungen der Trophik und gewisser vegetativer Funktionen besprochen werden, die als Leitsymptom oder überzeugendes Teilsymptom für die Differentialdiagnose neurologischer Erkrankungen wichtig sind.

2.20.1. Störungen der Schweißsekretion

Die **Anatomie der Schweißsekretion** ergibt sich aus der Abb. **58**. Daraus geht u.a. hervor:

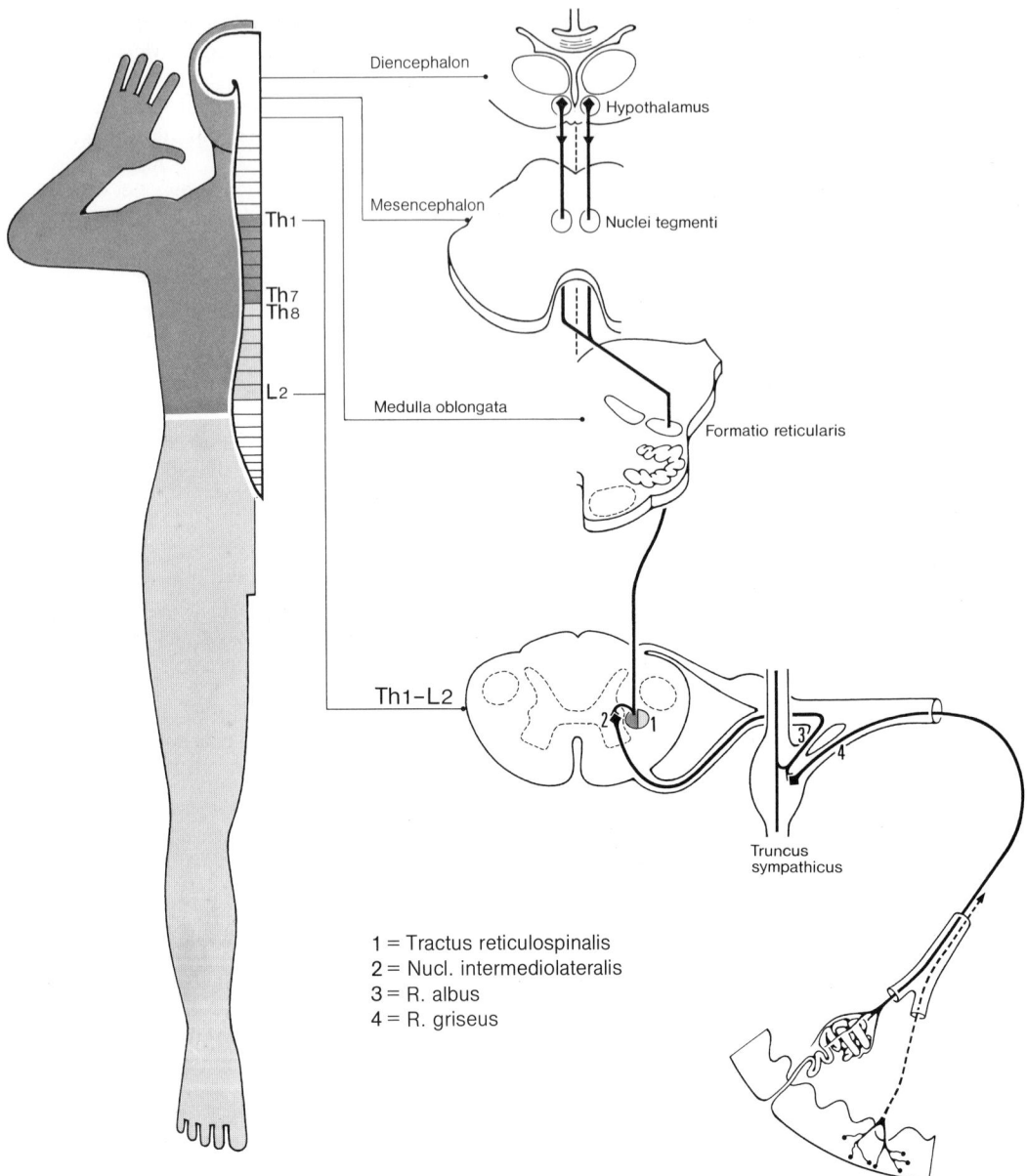

Abb. 58 Neuroanatomisches Substrat der Schweißsekretion. Man beachte, daß im Rückenmark lediglich zwischen Th 1 und L 2 die vegetativen Neurone im Nucleus intermediolateralis zu finden sind. Entsprechende Efferenzen verlassen das Rückenmark lediglich in den oben genannten Segmenten und werden dann über den sympathischen Grenzstrang auf die gesamte Körperoberfläche verteilt.

— Ein Schweißzentrum im Hypothalamus (dessen exakte Lokalisation jedoch nicht bekannt ist) steht einerseits unter dem Einfluß von zentralen Einflüssen, die von der kontralateralen Großhirnhemisphäre her stammen. Außerdem wirken sich andererseits hier auch endokrine und vegetativ-reflektorische (z. B. thermoregulatorische) Einflüsse aus.

— Von hier aus entspringen Fasern, die in der zentralen Sympathikusbahn ungekreuzt nach kaudal verlaufen. Sie liegen zunächst im Mittelhirn dicht unter dem Aquädukt und in der Brücke unter dem Boden des IV. Ventrikels. In der Medulla oblongata verläuft diese Bahn im dorsolateralen Anteil und im Rückenmark in den Seitensträngen.

- Die zentrale Sympathikusbahn endet an den Ganglienzellen in den Seitenhörnern des Rückenmarks (Nucleus intermediolateralis).
- Aus diesen Zellen, aber nur aus den Segmenten Th 1 bis L 2, gelangen die präganglionären Fasern durch die Vorderwurzeln und den R. communicans albus zum Grenzstrang.
- Die Fasern für die Schweißsekretion werden hier umgeschaltet, und die marklosen postganglionären Fasern schließen sich über den R. communicans griseus wieder den gemischten peripheren Spinalwurzeln an.
- Sie erreichen am Rumpf und in den Extremitäten mit deren sensiblen Endästen die Haut und die ekkrinen Schweißdrüsen.
- Die sympathischen Fasern für das Gesicht ziehen im Grenzstrang zum Ganglion cervicale superius, von hier nach Umschaltung als Plexus caroticus externus zum Kopf und Gesicht, wo sie vor allem die Schweißdrüsen, aber auch Gefäße und glatte Muskeln der Haarfollikel versorgen.
- Die Fasern für die Schweißsekretion üben – als Ausnahme innerhalb des sympathischen Systems – ihre Wirkung nicht durch Noradrenalin, sondern cholinergisch aus. Dementsprechend bewirken Gaben von Parasympathikomimetika (Prostigmin, Pilocarpin, Mecholyl) Schweißausbrüche.
- Wenn die Schweißsekretion sowohl auf thermoregulatorische Reize (Lichtbogen, heißer Lindenblütentee) wie auf Pilocarpin ausfällt, dann ist die Schädigung in den Grenzstrangganglien oder peripher davon zu suchen.
- Liegt hingegen eine bloße Störung der thermoregulatorischen Schweißsekretion bei erhaltener Schweißabsonderung auf Pilocarpinreiz hin vor, dann ist eine Schädigung der zentralen sympathischen Bahn bis zum Grenzstrang vorhanden.
- Die Schweißdrüsen an den Handflächen und an den Fußsohlen sind phylogenetisch vermutlich älter. Sie dienen nicht der Thermoregulation, sprechen jedoch in besonderem Maße auf emotionelle Reize an.

2.20.1.1. Differentialdiagnostische Bedeutung der Schweißsekretionsstörungen

Das *übermäßige generalisierte Schwitzen* hat für die neurologische Differentialdiagnose geringe Bedeutung. Es ist **ursächlich** Folge einer internistischen Erkrankung (Fieber, Tuberkulose, Hodgkin usw.) oder häufiger Ausdruck einer neurovegetativen Übererregbarkeit. Auch die familiäre Dysautonomie Riley geht mit generalisiertem abnormem Schwitzen einher (autosomal rezessiv vererbt, fast immer jüdische Abstammung, schon im Säuglingsalter manifest; Fieberschübe, orthostatische Hypotonie, Ataxie, fehlende Tränensekretion, Schluckstörungen, verminderte Schmerzempfindung, psychische Labilität).

Übermäßiges lokalisiertes Schwitzen tritt anfallsartig auf und ist diagnostisch bedeutsam. *Ursächlich* kommt ein kompensatorisches übermäßiges Schwitzen einzelner Körperteile nach Teilausschaltung des Sympathikus durch Operation oder Krankheit in Frage. Man findet es bei Rückenmarksaffektionen, so bei der Syringomyelie, der Tabes, Rückenmarkstumoren, Rückenmarkstrauma und auch bei Läsionen des Hypothalamus. Lokalisiertes übermäßiges Schwitzen wurde auch bei peripheren Nervenläsionen beschrieben, u. a. bei Halsrippen, dann auch bei Osteomen der Wirbelkörper, beim Bronchuskarzinom und Pleuraendotheliom, bei Teratomen der Testes und beim sogenannten sudoriparen Nävus. In seltenen Fällen kommt auch eine idiopathische Form ohne faßbare Ursache vor.

Der Neurologe wird gelegentlich über die *Therapie der Hyperhidrosen* befragt: Allgemeine medikamentöse Maßnahmen sind meist unwirksam; lokale Applikationen mit resocin- oder hexamethylentetraminhaltigen Mitteln, eventuell Röntgenbestrahlung der Axilla, können Nutzen bringen. Bei sehr starkem und störendem Achsel- und Handschweiß kann auf thorakoskopischem Wege der Grenzstrang auf Höhe seines 3. thorakalen Ganglions durchtrennt und damit die sudorisekretorischen Fasern zum Arm unterbrochen werden.

Ein *Ausfall der Schweißsekretion* ist für die neurologische Differentialdiagnostik wichtig. Seine Lokalisation läßt auf den Ort der Läsion schließen.

Ein *einseitiger Ausfall der Schweißsekretion ausschließlich im Gesicht* kommt bei einer Läsion des Plexus caroticus externus vor.

Ursächlich kommen vor allem Tumoren oder Verletzung im Halsbereich in Frage.

Ein *Ausfall der Schweißsekretion halbseitig im Gesicht, im Hals- und Schulter-(Arm-)Bereich* kann bei folgenden Lokalisation einer Läsion vorkommen:

- Läsion des Grenzstranges direkt unterhalb des Ganglion stellatum, wobei dann kein Horner-Syndrom besteht.

— Läsion des Grenzstranges unter Einbezug des Ganglion stellatum, wobei dann immer auch ein begleitendes Horner-Syndrom vorliegt.
— Ein isoliertes Horner-Syndrom ohne Störung der Schweißsekretion kann bei Läsion der Wurzeln C8 bis Th2 proximal vom Grenzstrang unter Schonung des letzteren erwartet werden.

Ursächlich kommen vor allem Tumoren in Frage, zum Beispiel Lungenspitzentumor, paravertebrale Tumoren usw. In der Regel findet sich neben der Schweißsekretionsstörung auch ein meist mit Schmerzen verbundener Ausfall unterer Armplexusanteile.

Ein *lokalisierter Ausfall der Schweißsekretion an Rumpf oder Extremitäten ohne begleitende Sensibilitätsstörung* weist auf eine bloße Läsion des sympathischen Grenzstranges hin. Die so betroffenen Hautbezirke sind trocken und zu Beginn auch wegen der Vasodilatation überwärmt. Auf dieser Basis kann zum Beispiel Anhidrose der Hand oder lokalisierte Anhidrose des Rumpfes bei paravertebralen Tumoren vorkommen. Am häufigsten ist aber ein Ausfall der Schweißsekretion der Füße bei lokalen prävertebralen Prozessen, wie Lymphogranulomatose, retroperitoneale Tumoren bei Rektumkarzinom und bei gynäkologischen Tumoren im kleinen Becken. Eine lokalisierte Verminderung bis *Aufhebung der Schweißsekretion an Händen und Füßen* – eventuell nach einer vorausgegangenen Phase vermehrter Schweißabsonderung – begleitet das chronisch-rezidivierende, zur Hyperkeratose neigende Ekzem der Handteller und Fußsohlen.

Lokalisierter Ausfall der Schweißsekretion, begleitet von einer gleich lokalisierten Sensibilitätsstörung, läßt folgende Schlüsse zu:
— Im Bereich der Spinalwurzeln Th1 bis L2 kann die Läsion
  • präganglionär liegen, also im Bereich der entsprechenden spinalen Wurzeln. Dann ist die Schweißsekretion durch Pilocarpingaben noch provozierbar,
  • sie kann aber auch postganglionär, also im Bereich der peripheren Nerven, liegen, wobei eine Schweißsekretionsstörung auch nach Pilocarpingabe nicht nachweisbar ist. Die Verteilung der sensiblen Ausfälle in diesen Segmenten erlaubt eine Differenzierung.
— Im Bereich der Spinalwurzeln C1 bis C8 bzw. L3 bis kokzygeal, also in den Bezirken des Plexus (cervico)brachialis und Plexus lumbosacralis, liegen besondere Verhältnisse vor. Hier verlassen keine segmentalen Fasern mit den Spinalwurzeln das Rückenmark (siehe Abb. 58).

Die Fasern für die Schweißsekretion in diesen Segmenten gelangen vielmehr alle über die thorakalen und zwei kranialsten lumbalen Segmente zum Grenzstrang und dann erst auf die die Plexus bildenden peripheren Nerven. Daraus ergibt sich, daß

• ein Sensibilitätsausfall dieser Bezirke, der von einer Störung der Schweißsekretion begleitet ist, niemals nur radikulären Ursprungs sein kann,
• daß er vielmehr auf eine Schädigung des Plexus oder eines der daraus hervorgehenden peripheren Nerven zurückgehen muß,
• eine Fußheberlähmung mit gestörter Schweißsekretion zum Beispiel nicht durch eine lokale Diskushernie, sondern durch einen Befall des Plexus lumbalis bzw. des peripheren N. ischiadicus (oder peronaeus) verursacht werden muß.

— Störungen der Schweißsekretion *einer ganzen Körperhälfte oder beider Körperhälften mit einer oberen Grenze* sind Ausdruck einer Läsion der zentralen Sympathikusbahn im Rückenmark. Das Schwitzen läßt sich durch Pilocarpin nach wie vor provozieren. So gut wie immer werden auch bedeutsame andere Zeichen einer Rückenmarksschädigung vorliegen. Bei intramedullären Prozessen (zum Beispiel Syringomyelie) kann einmal ein relativ isolierter Ausfall der Schweißsekretion, vor allem auch segmental durch Läsion der Seitenhörner, auf die Erkrankung aufmerksam machen.

— Ein *generalisierter Ausfall der Schweißsekretion* ist Begleitsymptom von Erkrankungen mit schweren vegetativen Dysregulationen:

• Die akute Pandysautonomie (subakut einsetzend und während Monaten bis zur Remission andauernd; orthostatische Hypotonie bei konstanter Herzfrequenz, fehlende Tränensekretion, Impotenz, hypotone Blase, reaktionslose Pupille; Ursache unbekannt).
• Die orthostatische Hypotonie Shy-Drager (in mittlerem bis höherem Lebensalter progredient, Hypotonie bei Orthostase bis zum Kollaps ohne Pulsbeschleunigung, Impotenz, Harninkontinenz, Parkinson-Symptome, Faszikulationen, Augenmuskelparesen).
• Weitere seltenere Erkrankungen mit kongenitaler Schmerzunempfindlichkeit sind von Anhidrose begleitet.
• Es gibt eine chronische, idiopathische Anhidrose mit zum Teil prä- und zum Teil postganglionärer Schweißsekretionsstörung und

ohne (andere) Zeichen einer autonomen Dysfunktion.

- Eine Anhidrose zugleich mit diffusen Schmerzen liegt beim Angiokeratoma corporis diffusum Fabry (s. 2.17.6.) vor.
- Verschiedene Intoxikationen, namentlich wenn sie die cholinergisch vermittelte Reizübertragung beeinträchtigen, sind von einer generalisierten Verminderung der Schweißsekretion begleitet, so zum Beispiel die Atropinvergiftung oder der Botulismus.

2.20.2. Störungen der Trophik von Haut, Unterhautfettgewebe und Hautanhangsgebilden

Eine **abnorme Abmagerung** kennzeichnet u. a. die
- *Anorexia mentalis* (junge Mädchen und Frauen, reduzierte Nahrungsaufnahme, heimliches Erbrechen)
- und das *Russell-Syndrom* (Tumor im Hypothalamus bzw. im III. Ventrikel, meist bei jungen Kindern mit Abmagerung bei normaler Nahrungsaufnahme, eventuell mit Diabetes insipidus verbunden).

Die trophische Beschaffenheit der **Haut** kann im Rahmen sehr zahlreicher, nicht spezifisch neurologischer Erkrankungen verändert sein: zum Beispiel bei Sklerodermie, Endokrinopathien, bei peripheren Durchblutungsstörungen usw. Eine halbseitige Atrophie der Gesichtshaut, mit einer Atrophie der darunterliegenden Gewebe und der Knochen, ja sogar mit einer Hirnatrophie einhergehend, wird als Hemiatrophia faciei progressiva (Romberg) bezeichnet. Eine abnorm dünne, glatte Haut mit vermindert sichtbarem Papillarmuster findet sich regelmäßig bei Läsionen peripherer Nerven. Diese Veränderungen sind auf das Ausbreitungsgebiet des betroffenen Nervs begrenzt, sind bei Polyneuropathie generalisiert und symmetrisch. Bei der diabetischen Polyneuropathie können als Besonderheit, besonders bei Frauen, auch schmerzlose, polyzyklisch begrenzte, rötlich-gelbe Hautatrophien vorkommen, die Necrobiosis lipoidica diabeticorum. Die zahlreichen neurokutanen Syndrome sollen hier nicht abgehandelt werden.

Das **Unterhautfettgewebe** kann Sitz von Veränderungen sein. Ein generalisierter Schwund des Fettgewebes findet sich bei Progerie, nicht selten auch mit Muskelatrophie einhergehend. Ein Schwund des Fettgewebes in der oberen Körperhälfte mit totenkopfartigem Aspekt des Gesichtes wird als Lipodystrophia progressiva (Mogagni-Barraquer-Simons-Krankheit) bezeichnet. Dies kann als

Schwund des Bichat-Fettpfropfes beginnen. *Lokalisierter Schwund von Fettgewebe* findet sich zum Beispiel am Oberschenkel bei insulinspritzenden Diabetikern oder bei Personen, die sich habituell gegen den Rand eines Möbelstückes oder einer Wanne (z. B. Wäscherinnen) mit den Oberschenkeln anlehnen und begleitet die lokalisierte Sklerodermie. Er begleitet auch gewisse Formen der durch Borrelia-Burgdorferi-Infektion (Zeckenbiß!) verursachten Hautveränderungen, so die Dermatitis atrophicans Herxheimer und die möglicherweise auch hierher gehörende Morphaea. Lokalisierter Fettgewebsschwund kann mit einer fokalen interstitiellen Myositis einhergehen.

Lokale Zunahme von Fettgewebe kommt bei Lipomen vor, aber auch multipel und schmerzhaft bei der Adipositas dolorosa Dercum, symmetrisch am Hals bei dem Madelung-Fetthals. Abnorme *Verkalkungen des Unterhautfettgewebes* finden sich zum Beispiel bei Sklerodermie, aber auch zugleich mit subfaszialen Muskelverkalkungen als Calcinosis universalis (vor allem Mädchen und jüngere Frauen, initial Muskelschwäche und Muskelschmerzen sowie gestörtes Allgemeinbefinden). Trophische Veränderungen von **Nägeln und Haaren** seien hier nur in Zusammenhang mit neurologischen Leiden aufgeführt: *Abnorm rasches Nagelwachstum,* oft mit Brüchigkeit der Nägel verbunden, begleitet mechanische Reizzustände der zugehörigen peripheren Nerven. Umgekehrt ist bei vollständiger Leitungsunterbrechung eines peripheren Nervs das *Nagelwachstum verlangsamt* und die Querwölbung der Nägel meist verstärkt. Hier ist dann auch oft die Haut des Nagelbettes leistenartig verdickt und nach vorne gezogen (Alföldi-Zeichen). *Querleisten oder quer verlaufende weiße Linien* in den Nägeln finden sich zusammen mit den Zeichen einer Polyneuropathie zum Beispiel als Mees-Streifen bei der Arsen- oder Thalliumvergiftung. Hier ist auch *Haarausfall* die Regel, wie auch bei einer Reihe seltener neurologischer Syndrome, zum Beispiel das Sjögren-Larsson-Syndrom (Oligophrenie, Paraspastik, Ichthyose der Haut). Abnorm *früh auftretendes weißes Haar* begleitet die mit Muskelschwäche einhergehende Progerie. Als *Neurotrichosis* wird die Kombination von kongenitalen Anomalien der Haare zusammen mit neurologischen Symptomen bezeichnet. Die *Trichorrhexis nodosa* (Brüchigkeit des Haarschaftes mit bürstenartigem Ende) kommt infolge mechanischer Schädigung, aber auch bei der Menkes-Erkrankung (tiefe Kuprämie), bei der Arginsuccininazidurie und bei Biotinmangel vor. Auch *pili torti* („kinky hair") kommen bei der Menkes-Erkrankung vor. Die *Monile-thrix* zeigt knotige Auftreibungen des Schaftes und kommt bei verschiedenen Stoffwechselerkrankungen des Kindesalters vor.

2.20.3. Ulzera

Ulzera können oberflächlich nur die Haut betreffen, sie können aber auch beliebig tief bis auf die Knochen reichen. Sie sind zurückzuführen auf eines oder auf eine Kombination der folgenden Momente:

- auf eine Störung der Blutzufuhr zum entsprechenden Gewebe (z.B. die vaskuläre Gangrän),
- auf eine Erkrankung des betroffenen Gewebes selber (was oft aber parallel mit einem lokalen Gefäßbefall einhergeht (z.B. rattenbißartige Ulzera der Fingerspitzen bei Sklerodermie),
- auf konstanten, lang anhaltenden lokalen Druck bei abnormer Reglosigkeit (z.B. Dekubitalgeschwür bei Paraplegiker oder bei langer Bewußtlosigkeit),
- auf eine Läsion der für die Trophik des Gewebes wichtigen sympathischen Fasern, sei es im Rückenmark, sei es in den peripheren Nerven.

Im Rahmen neurologischer Krankheitsbilder können Ulzerationen von differentialdiagnostischer Bedeutsamkeit sein. Sie sollen gemäß ihrer Lokalisation analysiert werden:

- Im Bereich von *Kopf und Gesicht* finden sich bei Trigeminusläsionen (s. 2.16.2.1.) unter Umständen Ulzera der Kopfhaut, des Nasenseptums (bis zur Perforation) oder des Gaumens. Immer liegt auch ein objektivierbarer Sensibilitätsausfall vor. **Ursächlich** kommt ein Trigeminustumor (z.B. Neurinom) oder eine Trigeminusneuropathie in Frage. Ein Zoster ophthalmicus hat vorübergehend Schmerzen und die typische Bläscheneruption zur Folge. Diese neurogenen Gesichtsulzera sind von Ulzerationen bei Arteriitiden (vor allem Riesenzellarteriitis bei der Arteriitis cranialis bzw. temporalis), bei granulomatösen Prozessen (Wegener-Granulomatose) oder bei Neoplasien abzugrenzen, die alle ohne direkt am Ort des Ulkus nachweisbare sensible Ausfälle in Erscheinung treten.
- Ulzera an *Händen und Fingern* sind besonders häufig und evident. Wenn sie von einer (dissoziierten) Sensibilitätsstörung begleitet sind, also *ohne Schmerzempfindung einhergehen,* dann kommen als **Ursache** in Frage:
  - eine Syringomyelie (s. 2.16.2.2.) oder eine sensorische radikuläre Neuropathie, (siehe unten),

- eine Neuritis bei Lepra (knotig verdickte Nervenstämme, periphere Paresen, als Frühzeichen weißliche, analgetische Hautflecken),
- eine Selbstmutilation bei Kindern (Anamnese!), z.B. bei kongenitaler Schmerzunempfindlichkeit oder beim Lesch-Nyhan-Syndrom.

Differentialdiagnostisch erwäge man immer eine Gefäßaffektion und Kollagenosen (Sklerodermie).

- Ulzerationen der *Füße* kommen zwar auch bei Syringomyelie und den anderen, an den Händen zu Ulzera führenden Erkrankungen vor. Häufiger sind aber an den Füßen lokalisierte Ulzera bei folgenden **Ursachen:**
  - der sensorischen radikulären Neuropathie (acropathie ulcéro-mutilante Thévenard; acrodystrophic neuropathy) (Kindheit bis 4. Lebensjahrzehnt; dissoziierte Sensibilitätsstörung, Schmerzen, eventuell fehlende Muskeleigenreflexe sowie Muskelatrophien),
  - der Diastematomyelie, oft mit anderen Anomalien der Wirbelsäule oder des Rückenmarkes verbunden (meist Hohlfüße, eventuell Miktionsstörungen),
  - der Lues, besonders im Rahmen einer Tabes dorsalis. Dann oft auch mit trophischen Gelenkveränderungen verbunden (siehe unten),
  - gewissen Polyneuropathien, besonders bei Diabetes mellitus, bei Amyloidose (eventuell auf vaskulärer Basis) sowie bei der hereditären sensiblen Neuropathie,
  - Läsionen peripherer Nerven, besonders des N. peronaeus (an der Großzehe oder lateralem Fußrand) oder des N. tibialis (besonders an der Ferse); die Differenzierung gegenüber den vaskulären Fuß- oder Unterschenkelulzera bei dem eine Peronäusparese imitierenden Arteria-tibialis-anterior-Syndrom (s. 2.15.5.) ist wichtig.

2.20.4. Störungen der Trophik von Gelenken und Knochen

Bei langer Immobilisation von Patienten mit zentralen Lähmungen (z.B. nach zerebraler Anoxie, bei Rückenmarksläsionen usw.) können sich *Blokkierungen der großen Gelenke mit Knochenspangenbildungen im Muskel* entwickeln (als „neurotische" Myositis ossificans bezeichnet; siehe auch 2.20.5.3.).

Eine *Destruktion großer Gelenke* – vor allem Schulter-, Ellenbogen- und Kniegelenke – ohne Schmerzen ist recht charakteristisch für die Syringomyelie (Abb. **59**) und für die Tabes dorsalis (Hypotonie, Areflexie, verminderte Schmerzempfindlichkeit, überstreckbare, deformierte Kniegelenke, Ataxie, Pupillenanomalien [s. 2.8.4.2.]).

Eine *Destruktion kleiner distaler Gelenke* findet sich zwar auch bei den oben genannten zentralen Affektionen, jedoch vor allem auch bei gewissen Polyneuropathien. Besonders eindrucksvoll sind die osteolytischen Herde und Destruktionen der tarsometatarsalen, aber auch der tibiotarsalen Gelenke und der distalen Zehengelenke. Die stets vorhandenen neurologischen Ausfälle erlauben eine differentialdiagnostische Abgrenzung gegenüber rheumatologischen und arthrotisch-degenerativen Prozessen.

Eine *Algodystrophia* Sudeck mit schwerer, fleckiger Osteoporose kann auf ein Trauma, aber auch einen Herzinfarkt, eine zentrale Parese oder eine periphere Nervenverletzung folgen.

2.20.5. Störungen der Muskeltrophik

Die Muskulatur kann ein vermindertes Volumen, also eine Atrophie aufweisen, kann hypertrophisch sein oder kann andere Besonderheiten aufweisen. Die **Muskelatrophie** ist oft ein überzeugendes Leitsymptom.

Eine *generalisierte Atrophie* kann *ohne evidente Schwäche* einhergehen. Sie kann bei sehr mageren Individuen *vorgetäuscht* werden (Anorexia mentalis, Russell-Syndrom des Kindes, Lipodystrophia progressiva). Bei der Progerie kann eine Muskelatrophie von Schwäche begleitet sein. Beim Kind wird eine generalisierte Hypoplasie der Muskeln (Krabbe) beschrieben. Die lange Inaktivität (zum Beispiel Bettlägerigkeit) kann zu einer Inaktivitätsatrophie der Muskeln führen. Ist eine *mehr oder weniger generalisierte Atrophie der Muskeln* von einer *Muskelschwäche* begleitet, dann wird in der Regel letztere das Leitsymptom sein. Fehlen sensible Ausfälle, dann liegt entweder eine Myopathie (s. 1.4., 2.12.2. und 2.13.1.) oder eine spinale Muskelatrophie (s. 1.2.3. und 2.13.1.1.) vor.

Eine *symmetrische, distale Atrophie der Muskeln an den Extremitäten* und vor allem an den Vorderarmen und *Händen* bzw. Unterschenkeln und Füßen ist besonders auffallend. Auch sie geht zwar mit einer motorischen Schwäche einher, die aber in vielen Fällen erst bei der Untersuchung durch den Arzt erkannt wird, so daß hier praktisch durchaus die Atrophie Grund zur Konsultation und Leitsymptom sein kann. Beim *Fehlen von Sensibilitätsstörungen* kann eine distale oder distal betonte Myopathie vorliegen, so eine Dystrophia myotonica Steinert (s. 1.4. und 2.13.2.4.) oder seltenere

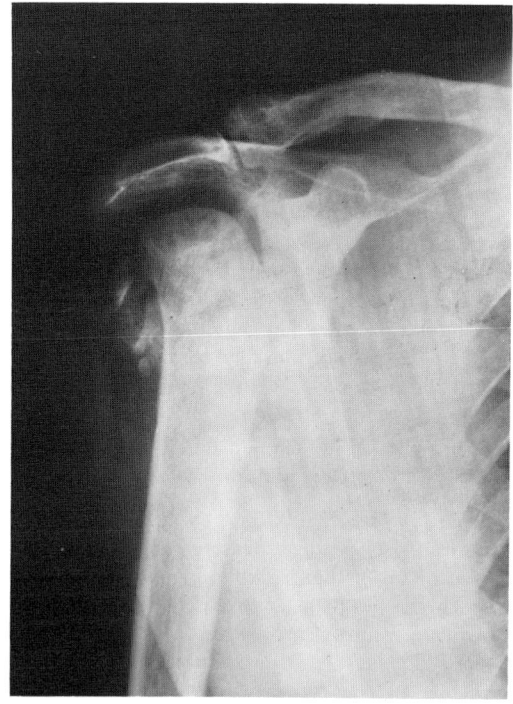

Abb. **59** 59jähriger Patient mit Syringomyelie. Schmerzlose Deformation und Bewegungsbehinderung der rechten Schulter. Schwere deformierende Arthropathie. Es projizieren sich mehrere Knochenfragmente lateral vom Humeruskopf. Periostale Auflagerungen am Humerusschaft (Röntgenbild: Zentrales Strahleninstitut der Universität Bern, Direktor Prof. *W. A. Fuchs;* aus *M. Mumenthaler:* Der Schulter-Arm-Schmerz. Huber, Bern, 2. Aufl. 1982).

Myopathien, wie ein scapuloperoneales Syndrom, eine Myopathia distalis tarda hereditaria Welander (autosomal dominant, beim Erwachsenen beginnend, sehr langsam progredient), eine nicht hereditäre ein- oder beidseitige juvenile distale Atrophie von Vorder- und Handmuskeln (bei spinaler Ursache?) oder eine Myopathia distalis juvenilis hereditaria Biemond. Auch die spinale Muskelatrophie des Erwachsenen vom Typ Aran-Duchenne kann lange distal betont verlaufen (Faszikulationen, Progredienz, Erlöschen der Reflexe, typisches Elektromyogramm). Nebst den häufigen idiopathischen Formen kommen seltene symptomatische Fälle, z. B. bei Hexosaminidase-A-Mangel, Saure-Maltasemangel, bei Makroglobulinämie Waldenström (eventuell mit Polyneuropathie) bzw. bei anderen Gammopathien sowie bei Lymphomen und anderen Malignomen vor. Als Rarität werden

Handmuskelatrophien bei multipler Sklerose beschrieben.

Lokalisierte Muskelatrophien sind zwar wiederum bei gezielter Untersuchung von motorischer Schwäche begleitet, die aber unter Umständen gar nicht auffallend oder störend zu sein braucht. Einige von ihnen gehen *ohne Sensibilitätsstörungen* einher:

– Eine *Muskelaplasie* betrifft am allerhäufigsten den M. pectoralis major, seltener den Thenar. Eine geburtstraumatische Läsion des M. sternocleidomastoideus führt zu einer von Schiefhals (Caput obstipum musculare) begleiteten Atrophie des Muskels.

– Die *arthrogene Atrophie* von Muskeln bei Läsion (und chronischer Schonung) eines Gelenkes ist besonders am Quadriceps femoris deutlich erkennbar.

– Eine *symmetrische, proximal betonte Muskelatrophie an den Extremitäten* findet sich z. B. beim chronischen Alkoholismus, dann aber auch bei gewissen endokrinen Erkrankungen, wie z. B. beim Cushing.

– Eine *ischämische Muskelatrophie* kann in der Beugerloge des Vorderarmes (Volkmann-Kontraktur), aber seltener auch in der Streckermuskulatur des Vorderarmes sich manifestieren. Tibialis-anterior-Syndrom s. u.

– Eine Rarität ist eine möglicherweise ebenfalls ischämische *Atrophie der Gesichtsmuskeln* nach kombinierter Einwirkung eines Betablokkers und von Kälte.

– Eine *Inaktivitätsatrophie* tritt z. B. nach Ruhigstellung in einem Gips oder durch Schmerzen bedingt auf.

– Unter den neurogenen Atrophien kann als große Ausnahme die sogenannte *monomelische Amyotrophie* isoliert Muskeln nur eines Gliedmaßenabschnittes betreffen und über Jahrzehnte stationär bleiben.

– Während Myopathien auch zu Beginn kaum je isoliert und asymmetrisch einzelne Muskeln betreffen (Ausnahme s. o.), können *nukleäre Muskelatrophien* recht lange lokalisiert bleiben, z. B. an den kleinen Handmuskeln. Eine spinale Muskelatrophie kann über viele Jahre isoliert eine bestimmte Muskelgruppe allein und mit weitgehend fehlender Progredienz befallen. Eine beidseitige nukleäre Zungenrandatrophie kann einmal bei Tumor im Klivus zustande kommen.

Auch *Läsionen rein motorischer peripherer Nerven* führen zu lokaler Muskelatrophie.

● Atrophie des oberen Trapeziusanteiles bei Akzessoriusläsion,

● Atrophie des Supra- und Infraspinatus bei Läsion des N. suprascapularis,

● Serratusatrophie mit Scapula alata bei Läsion des N. thoracicus longus,

● Bizepsatrophie bei Nervus-musculocutaneus-Läsion,

● Atrophie der Streckermuskeln am Dorsum des Vorderarmes bei isolierter Läsion des R. profundus nervi radialis (Supinatorkanalsyndrom),

● auffallende Atrophie der Mm. interossei dorsales mit Krallenhand, aber bei nicht atrophischem Hypothenar bei Schädigung des R. profundus nervi ulnaris an der Handwurzel (Druck; Ganglion),

● Atrophie der lateralen Thenarpartie (M. abductor pollicis brevis) bei Medianusläsion im Karpalkanal (die zwar auch Störungen der Sensibilität aufweist, wobei letztere aber diskret und oft kaum nachweisbar sind).

● An den unteren Extremitäten ist eine Muskelatrophie ohne offenkundige Parese und ohne Sensibilitätsstörungen vorhanden bei einer ganz distalen Läsion des N. peronaeus profundus über dem Sprunggelenk, wobei die kurzen Zehenextensoren am Fußrücken (Extensores hallucis und digitorum breves) atrophisch sind (Seitenvergleich!).

– Eine *ischämische Muskelatrophie* kann an den unteren Extremitäten evident sein, vor allem an der Unterschenkelstreckseite im Rahmen eines Arteria-tibialis-anterior-Syndroms.

– Eine lokalisierte Muskelatrophie kann auch *vorgetäuscht* werden durch Veränderungen des subkutanen Gewebes, so z. B. bei lokalisierter Sklerodermie, bei einer Lipoatrophia semicircularis oder bei Gewebsatrophie infolge chronischer lokaler Druckeinwirkung (z. B. an der Oberschenkel-Vorderseite durch Kleidungsstücke oder beim Anlehnen an eine Kante).

Von Sensibilitätsstörungen begleitete lokale Muskelatrophien sind immer auf eine Läsion des peripheren gemischten Nervs, des Plexus oder einer Nervenwurzel zurückzuführen. Als Sonderfall kommt auch einmal eine intramedulläre Rückenmarksläsion in Frage. All diese Atrophien sind durch die begleitenden neurologischen Ausfälle zu identifizieren.

Muskelhypertrophien sind wesentlich seltener. Eine mehr oder weniger generalisierte *Muskelhypertrophie* kann durch athletischen Habitus und Körpertraining (Body-Building) vorgetäuscht werden. Sie kann Folge einer Behandlung mit Anabolika sein. Eine kongenitale allgemeine Muskelhypertrophie geht mit extrapyramidalem Rigor, Debilität, Gebißanomalien und gestörter Motorik einher (Cornelia-de-Lange-Syndrom). Sie ist ebenfalls Bestandteil des Berardinelli- und des Seip-Lawrence-Syndromes. Ebenfalls bei Kindern tritt der bei kongenitaler Hypothyreose beschriebene myxödematöse Athletismus (Kocher-Debré-Semelaigne-Syndrom) mit Hypertrophie der Extremitätenmuskeln in Erscheinung, die normal kräftig oder aber schwach sein können. Patienten mit einer Myotonia congenita Thomsen weisen einen besonders muskulös-athletischen Habitus auf. Eine generalisierte Muskelhypertrophie kann bei der Myotonie im Rahmen einer Chondrodystrophie und bei der zentronukleären Myopathie sowie bei einem Überangebot an Wachstumshormon vorkommen. Eine diffuse Muskelhypertrophie wird bei Meylom, bei Sarkoidose, bei der Zystizerkose und bei Amyloidose, aber vereinzelt auch bei familiärer Ataxie, beschrieben. Schließlich gibt es eine nicht krankhafte Hypertrophia musculorum vera.

Eine *lokalisierte Hypertrophie einzelner Muskeln* kann Folge einer einseitigen intensiven Betätigung derselben sein. Eine symmetrische Hypertrophie der Masseteren kann konstitutionell sein, auf einen Bruxismus zurückgehen oder Ausdruck der seltenen Branchial myopathy (Kiemenbogenmyopathie) sein. Einseitige Masseterhypertrophie (begleitet von Kiefersperre) wird durch Tumoren des Muskels vorgetäuscht, ebenso wie primäre Muskeltumoren eine lokale Hypertrophie der Muskeln vortäuschen können. Symmetrische *Wadenhypertrophie* gehört zu den Symptomen einer Duchenne-Muskeldystrophie. Sie wird sehr selten einmal bei Konduktorinnen beobachtet und als irreführende Ausnahme sogar bei spinaler Muskelatrophie. Auch im Rahmen des Syndromes dauernder Muskelfaseraktivität (Isaac-Syndrom) kann es zu Muskelhypertrophie, vor allem auch zu einer beidseitigen Wadenhypertrophie kommen (s. 2.12.1.). Eine einseitige Wadenhypertrophie wird selten durch eine chronische Läsion der Wurzel S 1 oder andere Denervationsursachen hervorgerufen. Auch die isolierte Hypertrophie anderer Muskeln kann auf einer chronischen Denervation mit reichlicher Spontanaktivität im EMG, eventuell auch klinisch als Faszikulationen imponierend, beruhen. Eine mit Schmerzen einhergehende akute Muskelschwellung findet sich bei ischämischer Muskelnekrose (z. B. an den Muskeln der Tibialisloge bei Arteria-tibialis-anterior-Syndrom) oder bei der paroxysmalen Rhabdomyolyse mit Myoglobinurie.

Unter den **anderen trophischen Besonderheiten der Muskulatur** seien folgende erwähnt:
– Bei progressiver Muskeldystrophie finden sich manchmal in sonst stark atrophischen Muskeln Zonen mit noch erhaltenen Muskelfasern, die dann wie ein Knoten im Muskel imponieren („*boules musculaires*"). Sie sind nicht mit dem Muskelwulst des abgerissenen kurzen Bizepskopfes zu verwechseln, der an der Oberarmbeugeseite zu sehen ist.
– *Kontrakturen einzelner Muskeln* aufgrund bindegewebiger Umwandlung führen zu einer Verkürzung. Sie finden sich zum Beispiel bei Myopathien, besonders bei muskeldystrophischen Prozessen, nach Muskelischämie (Volkmann-Kontraktur der Beuger am Vorderarm; Retraktion der Fuß- und Zehenextensoren in der Tibialisloge bei Tibialis-anterior-Syndrom) und nach häufigen Injektionen (Quadrizepskontraktur beim Kleinkind, besonders nach tiefen Antibiotika-Injektionen).
– *Verkalkungen in Muskeln* finden sich im Rahmen einer Calcinosis universalis (s. 2.20.2.2.), diffus bei Trichinose, dann ausgedehnt auch bei der Myositis „neurotica" und bei mechanischer Beanspruchung, zum Beispiel in den Oberschenkeladduktoren als sogenannter Reiterknochen.

2.20.6. Hyper- und Hypotrophie von Körperteilen

Hier sollen jene Affektionen berücksichtigt werden, bei welchen eine Körperregion als Ganzes vergrößert oder verkleinert erscheint.

2.20.6.1. Anomalien der Kopfgröße

2.20.6.1.1. Makrozephalie (Megalenzephalie)

Beim *Kind:*
– *Primäre Megalenzephalie,* mit großem Kopf und großem Hirn bei normalen Liquorräumen, unauffälligem neurologischem Befund und normaler geistiger Entwicklung. Oft familiär.
– *Makrozephalie bei kindlichem Hydrocephalus internus* (vorgewölbte, bombierte Stirne, Phänomen der untergehenden Sonne an den Augen, offene bzw. vergrößerte Fontanelle in den ersten zwei Lebensjahren, psychomotorischer Entwicklungsrückstand, eventuell neurologische Ausfälle).

Beim *Erwachsenen:*
- *Megalenzephalie* oder hydrozephaler *Makrozephalus* seit Kindheit.
- *Morbus Paget* (Facies leontina, Paget-Veränderungen anderer Knochen).
- *Akromegalie* (auch große Hände und Füße).

2.20.6.1.2. Mikrozephalie

Diese ist angeboren und ist entweder eigenständiges Symptom, wiederum nicht selten familiär oder verbunden mit komplexeren Anomalien des Nervensystemes. Sie geht bei hochgradigen Formen mit Defekten der Intelligenz einher (wobei es aber auch normal intelligente Mikrozephale gibt).

2.20.6.2. Anomalien der Extremitätengröße

Makromelie kommt vor bei
- angeborenem Lymphangiom,
- im Rahmen des Klippel-Trenaunay-Syndromes mit einer segmentalen planen Angiomatose der betreffenden Extremität und varikösen Venektasien (beides kann aber auch fehlen).
- Die Hälfte oder ein Quadrant des Körpers ist im Rahmen des „Hemi-3-Syndromes" vergrößert (Hypertrophie, Areflexie, gestörter Temperatursinn und Skoliose ohne Syringomyelie, aber mit Hinweis auf familiäre Schlußstörungen der Nervenleiste, wobei einzig die Skoliose progredient ist).

Mikromelie findet sich
- als angeborene Anomalie,
- infolge von angeborener oder frühkindlicher Läsion des kontralateralen Parietallappens,
- nach Poliomyelitis.

2.20.7 Herz-Kreislauf-Störungen

2.20.7.1. Störungen der Herztätigkeit

2.20.7.1.1. Autonome Kardiopathien

Autonome kardiale Neuropathie kommt bei einer Reihe von Affektionen vor:
- bei gewissen *Polyneuropathien* (Diabetes mellitus, besonders Typ I, Amyloidose, Diphtherie, Lupus erythematodes, Sklerodermie, Sarkoidose),
- bei gewissen *Stoffwechselstörungen* und *Endokrinopathien* (Urämie, Leberzirrhose, Toxoplasmose, Hyper- und Hypothyreose, Drogenschäden).

- *Myopathien* (progressive Muskeldystrophie vom Typ Duchenne, Dystrophia myotonica Steinert, X-chromosomale, humeroperoneale Muskeldystrophie, Kearns-Syndrom, Myasthenia gravis),
- einige *andere neurologische Affektionen* (Friedreich-Ataxie, Roussy-Levy-Syndrom, Kugelberg-Welander-Erkrankung).
- Selbständige *Ganglionitis cordis* (mit lympozytären Infiltraten, eventuell viral bedingt?).

2.20.7.2. Störungen der Blutdruckregulation

Diese Störungen können mit orthostatischer Hypotonie bis zum Kollaps einhergehen. Sie können Folge von Läsion dreier verschiedener Systeme sein und sind in der Regel nur Teilerscheinung einer komplexen Symptomatologie vegetativer Dysregulationen. Sie kommen vor bei Läsionen
- der *peripheren vegetativen Fasern,* so bei Polyneuropathie (Diabetes mellitus, Alkohol, Beri-Beri), bei der familiären Dysautonomie Riley (s. 2.20.1.1.), bei der erworbenen akuten Pandysautonomie (s. 2.20.1.1.),
- der *zentralen autonomen Strukturen,* so z. B. bei der orthostatischen Hypotonie Shy-Drager (ohne Pulsbeschleunigung) (s. 2.20.1.1.) oder bei hoher Querschnittsläsion des Rückenmarkes.
- Sie charakterisieren gewisse *funktionelle Störungen der Blutdruckregulation,* so z. B. die vasovagalen Synkopen (s. 2.3.3.).

3. Literatur

Acheson, D. et al.: McAlpine's multiple sclerosis. 3rd Ed. Churchill-Livingstone, In prep.

Aita, J. A.: Neurologic Manifestations of General Diseases. Thomas, Springfield (Ill.) 3rd Reprint 1975

Aita, J. A.: Neurocutaneous Diseases. Thomas, Springfield (Ill.) 1966

Appenzeller, O.: The Autonomic Nervous System. An Introduction to Basic and Clinical Concepts, 3rd Ed. Elsevier, Amsterdam 1982

Birnberger, K., R. Maurach: Neurologische Manifestationen interner Erkrankungen. Urban & Schwarzenberg, München 1981

Bodechtel, G.: Differentialdiagnose neurologischer Krankheitsbilder, 3. Aufl. Thieme, Stuttgart 1974

Bradley, W. G.: Disorders of Peripheral Nerves. Blackwell, Oxford 1974

Brain, Lord, F. H. Norris: The Remote Effects of Cancer on the Nervous System. Contemporary Neurology Symposia, Vol. I. Grune & Stratton, New York 1965

Calne, D. B.: Parkinsonism: Physiology, Pharmacology and Treatment. Arnold, London 1970

Chusid, J. G.: Correlative Neuroanatomy and Functional Neurology. 19th Ed. Lange Medical Publication. Los Altos, Calif. 1985

Claussen, C.-F.: Differential Diagnosis of Vertigo. De Gruyter, Berlin 1980

Duus, P.: Neurologisch-topische Diagnostik. Anatomie. Physiologie. Klinik, 2. Aufl. Thieme, Stuttgart 1980

Feneis, H.: Anatomisches Bildwörterbuch. Thieme, Stuttgart 1982

Ford, F. R.: Diseases of the Nervous System in Infancy, Childhood and Adolescence, 4th Ed. Thomas, Springfield (Ill.) 1960

Greenfield, J. G.: The Spino-Cerebellar Degenerations. Blackwell, Oxford 1954

Grote, W.: Neurochirugie. Thieme, Stuttgart 1976

Herman, E. J., A. Prusinski: Neurologische Syndrome bei inneren Krankheiten. Schattauer, Stuttgart 1977

Hertel, G., S. Kramer, E. Placzek: Die Syringomyelie. Klinische Verlaufsbeobachtungen bei 323 Patienten. Nervenarzt 44 (1973) 1–13

Janz, D.: Die Epilepsien. Thieme, Stuttgart 1969

Janzen, R., H. A. Kühn (Hrsg.): Neurologische Leit- und Warnsymptome bei inneren Erkrankungen. Thieme, Stuttgart 1982

Jerusalem, F.: Muskelerkrankungen. Klinik – Therapie – Pathologie. Thieme, Stuttgart 1979

Krayenbühl, H., G. Yasargil: Das Hirnaneurysma. Docum. chir. Geigy 4, 1958

Leischner, A.: Aphasien und Sprachentwicklungsstörungen. Thieme, Stuttgart 1979

Menkes, J. H.: Textbook of Child Neurology, 2nd Ed. Lea & Febiger, Philadelphia 1980

Mumenthaler, M.: Der Schulter-Arm-Schmerz, 2. Aufl. Huber, Bern 1982

Mumenthaler, M. (Hrsg): Synkopen und Sturzanfälle. Diagnostik, Differentialdiagnostik und Therapie für die Praxis. Thieme, Stuttgart 1984

Mumenthaler, M., H. Schliack: Läsionen peripherer Nerven, 5. Aufl. Thieme, Stuttgart 1987

Patten, J.: Neurological Differential Diagnosis. An Illustrated Approach. Springer, Berlin 1977

Peele, T. L.: The Neuroanatomic Basis for Clinical Neurology, 3rd Ed. McGraw-Hill, New York 1977

Plum, F., J. B. Posner: The Diagnosis of Stupor and Coma. 3rd Ed. Davis, Philadelphia 1980

Rabending, G. et al.: Epilepsien. Leitfaden für die Praxis. VEB Thieme, Leipzig 1981

Schirmer, M.: Einführung in die Neurochirugie, 5. Aufl. Urban & Schwarzenberg, München 1982

Sunderland, S.: Nerves and Nerve Injuries, Churchill-Livingstone, Edinburgh 2nd Ed. 1978

Toole, J. F., A. N. Patel: Zerebrovaskuläre Störungen. Übersetzt und bearbeitet von M. Mumenthaler und Josefa Caffi. Springer, Berlin 1980

Walsh, F. et al.: Clinical neuro-ophthalmology, 4th Ed. Williams & Wilkins, Baltimore 1982

Walton, J. N.: Disorders of Voluntary Muscle, 4th Ed. Churchill-Livingstone, London 1981

Willis, W. D., R. G. Grossman: Medical Neurobiology. Neuroanatomical and Neurophysiological Principes Basic to Clinical Neuroscience, 3rd Ed. Mosby, St. Louis 1981

Sachverzeichnis

Die *kursiven* Seitenzahlen verweisen auf die ausführliche Darstellung des Begriffs